치과임플란트
임상가이드라인 매뉴얼

GUIDELINE of
the Korean Academy of Dental Sciences

치과임플란트 임상가이드라인 매뉴얼

첫째판 1쇄 인쇄 | 2010년 12월 6일
첫째판 1쇄 발행 | 2010년 12월 10일

지 은 이	대한치의학회 · 대한치과의사협회
발 행 인	장주연
출 판 기 획	이윤희
편집디자인	정상희
표지디자인	이지선
발 행 처	군자출판사
등 록	제 4-139호(1991. 6. 24)

본 사	(110-717) 서울특별시 종로구 인의동 112-1 동원회관 BD 6층
	Tel. (02) 762-9194/5 Fax. (02) 764-0209
대 구 지 점	Tel. (053) 428-2748 Fax. (053) 428-2749
광 주 지 점	Tel. (062) 228-0252 Fax. (062) 228-0251
부 산 지 점	Tel. (051) 893-8989 Fax. (051) 893-8986

www.koonja.co.kr

* 파본은 교환하여 드립니다.
* 검인은 저자와의 합의 하에 생략합니다.

ISBN 978-89-6278-344-5

정가 15,000원

개요

임상가이드라인 개발은 치료의 방법이 한 가지만 있는 것이 아니고 여러 가지 치료방법 중 환자와 술자에게 적합한 최선의 방법을 선택하고 시술하는 전 과정에 필요한 내용과 시술 후 나타날 수 있는 결과와 그 예후까지 모두 포함하고 환자를 직접 진료하는 일반임상의는 물론 관련된 분야의 전문가들의 다양한 의견을 하나로 모아야 하기 때문에 그 과정은 복잡하고 많은 노력이 필요하다. 여러 분야의 사람들이 공동으로 개발하게 되므로 각각의 여건에 따라 적합한 개발 계획이 수립되어야 하므로, 이 과정을 위하여 임상가이드라인을 위한 특별위원회를 조직하였다. 외국의 경우에도 국립보건원 등 정부에서 가이드라인 개발을 지원하기도 하지만 전문학회 단위에서 개발되는 경우들이 많으며 이들 전문학회들에서는 가이드라인 개발을 위한 Task Force팀이나 특별위원회를 구성하여 가이드라인 개발 업무를 주관하도록 하고 있다. 특히 임플란트 임상가이드라인 특별위원회는 여러 전문 학회가 연관되는 경우가 많고 시술 후 문제점이 많이 논의되고 있기 때문에 단일의 전문 학회에 의한 개발보다는 여러 학회가 공동으로 참여할 수 있도록 구성하였다. 이같은 특성을 고려하여 이번 임플란트 임상가이드라인은 대한치의학회가 주관이 되어 학회간 이견을 조정하고 공동작업하는 계기를 마련하도록 하였으며 현재 대한치의학회 산하에 주요 학회의 추천위원들로 구성된 특별위원회가 있어 학회간 공동노력과 조정작업을 촉진할 수 있도록 하였다.

■ 임상가이드라인 특별위원회 조직 개요

임플란트 임상가이드라인 특별위원회 구성은 가이드라인 개발을 전담하는 대한치의학회 임원과 전문분과학회의 추천위원, 치과대학병원의 임플란트 센터를 전담하고 있는 간호사를 추천받아 구성하였으며, 전문성과 조직성을 함께 할 수 있도록 고려하여 여러 전문분야들의 유기적이고 통합적인 진료과정을 개발 할 수 있도록 위원회를 구성하였다. 대한치의학회의 현재 집행부 임원이 참여하여 임상가이드라인 개발과 학회의 회무를 유기적으로 연계하는 역할을 수행하도록 하였다. 임상가이드라인 특별위원회에서는 개발해야 할 가이드라인의 종류와 범위를 결정하고 각 학회의 추천위원이 전문학회의 의견을 수렴하여 전문성 확보에 노력하였다. 정해진 내용에 대하여 부분적으로 대한치과의사협회의 고문변호사의 검증을 받았다.

- 임플란트 임상가이드라인 특별위원회 위원 추천 전문학회 : 대한치의학회, 대한치과의사협회 회원고충처리위원회, 대한구강악안면방사선학회, 대한구강악안면외과학회, 대한치과보철학회, 대한치주과학회, 대한구강악안면병리학회, 대한치과이식학회, 대한치과교정학회, 대한치과위생사협회, 구강악안면외과간호사회

■ 전문성

임상가이드라인을 만드는 과정은 체계적 문헌 검색과 검토에 대한 경험과 숙련도를 필요로 할 뿐만 아니라 전문가들의 의견을 체계적으로 수렴하는 기술적 역량도 갖추어야 하므로 이러한 과정에 참여해 본 경험이 있거나 교육 및

워크샵의 기회를 거친 전문가들을 주축으로 개발팀을 구성하였다.

■ 대표성

임플란트 임상가이드라인은 임상적으로는 실제로 환자를 진료하는 임상의와 관련 전문 분과학회의 의견을 취합하여 작성하였으며 개발 시 보급과 활용 방법까지도 고려해야 하기 때문에 각 학회의 의견을 수렴할 수 있는 구조로 출범하는 것이 바람직하였으며 다양한 학회의 추천 위원들이 참여하는 위원회에서 가이드라인 개발을 천명하고 추진하도록하였다.

■ 지속성

임상가이드라인은 개발 후 원활하게 보급되도록 노력하고 활용에 대한 모니터링, 최신 치의학적 동향을 반영하기 위한 가이드라인의 개정작업 등과 같이 개발 이후 활동들이 지속적으로 수행되어야 하므로 이러한 활동을 계속 유지할 수 있는 조직체계로 구성하였다.

위원회는 모임 이외의 시간에도 서로의 연락을 통하여 임상가이드라인의 계획수립과 주요 진행과정을 총괄하는 업무를 수행할 수 있도록 하였으며 가능한 정기적 미팅을 개최하여 과제를 점검하도록 하였다.

또한 대학병원, 중소병원 근무의사와 개원의사 등이 고루 포함되어 각 현장에서의 제한과 진료행태를 충분히 반영하는 과정을 거쳐 현실 수용성이 높아지도록 하였다. 본 임상가이드라인은 임플란트의 진료, 연구, 교육에 실제적 참고가 되도록 전문가들의 의견을 모은 것이며, 임플란트 치료 시 반드시 지켜야 할 표준 가이드라인은 아니다. 각 환자 진료에서 최선의 선택은 경우에 따라 차이가 있으며 진료에 임하는 치과의사의 판단이 중요하다. 본 임상가이드라인은 대한치의학회가 만들었으며 허락 없이 수정, 변형, 무단전제 될 수 없다.

■ 위원장 : 김현철(리빙웰치과병원)

■ 위　원 : 권경환(원광대학교 치과대학), 권호범(서울대학교 치의학대학원), 김남윤(김남윤치과의원), 김민정(브레인스펙), 김영균(분당 서울대학교병원), 김진수(조선대학교 치의학전문대학원), 박경주(단국대학교 치과대학), 백운봉(스마일위드치과의원), 설양조(서울대학교 치의학대학원), 신제원(경희대학교 치의학전문대학원), 우승철(마포리빙웰치과의원), 이백수(경희대학교 치의학전문대학원), 이양진(분당 서울대학교병원), 이종호(서울대학교 치의학대학원), 정승미(연세대학교 원주기독병원), 정의원(연세대학교 치과대학), 조성욱(조성욱치과의원), 최성호(연세대학교 치과대학), 신종선(서울대학교 치과병원), 한성희(한성희치과의원), 김성태(연세대학교 치과대학)

제정 과정

2010년 대한치의학회 인정 임상가이드라인 매뉴얼 제정과정

2008년 6월 12일	대한치의학회 회장(김여갑)이 치과임플란트 임상가이드라인의 필요성 제기
2008년 6월 15일	치과의사 임플란트 시술관련 설문조사(1차)
2008년 6월 29일	치과의사 임플란트 시술관련 설문조사(2차)
2008년 7월 12일	분과학회 협의회 및 임원 워크샵을 개최하여 각 분야별 연구위원을 추천 받기로 함
2008년 9월 11일	치과임플란트 임상가이드라인 및 치료동의서 작성 연구위원 확정
2008년 10월 17일	치과임플란트 임상가이드라인 분야별 해당 위원 위촉
	위원장 - 김현철
	진료동의서 - 우승철 위원
	치료가이드라인(환자상담) - 김민정 위원
	영상진단 - 김진수 위원
	외과적 수술 - 이종호, 이백수, 신종선 위원
	보철치료 - 권호범 위원
	유지 관리 - 정승미, 최성호, 김남윤 위원
	성공의 요건 - 박경주 위원
	환자와의 사이에 임플란트로 발생될 수 있는 문제점 - 조성욱, 백운봉 위원
2008년 11월 27일	치과임플란트 임상가이드라인 연구위원회 첫 회의 개최
2009년 2월 22일	치과임플란트 시술의 가이드라인 설정을 위한 대토론회 개최
2009년 4월 3일	치과임플란트 임상가이드라인 연구위원회 2차 회의
2009년 5월16일~17일	호텔리베라 유성 다이아몬드홀에서 워크샵을 개최하여 다양한 의견을 수렴
	임상가이드라인 진료지 작성 - 권경환 위원
	김영균, 이양진, 정의원, 한성희, 김성태, 설양조, 신제원 위원을 추가 위촉함
2009년 7월 16일	치과임플란트 임상가이드라인 연구위원회 3차 회의
2009년 8월 20일	치과임플란트 임상가이드라인 연구위원회 4차 회의
	외국의 치과진료 가이드라인을 참고하여 우리의 가이드라인을 제정하기로 함
2009년 9월 17일	치과임플란트 임상가이드라인 연구위원회 5차 회의
2009년 10월 29일	치과임플란트 임상가이드라인 연구위원회 6차 회의
	'Implant' 한글용어 표기에 대해 논의한 결과 '임플란트' 로 통일하여 표기하기로 결정

2009년 12월 3일	치과임플란트 임상가이드라인 연구위원회 7차 회의
	제47회 대한치과의사협회 종합학술대회 학술강연 연제로 채택
2010년 1월 12일	치과임플란트 임상가이드라인 연구위원회 8차 회의
2010년 2월 18일	치과임플란트 임상가이드라인 연구위원회 9차 회의
2010년 2월 19일	치과임플란트 임상가이드라인 환자동의서 법률자문 의뢰
2010년 3월 15일	치과임플란트 임상가이드라인 연구위원회 10차 회의
2010년 4월 8일	최종 치과임플란트 임상가이드라인 작성
2010년 5월 10일	치과임플란트 임상가이드라인(매뉴얼) 연구위원회 1차회의
2010년 8월 19일	치과임플란트 임상가이드라인(매뉴얼) 연구위원회 2차회의
2010년 10월 21일	치과임플란트 임상가이드라인(매뉴얼) 연구위원회 3차회의
2010년 11월 15일	치과임플란트 임상가이드라인(매뉴얼) 연구위원회 4차회의
2010년 12월 1일	최종 치과임플란트 임상가이드라인 매뉴얼 작성

인사말

치과 의료계에서 많은 관심을 갖고 있는 치과임플란트 시술 관련 임상가이드라인 매뉴얼을 발간하게 된 것을 매우 기쁘게 생각합니다.

그동안 우리 사회에서 임플란트 시술이 많이 늘어나면서 치과의료기술 및 치과의료산업 발전에 좋은 영향을 미쳤다는 것은 부인할 수 없을 것입니다.
그러나, 일각에서는 임플란트의 효과를 과장하여 국민들에게 왜곡된 정보를 제공하거나 환자의 충분한 이해 없이 시술이 진행되어 피해 사례로 발전하는 등 갖가지 문제가 발생하고 있습니다.

이에 대한치의학회에서는 지난 4월 치과임플란트 시술과 관련하여 꼭 필요한 사항을 망라하여 임상가이드라인을 제작하여 배포한 바 있습니다.

다만, 회원들께서 보다 쉽게 활용할 수 있는 매뉴얼 형태의 자료가 필요하다는 의견이 제기된 바, 연구위원회에서 그에 대한 작업을 진행해 왔습니다.

이제 그동안의 노력이 결실을 맺어 이번 임상가이드라인 매뉴얼 책자를 발간하게 된 것을 기쁘게 생각하며, 이를 위해 수고하신 모든 분들의 노고에 감사를 드립니다.
회원들께서도 이 자료를 보다 적극적으로 활용해 주시기를 부탁드립니다.

회원 여러분의 건강과 행복을 기원합니다.
감사합니다.

2010년 12월
대한치과의사협회 회장 **이 수 구**

인사말

세상에서 일어나는 어떠한 일도 해결할 수 있는 방안이 꼭 한 가지만은 아닐 것입니다. 우리는 가장 좋은 방법을 찾으려고 노력하고, 가장 좋은 방법을 찾기 어려운 경우 보편적인 방법을 찾습니다. 즉, 표준이 될 수 있는 방법이 무엇인지 찾게 됩니다.

치과임상에서도 마찬가지라고 생각합니다. 치과의사는 기본적인 지식을 바탕으로 나름대로 응용하여 치료할 수 있습니다. 그런데 그 한계를 정하기 어렵기 때문에 보편적인, 즉, 표준이 될 수 있는 방법을 제시하기 위하여 임상진료 가이드라인을 만들기로 하였습니다. 그 중에서도 최근 환자들이 많은 관심을 가지고 있고, 후유증도 점점 늘고 있는 임프란트 치료에 대하여 먼저 시작하였습니다. 2008년 6월부터 시작하여 오랜 시간 작업하여 2010년 4월 대한치과의사협회의 종합학술대회에서 발표하였습니다.

가이드라인의 내용상 서술적이고 경직된 면이 있어서 읽기에 불편하고 이해하기가 쉽지 않는 면이 있어서 매뉴얼을 만들기로 하였습니다. 이 매뉴얼에는 실제 임상 증례를 가지고 설명하였으며, 실물 사진 과 그림 등을 보충하여 보다 이해하기 쉽도록 하였습니다.

하지만 아직 만족스럽지 못합니다. 처음부터 논의되었던 것이지만 임프란트의 종류도 다양하고, 환자의 상태에 따라 부가적인 치료방법이 수도 없이 많기 때문에 어떤 기준으로 어디까지 설명할 수 있느냐는 것입니다. 범위를 좁히고 좁혀서 여기까지 만들었습니다. 이제부터는 여기에 부족한 것을 채워 넣는 작업이 필요합니다. 이번에 참여한 위원들도 지속적으로 관심을 가지고 보완하는데 노력하겠지만 이 가이드라인을 보시는 여러분들도 부족한 점에 대하여 지속적으로 지적해주시고, 관련 자료를 보내주시기 바랍니다. 좋은 가이드라인이 될 수 있도록 충분히 반영하겠습니다.

우리는 잘 알고 있습니다. 우리가 게을리 하면 외부로 부터의 압박을 받게 되고, 설득력 없는 주장은 이기심으로 간주되고, 허공을 맴돌 것입니다. 성실한 모습으로 항상 공부하는 치과의사상을 정립하고, 환자를 포함하여 국민 여러분을 위하는 치과의사로 자리 매김할 수 있기를 바랍니다.

2010년 12월

대한치의학회 회장 **김 여 갑**

목차

Part

01

서론

01 서론

치과임플란트(이하 임플란트) 치료가 늘어남에 따라서 치과진료 중 임플란트가 차지하는 부분이 급속히 증가되고 있고, 새로운 치료법에 대한 국민의 인식변화와 함께 증거에 입각한 안정적인 진료를 위한 소비자들의 요구가 점차 커지고 있다. 또한 의료기관의 평가에서도 임상의 질에 중점이 주어지면서 보다 기본을 중시하며, 장기적으로 예후를 예측 할 수 있는 진료를 할 수 있도록 하기 위하여 임상가이드라인을 만들기로 결정하고, 먼저 서술형 임상가이드라인을 제정하였다. 이제 2차적으로 이미 제정되었던 임상가이드라인을 근간으로 하여 임플란트를 시술하는 치과의사들이 보다 쉽게 이해하고 올바른 시술에 도움을 주기 위하여 매뉴얼을 제작하게 되었다. 임상가이드라인과 마찬가지로 이 매뉴얼도 광범위한 임플란트 진료의 내용을 완전하게 정리하기에는 무리가 있다고 생각하지만 최소한의 영역이라도 정리하면서 임상가이드라인 제정의 시작으로 삼으려고 한다.

다시 한 번 임플란트의 정의를 살펴보면 자연치아의 결손 시 인공대체물인 임플란트 인공치근, 연결기둥, 가공치아를 사용하여 기능을 회복시키는 치료방법이다. 임플란트 인공치근을 결손된 치아부위의 악골(턱뼈) 속에 심은 후 연결기둥을 이용해 구강내로 연결시킨 다음, 가공치아를 다시 연결기둥에 고정하여 자연치아와 유사한 형태와 기능을 재현한다. 치아가 결손된 부위의 턱뼈에 티타니움으로 만들어진 인공치근을 이식하여 골융합이 얻어진 후에 치아의 본래 형태와 기능을 회복시켜 줄 수 있으므로 적합한 골융합을 얻기 위하여 많은 연구가 계속되고 있다. 이 결과로 국내외에서 수십 가지의 임플란트가 소개되고 있어서 이에 대하여 환자에게 자신의 치료에 사용되는 재료의 종류와 특징에 대하여 설명할 필요가 생겼기 때문에 이것을 상세히 기록해놓아야 하며, 이는 치과의사와 환자 사이의 의료피해를 최소화하는데도 매우 중요한 과정이 되었다. 이것이 바로 임상가이드라인 제정의 중요한 이유 중의 하나이기도 하다.

이 같은 치과에서 사용되는 치료법에 관한 임상가이드라인의 제정은 치과계에서 처음 시작된 작업으로 하나의 표본으로 우선 대한치의학회에서 앞서 설명된 관련 전문학회의 협조를 얻어 진행된 것으로 임상가이드라인의 중요성을 인식하는 계기가 되기를 바란다. 이것은 치과의사와 치의학을 공부하는 학생들의 교육을 위한 자료로 발전하여야 하며, 특히 임플란트를 시술 전 환자에 대한 교육 및 의사소통의 자료로 사용 될 수 있도록 계속적으로 변화하고, 진화하는 임플란트 시술에 관한 정보의 수용하고, 지속적으로 관리가 이루어져야한다.

이 임플란트 임상가이드라인에서 설명하고 있는 내용은 여러 가지 치료법 중의 하나로서 권고하는 사항으로 절대적일 수는 없으며, 각각 의료기관에 따라 기준점의 변화는 있을 수밖에 없을 것이라 생각한다.

Part

02 임상 가이드라인 매뉴얼

Chapter 01

상담

목　차

임플란트 진료상담을 성공적으로 이루기 위해서는 환자의 내원 동선을 찾아본다.

특히 요즘 환자들은 병원 방문에도 여러 가지 방법을 통해 내원하게 되므로 병원 내원의 절차를 미리 체크하는 것이 각 단계별 환자와의 접점에서 상담을 성공적으로 이루는 것이 될 것이다. 상담은 정해진 시간 안에 환자와 공감대를 형성하고 불편함을 인지하며 해결방안을 모색하여 알려주고 결정을 도와주는 것을 말한다.

환자 내원 시 각 진료 파트 별 상담을 성공적으로 이뤄야 하는데 환자의 첫 접점을 이루는 접수 담당자, 진료팀원, 치과의사, 상담자 등 모든 업무는 정보파악에서 시작하게 된다.

1. 진료 전 가이드라인

전화상담

전화상담은 얼굴을 보고 대화하는 방법이 아니어서 더욱 조심스럽다. 자세한 질문을 통해 메모를 할 수 있는데 1) 환자정보 ① 의뢰자 ② 병원내원 경로 파악 ③ 치료부위, 2) 의뢰자와 대화 후 ① 진료기대치 등을 확인하여 치과의사와 진료팀에 정보를 전달한다.

초기응대

- 안내 진료절차 설명
- 접수 및 차트 작성
  - 문진을 통한 주소파악
  - 전신질환 및 필요한 진료정보 파악
  - 담당의사에 대한 정보 제공

1) 환자정보파악

- 의뢰자의 유무를 확인하고 기록한다.
- 병원내원 경로를 파악한다.
- 병원의 내원목적을 파악한다.
- 전신질환 및 치과병력 조사
- 구강 내 검진 자료 및 치과진단영상자료
- 환자의 심리상태 및 치료에 대한 기대치(기능적인 면, 자연치아와 유사한 심미적인 면, 조기노화예방, 얼굴 윤곽 등)를 파악한다.

2) 상담

(1) 제1단계 문제 결정

환자의 방문 목적 및 주요 관심사를 알아보고 문제점을 파악한다.

예) 어디가 어떻게 불편하십니까?
예) 어떤 치료 결과를 원하십니까?
예) 타 병원에서 임플란트 상담을 하셨습니까?
예) 임플란트 치료를 결정하신 이유가 있으십니까?

(2) 제2단계 문제해결 제시

구강 내 검진 및 치료계획에 대한 모든 치료가 가능한 방법을 제시한다.

임플란트의 장 · 단점을 비교 설명하고 이상적인 치료방법을 상담한다. 필수치료에 대한 치료계획을 먼저 이야기 한 후에 선택적 치료를 설명한다. 마지막으로 추가치료에 대한 부분을 설명하고 환자의 상황에서 일어날 수 있는 치료계획을 모두 상담한다. 이로써 치료 시 일어날 수 있는 가능성에 대한 예방상담을 진행하는 것이다. 이때 특히 상담자는 환자의 예상치 못한 뼈의 상태나 조건에 의해 부가적인 시술이나 재료 등이 사용되어 발생되는 진료비에 대한 상담 및 예시를 들어주어 임플란트 진료 시 일어날 수 있는 상황에 대해 예방상담을 시행하는 것이다.

이때 부록의(임플란트 치료설명서)를 활용하며
① 임플란트 시술의 목적
② 치료계획의 확정 및 이유
③ 치료방법
④ 치료계획까지를 설명하고 상담한다.

(3) 제3단계 치료계획 설정

제2단계 문제해결 제시에 대한 환자의 결정 단계로 결정된 사항에 대한 치료절차 및 방법과 순서, 내원 횟수 등을 설명하고 상담의 협의 마지막에 치료비용 제시를 하고 앞에서 이야기 나누지 못한 것에 대한 궁금증이 있는지 질문을 하게 된다.

이때 부록(임플란트 치료설명서)을 활용하여 다음의 내용을 설명한다.
① 결정된 치료계획
② 일반적으로 발생 가능한 합병증
③ 보철물 장착 후 합병증
④ 임플란트 사용기간
수술 전에 수술동의서를 작성하며 진료에 대한 신뢰 및 확신을 준다.

2. 진료 순차 별 진행 과정

1) 임플란트 시술 전 약속 시 업무별 확인사항

(1) 접수

- 내원약속 확인(하루 전, 당일 오전)
- 약속의 중요성 전달 및 수술 전 주의사항 재확인
- 투약에 대한 확인
- 전신질환 재확인(내과 소견 준비사항 재확인)

(2) 치과의사 및 진료스탭(또는 보조)

- 수술준비 및 환자정보 분석 및 진단 결과를 재확인하여 수술 시 주의를 기한다.
- 치료 진행 단계별로 환자에게 진행사항을 인지시켜 진료의 이해를 돕는다.
- 약속, 치료비 수납 협조 사항에 대한 설명으로 환자와 병원의 이해관계를 높인다.
- 치료 진행 상태 및 결과를 설명하여 진료진행에 신뢰를 높인다.
- 앞으로 예상되는 치료결과 및 기간에 대해 언급을 하여 환자의 궁금증을 사전에 해결해 준다.
- 환자 협조도에 따라 치료의 성공 및 중요성을 재확인 시킨다.

2) 임플란트 시술 후 업무별 확인사항

- 치료가 끝난 후 환자에게 치료결과에 대한 설명으로 환자의 이해를 돕는다.
- 환자와 보호자 내원 약속을 통해 처음 상담시의 치료의 계획에 따른 치료의 결과를 설명하고 그 차이점이나 유지관리의 중요도를 재 이해시키고 협조를 구한다.
- 의사의 지시에 따라 내원일에 다시 환자를 재 내원시켜 치료 후의 결과를 확인한다.
- 치료 후 상담 준비는 치료 전, 후의 진료기록부, 모형, 진단영상, 임상사진 등의 정보를 잘 취합해 둔다.
- 치료비 완납 확인을 통해 병원이 갖게 되는 피해를 방지한다.
- 치료 결과 설명 시에는 긍정적인 측면과 주기적 관리 및 검진의 중요성을 마지막으로 이야기한다.

Chapter 02

진단

목 차

◈ 치료계획에 필요한 검사 · 진단 항목

1) 문 진

① 환자의 주요 증상, 현재 병력
② 치과 및 의과에 관한 기왕력
③ 환자의 희망

2) 구강 내 검사

① 시진
② 촉진

3) 보철학적 검사

① 악관절증 검사
② 교합 검사
③ 모형 검사

4) 방사선검사

1) 진단영상 검사
2) 촬영용 스텐트를 이용한 진단영상 검사

1. 임상검사

1) 병력

의과적 병력과 치과의 병력을 모두 조사한다. 병력의 조사로 임플란트 치료를 받으려는 환자가 외과 술식에 적응증이 되는지, 임플란트의 성공적인 골유착을 방해할 만한 요인은 없는지, 환자가 비현실적인 목표나 임플란트 치료에 방해가 되는 정신적 상태를 가지고 있지는 않은지, 임플란트 치료를 위해 협조할 수 있는 신체적, 정신적 조건을 가지고 있는 지 등을 평가할 수 있다.

2) 구강외 검사

환자가 기존에 안면비대칭이나 안면 부위 기형을 가지고 있지는 않은 가를 검사한다. 상하악 관계는 어떤지, 상순과 하순의 모양과 형태에 대해 검사한다. 환자가 말하거나 웃을 때 치아가 드러나는 정도가 심미적인 치료를 위한 계획시 매우 중요하다. 기능 시 치아만 드러나는 경우, 치아의 일부분만 드러나는 경우가 치은의 일부까지 드러나는 환자보다 더 유리한 결과가 예측된다. 환자의 하악각 등 얼굴의 형태와 저작근의 발달정도 등도 임플랜트 치료계획에 영향을 줄 수 있으므로 자세히 기록한다.

3) 구강내 검사

(1) 연조직

잔존 치아가 있는 경우 잔존 치아의 치은, 무치악 부위의 치은, 점막조직을 검사한다. 인접치 치은 변연의 위치와 치간 유두의 형태와 위치가 향후 심미적인 결과에 매우 중요하기 때문에 자세히 관찰한다. 인접 치아의 예후 판단을 위해서 치주낭이 존재하는 지 여부를 기록한다. 점막의 두께와 형태, 색을 관찰하여 향후 보철치료의 예후를 판단한다. 치은의 색도 관찰하는 것이 필요하다.

(2) 경조직

잔존치아에 수복물이 있는지 상태는 어떤지를 검사하고, 치은 퇴축 등으로 치근이 노출되어 있는지 또는 치아에 마모나 교모 등이 있는 지 검사한다. 잔존치아의 치관 대 치근 비와 비정상적인 동요도가 있는 지 등을 검사한다. 무엇보다 임플랜트 식립에 필요한 수직과 수평적 골의 양이 충분한지 판단하고 방사선 검사로 확인한다.

(3) 교합

악간관계가 정상적인지 조사한다. 상실된 치아로 인해 대합치 정출이나 인접치아의 이동이 있는지, 임플랜트로 보철치료가 가능한지 등을 검사한다. 환자의 하악 운동시 치아의 교합에 대해 검사한다. 임플랜트가 편심위 교합시 가이드를 하게 되는 경우가 있으므로 환자에게 하악운동을 시켜 보아 최종 교합관계를 예측하는 것이 중요하다. 임플랜트가 식립되는 위치부터 교합이 예상되는 부위까지 과도한 골흡수, 비정상적인 악간관계 등으로 인해서 큰 불일치가 예상되는 경우 골이식 등을 고려해야 하고, 이런 방법이 이용가능하지 않을 때는 임플랜트를 이용하지 못하는 경우도 있다. 임플랜트 보철치료를 위한 최소 수직공간은 제조사에 따라 달라지지만 대개 임플랜트 상부에서 대합치까지 7mm 가 요구되므로 악간 공간이 충분한지 평가한다. 인접치아에 마모, 교모 등이 있는지 관찰한다. 이것은 향후 임플랜트의 기계적 실패의 원인이 될 수 있다.

(4) 구강위생평가

임플랜트 식립 이후 불량한 구강 위생은 임플랜트의 예후에 큰 영향을 미치므로 환자의 잔존치아 주위에 치태조절이 잘 되는지, 치주낭은 존재하는 지 등을 관찰한다. 환자의 구강위생이 좋지 않은 경우 임플랜트 실패의 가능성을 증가시키는 것이기 때문에, 구강위생에 대한 동기유발이 임플랜트 치료에 중요함을 강조한다.

4) 기타검사

치료계획의 수립을 위하여 안궁이전과 중심위 기록을 이용하여 교합기에 환자의 모형을 위치시키고 분석하는 것이 필요하다. 또한 필요한 경우 가철성 보철물을 제작하여 미리 시적하여 임플랜트 보철물의 결과를 예측하고 환자와 상의하는 것이 성공적인 임플랜트 치료에 도움이 된다.

2. 방사선검사

임플란트 치료를 하는 과정에서 시술 전 치료계획을 수립할 때 임플란트의 적절한 크기, 수 및 위치를 결정하기 위해, 외과적 수술을 하는 과정에서 기구 및 임플란트의 위치를 확인하기 위해, 보철물을 제작하는 과정에서 임플란트와 보철물을 평가하기 위해, 그리고 장기간에 걸친 추적검사 등을 하기 위해 진단영상을 이용하게 된다. 이 과정에서 정확한 평가를 위해서 진단영상은 다음과 같은 조건들이 필요하다.

① 해상력이 우수해야 한다.
② 해부학적 구조의 중첩이 적어야 한다.
③ 치조골의 협설측 폭경, 치조돌기의 경사, 하악관과 같은 해부학적 구조의 공간적 위치관계 등을 평가하기 위한 절단면 영상을 얻을 수 있어야 한다.
④ 수직면과 수평면에서 정확한 거리 측정이 가능하도록 상의 변형이 최소이며 상의 변형 정도를 예측할 수 있어야 한다.
⑤ 피질골의 두께는 물론 해면골의 밀도를 파악할 수 있어야 한다.
⑥ 진단영상에서의 위치를 임상적 위치로 정확하게 재현시킬 수 있어야 한다.
⑦ 진단영상을 획득할 때 표준화가 용이해야 한다.

이러한 조건을 모두 만족시키는 진단영상이 없으므로 환자의 상태와 상황에 따라 적절한 여러 진단영상을 병행해서 사용해야 한다.

1) 진단영상의 종류

(1) 치근단방사선영상

치근단방사선영상을 이용하여 잔존 골의 수직 높이, 형태, 골밀도, 골소주의 구조 등과 인접 치아, 치주 조직, 치근단 병변 유무 등을 평가할 수 있다(그림 2-1, 2-2). 치아들의 치조백선이나 치주인대강의 두께 등을 확인할 수 있으므로 인접 치아의 치근단 염증 등과 같은 임플란트의 예후에 불리한 상황들을 조기에 확인하여 치료할 수 있다.

그러나 치근단방사선영상은 관찰 부위가 협소하며 해부학적 구조간의 실제 거리를 나타낼 수 없고 잔존 골의 협설측 폭경이나 이용 가능한 피질골의 두께를 정확하게 나타내지 못하는 점을 고려해야 한다.

(2) 파노라마방사선영상

파노라마방사선영상은 악골의 전반적인 상태를 한눈에 관찰할 수 있으므로 여러 개의 임플란트를 계획할 경우에는 식립 부위에 대한 전반적 분석이 가능하며 치근단방사선영상으로 관찰하기 어려운 상악동이나 하악관과 같은 여러 가지 주위 해부학적 구조들의 모양과 위치를 확인하는데 유용한 검사이다(그림2-3). 또한 보다 정밀한 영상 진단법의 필요성 유무 판단에 필요한 정보를 제공한다.

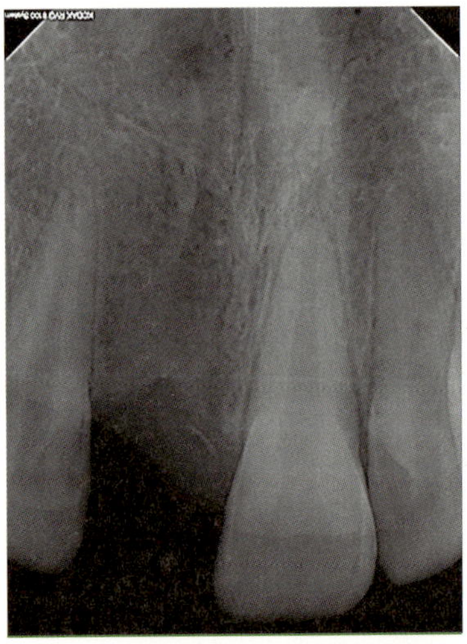

그림 2-1 상악 중절치 치근단방사선영상

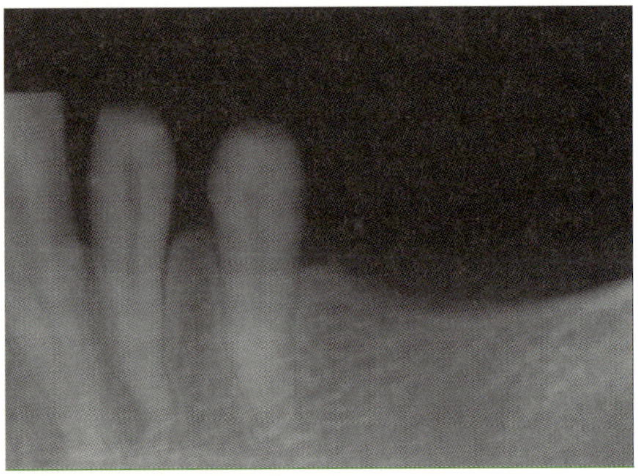

그림 2-2 하악 좌측 대구치 치근단방사선영상

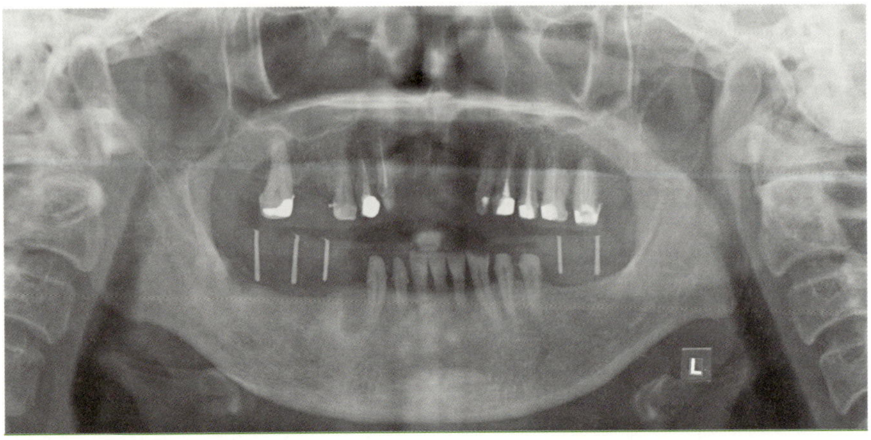

그림 2-3 파노라마방사선영상

그러나 파노라마방사선영상은 환자의 머리 위치에 따른 방사선영상 상의 변화가 심하며 다양한 확대율을 보여 해부학적 구조간의 실제 거리를 측정하기가 어렵고 잔존 치조골의 협설측 폭경이나 이용 가능한 피질골의 두께, 악하선와의 깊이와 범위를 정확하게 알 수 없는 단점을 고려해야 한다.

(3) 단층방사선영상

단층방사선영상은 절단면 상을 얻을 수 있어 잔존골의 두께, 질 및 주요 해부학적 구조에 대한 보다 많은 정보 제공한다(그림 2-4, 2-5). 단층방사선검사는 비교적 촬영시간이 많이 소요되기 때문에 주로 한두 개의 임플란트를 식립할 때 유용하다.

그러나 단층방사선영상은 흐림(Blurring)이 심하고, 골의 외형이 급격하게 방향이 바뀌는 부위에서 경계가 명확하게 관찰되지 않으며 인접 치아나 금속 수복물로 인한 중첩이 발생될 수 있는 단점을 고려해야 한다.

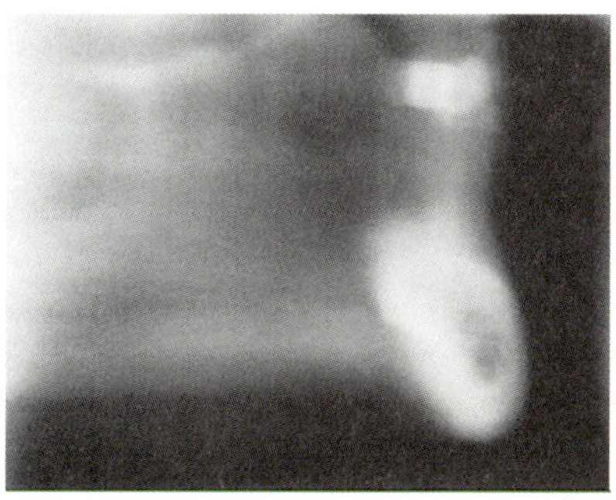

그림 2-4 단층방사선영상

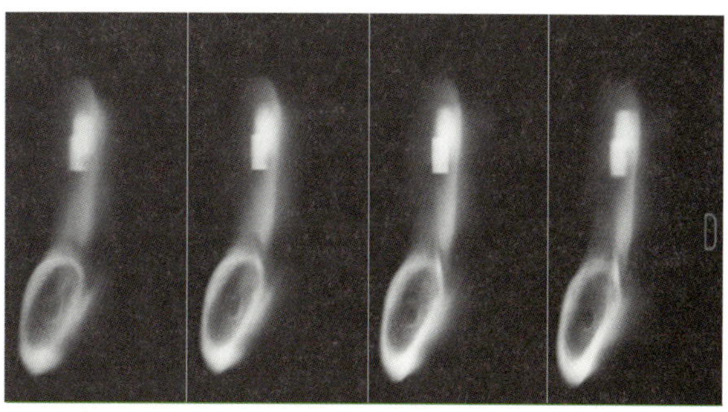

그림 2-5 개별화 단층방사선영상

(4) 전산화단층영상(Computed Tomography), 콘빔형전산화난층영상(ConeBeam CT)

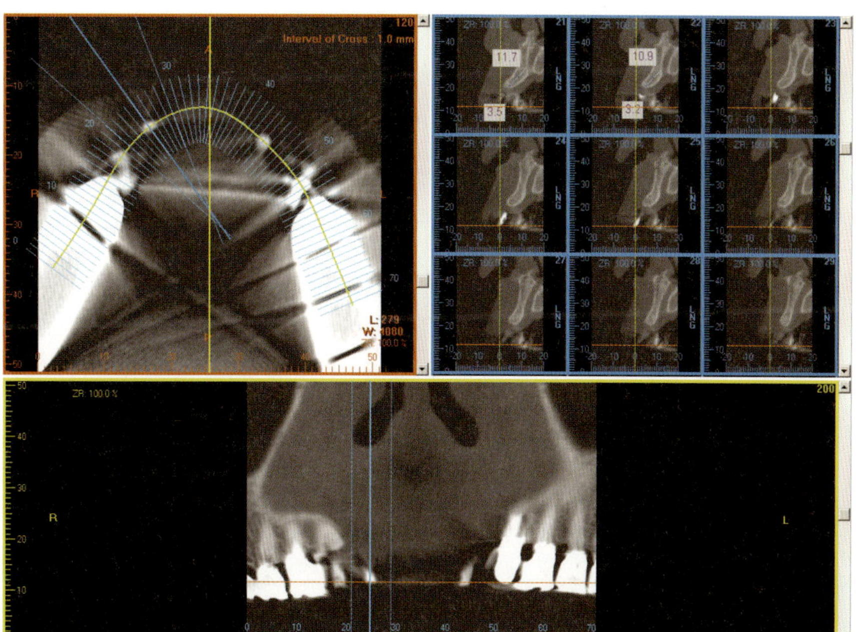

그림 2-6 전산화단층영상

전산화단층영상은 골을 최대한 이용할 수 있는 정보를 제공하는 진단영상으로 확대율의 보정 없이 쉽게 거리 측정이 가능하다. 파노라마 상, 절단면 상을 모두 관찰할 수 있어 하치조 신경 등 주요 해부학적 구조의 정확한 위치와 골높이, 협설측 폭경, 골 밀도가 최대인 부위를 파악할 수 있으므로 가장 적절한 임플란트 식립 위치를 선정하고 적절한 임플란트의 길이와 각도를 설정하는 데 유용한 정보를 얻을 수 있다(그림2- 6).

그러나 다른 진단영상법에 비해 방사선 노출량이 많은 점, 환자의 움직임으로 인한 오류, 구강 내 금속물에 의한 선상오류, 불균등용적평균효과 등의 단점을 고려해야 한다

2) 임플란트 시술 전 진단영상의 이용

임플란트 치료계획을 세울 때 임플란트의 적절한 크기, 수 및 위치를 결정하기 위해 적절한 방사선검사를 시행해야한다.

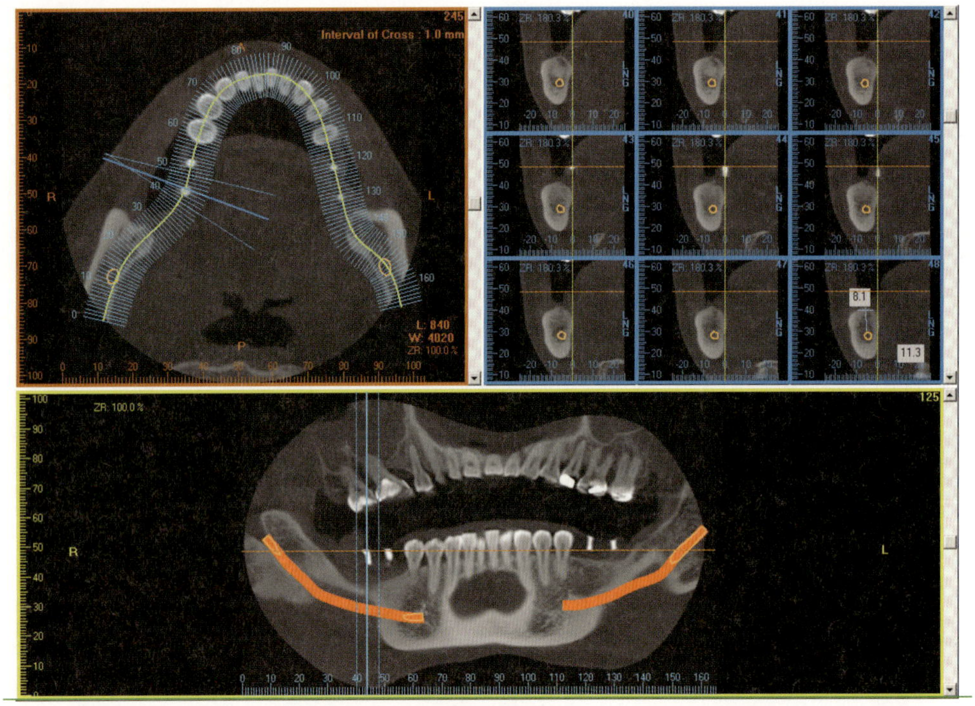

그림 2-7A 식립 예정 부위 골을 평가하기 위한 전산화단층영상

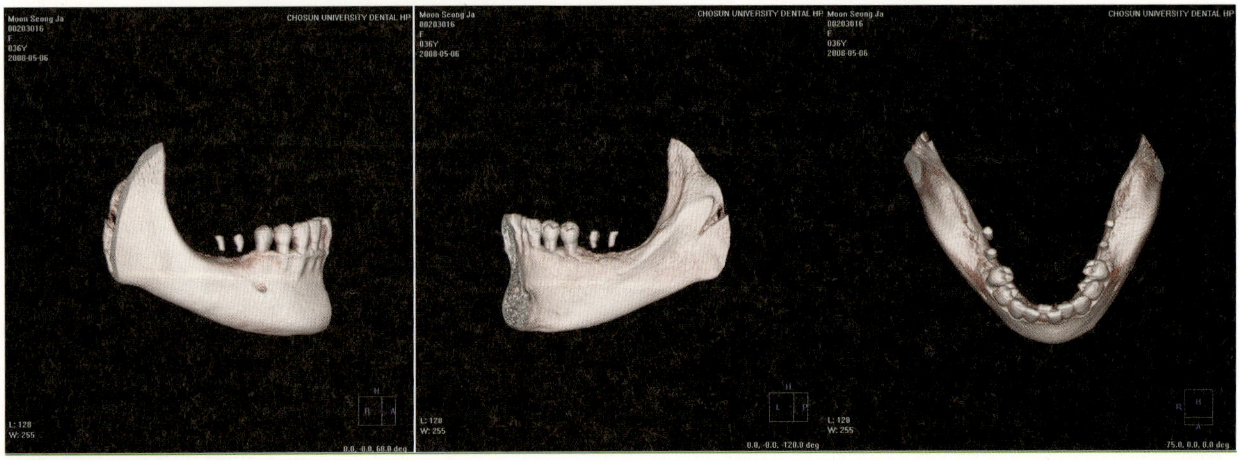

그림 2-7B 전산화단층영상

진단영상을 이용하여 다음 사항들을 평가해야 한다.

첫째, 식립 예정 부위 골의 양과 질을 평가한다. 골의 상태가 임플란트를 충분히 지지할 수 있는지 골의 높이와 폭을 평가해야 한다(그림 2-7).

둘째, 인접 해부학적 구조를 평가한다. 하악에서는 이공, 하악관, 악하선와 등의 형태와 위치를, 상악에서는 절치공과 절치관의 형태와 위치, 전치와 견치 부위의 협측 피질골판의 함몰 상태, 상악동과 비강 등을 평가해야 한다.

셋째, 식립 예정 부위에 매복치, 잔존 치근, 염증성 병소 등의 병적 소견이 있는지 평가해야 한다.

넷째, 필요한 경우 시술부위의 국소적인 골밀도와 전신적인 골밀도를 평가해야 한다.

3) 임플란트 시술 중 진단영상의 이용

수술하는 도중 기구나 임플란트의 정확한 위치를 확인하고 다른 부위로의 침범 여부를 평가하기 위해 진단영상을 사용해야 한다(그림 2-8).

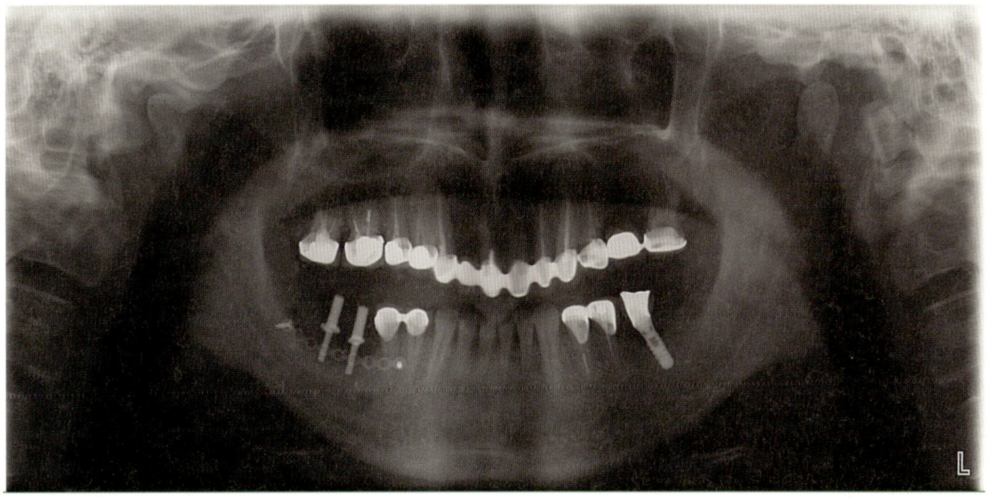

그림 2-8 임플란트 시술 중 파노라마방사선영상

4) 임플란트 시술 후 진단영상의 이용

임플란트 식립 후 단기적으로는 임플란트 식립체의 식립 상태, 인접 골과의 골 유착 상태 및 주요 해부학적 구조의 침범 여부 등을 평가하기 위해서 장기적으로는 보철물 제작 후 임플란트 식립체와 보철물간의 접합여부, 임플란트 주위의 치조골 상태를 평가하기 위해서 진단영상을 사용해야 한다(그림 2-9, 2-10). 이를 위해서 골의 높이 변화를 지속적으로 정확하게 비교할 수 있도록 표준화를 시켜주는 것이 좋다.

진단영상 검사는 임플란트 식립 결과를 확인하고 계속적인 평가를 하기 위해 수술 후, 지대주 연결 후, 보철물 장착 후에 시행하고, 그 후 정기 검사를 위해서 적절한 시기에 방사선검사를 시행하는 것이 좋다. 일반적인 경우에는 임플란트 주변골의 소실이나 전반적인 검사를 위해서는 치근단방사선영상과 파노라마방사선영상을 이용해서 평가해야 하고(그림 2-11, 12), 신경 장애 등의 문제가 있는 경우에는 전산화단층영상을 이용해서 평가해야 한다(그림 2-13).

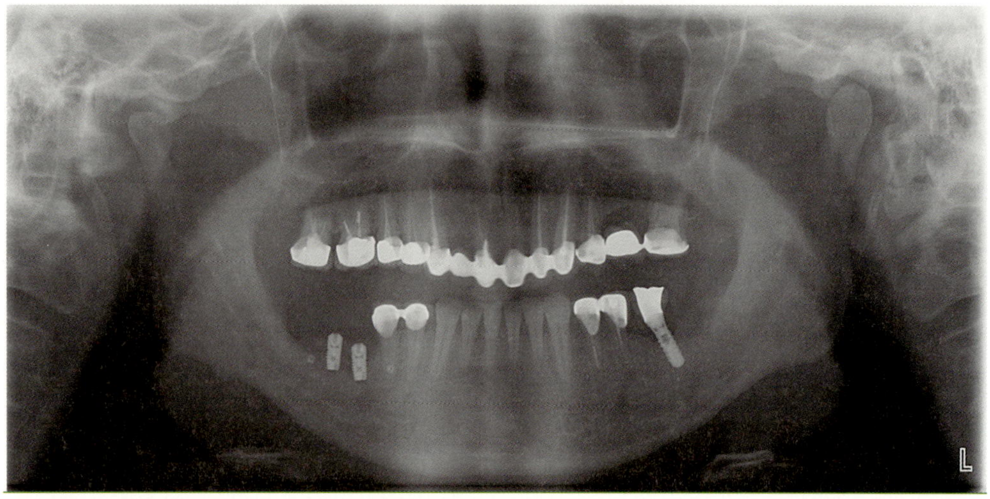

그림 2-9 임플란트 식립 후 파노라마방사선영상

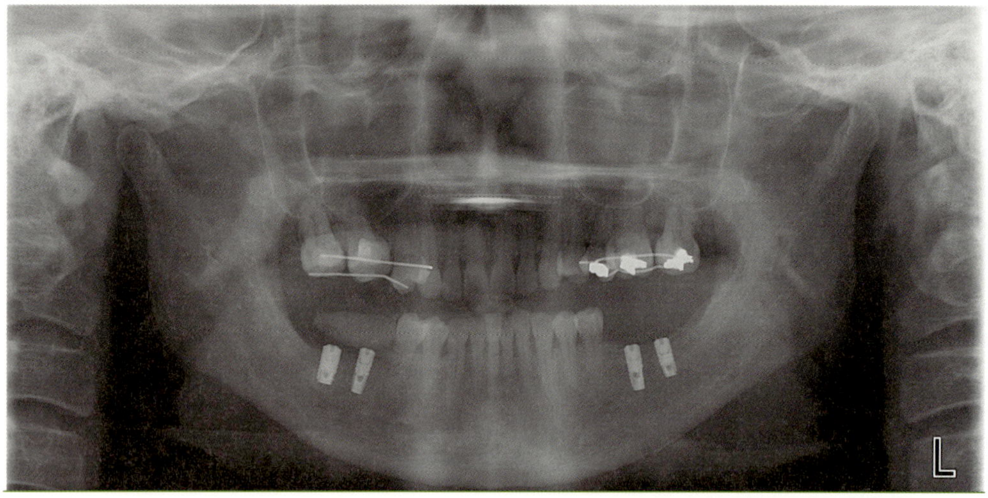

그림 2-10 임플란트 식립 후 파노라마방사선영상

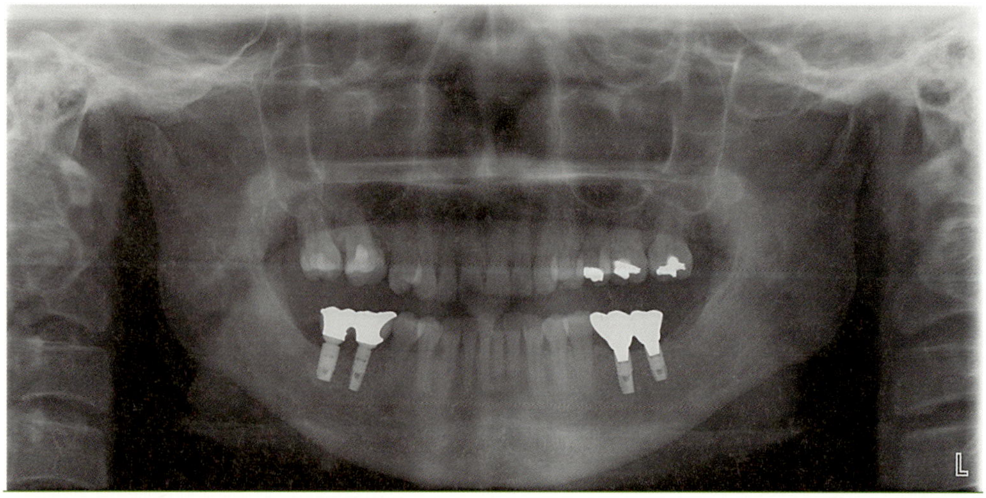

그림 2-11 임플란트 식립 후 정기검사를 위한 파노라마방사선영상

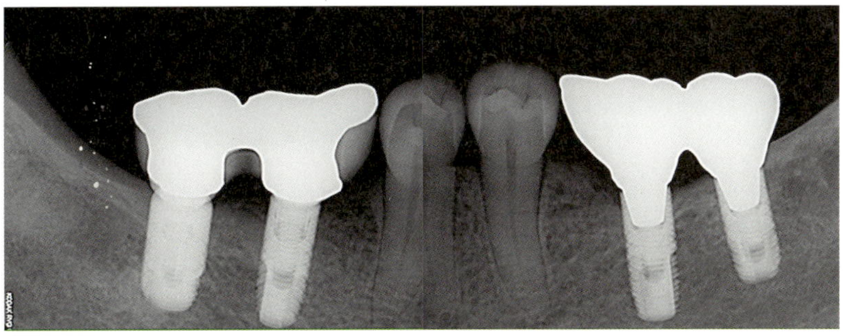

그림 2-12 임플란트 식립 후 정기검사를 위한 치근단방사선영상

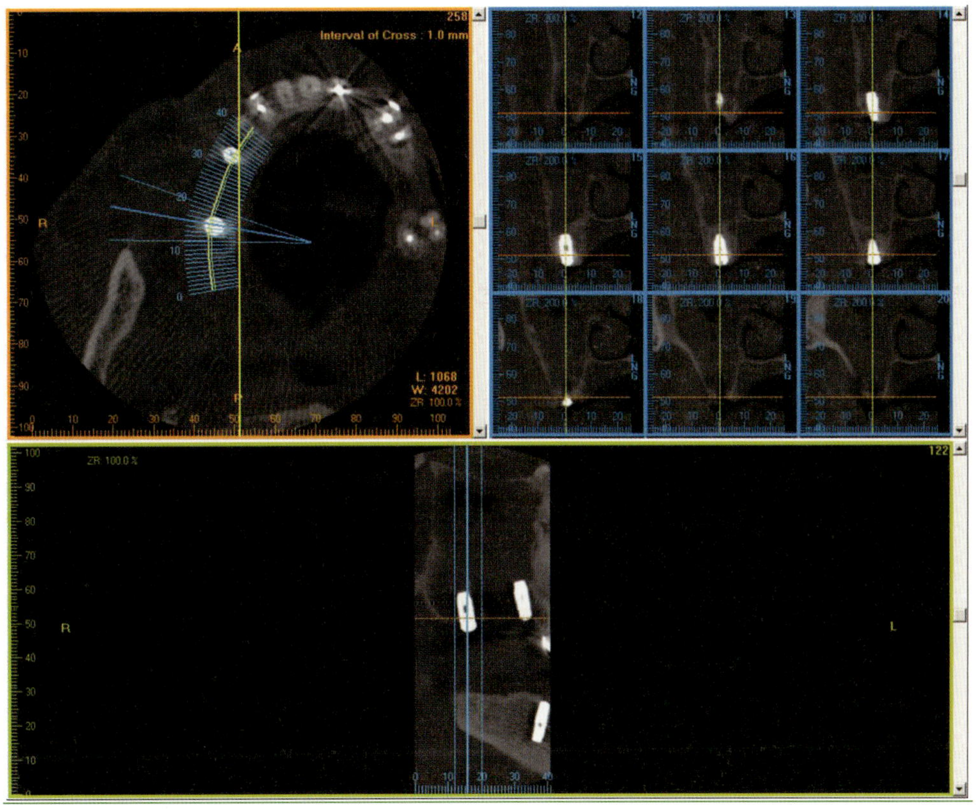

그림 2-13 임플란트 식립 후 검사를 위한 전산화단층영상

참고 문헌

- 대한구강악안면방사선학교수협의회. 영상치의학. 4판. 서울. 나래출판사. pp. 515-528.
- Tyndall AA, Brooks SL. Selection criteria for dental implant site imaging: A position paper of the American Academy of Oral and Maxillofacial Radiology. Oral Surg Oral Med Oral Pathol Oral Radiol Endod. 2000 89:630-637.
- White SC, Pharoah MJ. Oral Radiology: principles and interpretation. 6th ed. St. Louis, 2009, Mosby. pp.597-610.

3. 전신질환 검사

임플란트 시술을 하기 전에 우선 문진과 임상 및 이화학적 검사를 통해 환자가 전신질환이 있는지 확인할 필요가 있다. 이는 치료에 대한 예후 뿐 아니라 시술 중 또는 시술 후에 생기는 위험도와 합병증을 막을 수 있다는 점과 의료 사고에 대한 치과의사의 사전 대비면에서도 중요한 사항이라고 할 수 있다.

1) 당뇨병(Diabetes Mellitus: DM)

당뇨병은 탄수화물대사가 원활히 되지 않아 공복시나 음식물 섭취후 고혈당이 생기는 질환이다. 원천성 당뇨병은 췌장의 랑케르한스섬(Langerhans' Islands)의 베타(β)세포의 파괴로 인슐린을 생산되지 못해서 생기는 Type I DM과 인슐린의 분비에 장애가 있거나 인슐린에 저항이 생긴 Type II DM이 있다. 그 외에도 췌장(pancreas)에 질병이 생긴 경우나 항인슐린 작용을 하는 호르몬은 생성하는 내분비질환(acromegaly, cushing-syndrom, pheochromzytom등)에서나 약물(스테로이드제, 이뇨제 thiazide 등) 섭취 후 또는 영양결핍에 의해 2차적으로 생기는 당뇨병이 있다. 당뇨병은 그 자체보다 그로 인한 합병증이 문제인데, 그 합병증으로 1. macroangiopathy/microangiopathy, 2. 면역기능저하로 인한 감염 가능성 증가, 3. 혈액내 지방의 증가와 지방간, 4. 과도한 고혈당으로 인한 실신(coma)등이다.

Macroangiopathy에는 고혈압, 관상동맥질환과 말초동맥혈관의 혈액순화부전 및 뇌졸중 등이 있고 microangiopathy에는 신경손상 및 조직괴사, 망막과 신장의 사구체에서의 혈관손상 등이 있다. 정상적 혈당 수치는 공복시 70~100mg/dL이고 식후 2시간 후에 140mg/dL이하이며 당뇨병의 경우 공복시에 120mg/dL이상이고 식후 2시간 후에 200mg/dL이상이다. 치과진료에서는 혈당조절이 적당하게 되지 못한 경우 저혈당 또는 고혈당으로 인한 쇼크가능

성과 감염의 위험성이 문제가 되므로 치료전 혈당 검사와 필요한 경우 혈당조절을 한 후 무균상태에서의 시술을 행하고 술 후 항생제를 사용하여야 한다. 임플란트 치료는 앞에서 언급한 것과 같이 진단이 되지 않았거나 조절이 되지 않은 당뇨병과 심한 합병증을 동반한 경우가 아니면 위에서 기술한 점에 유의하여 시술을 하고 술후 관리를 철저히 하면 가능하다. 술전 항생제의 투여와 술후 항생제의 투여는 임플란트 성공과 실패에 영향을 미치지 않는 것으로 보고되고 있으며 다양한 연구결과에서도 영향을 미치지 않는다고 보고하고 있다. 그러나 당뇨병은 골대사활동과 연조직 치유양상이 원활하게 이루어지지 않는 문제를 가지고 있다라는 사실만으로도 임플란트 시술시 정상적인 치유양상을 보이지 않는다. 치료전의 혈당검사를 통해 혈당조절여부를 파악하고 혈당의 정기적인 검진을 통해 혈당조절을 통한 치유환경을 향상시키도록 노력해야 한다.

2) 심혈관계 질환

심혈관계 질환을 가진 환자의 경우 임플란트 시술과 연관되어 일반 치과치료와 다른 사항은 없고, 수술범위가 크거나 시술시간이 긴 경우 마취제의 사용량이 많아지게 되고 수술에 의한 긴장과 스트레스가 커져 위험성이 증가할 수 있다는 점을 강조하고자 한다.

(1) 고혈압

고혈압에는 원인을 모르는 본태성 고혈압(essential hypertension)과 원인이 알려진 신장성 고혈압(renal hypertension: 신장병, 신장에 생기는 종양, 신장의 혈관경화로 인한 고혈압), 내분비성 고혈압(endocrine hypertension: acromegaly, pheocytocrome, Cushing-/Conn-syndrom 또는 adrenogenital syndrom등에 의한 고혈압)

과 대동맥협부협착증(aortieisthmus stenosis)에 의한 고혈압이 있다. 중요한 합병증으로 1. 망막의 혈관변화와 손상 및 망막 손상, 2. 심부전증과 관상동맥 질환(고혈압으로 인한 사망원인의 60%을 차지한다), 3. 뇌출혈과 뇌경색 등의 뇌 손상, 4. 신부전, 5. 복부 대동맥류 형성 등이 있다. 고혈압의 가능성을 가진 환자에서는 술 전에 혈압측정을 하여 혈압이 지속적으로 높은 경우(160~170/100~110mmHg이상)에는 내과의사의 진단과 치료를 받게 한 뒤 시술하도록 한다. 수술에 사용되는 국소마취제에 epinephrine이 없거나 적은 양을 사용하고 가능한한 통증이 없고 긴장을 감소시켜 시술을 하도록 한다.

(2) 관상동맥질환

협심증이나 심근경색 등의 심장질환은 심장근육에 산소를 공급하는 관상동맥이 좁아지거나 막혀서 생기는 질환이다. 운동을 하거나 긴장된 상태 또는 스트레스를 받으면 심근에 산소요구량이 많아지게 되고 관상동맥을 통한 산소공급이 요구량에 미치지 못하면 통증과 부안을 동반한 협심증이나 더 심한 경우 심장근육이 괴사하게 되는 심근경색이 생기게 된다. 통증이 가슴과 상복부에서 어깨와 왼쪽 팔, 하악과 구강저, 혀로 퍼지며 휴식과 혀밑에 투여하는 nitroglycerin에 의해 감소된다. 심근경색의 경우에는 이와 같은 조치에도 통증이 경감되지 않고 지속되며 청색증, 구토, 식은땀이 있으며 그 정도에 따라 의식을 잃거나 사망하게 된다. 응급상황을 위해 치과진료실에 nitroglycerin정제(0.3~0.4mg) 또는 sublingual spray과 산소공급장치 그리고 인공호흡을 위한 장비를 준비해 두도록 한다.

(3) 심부전증

심장의 펌프역할이 감소한 상태를 말하는 것으로 심근경색이나 심장박동의 장애 또는 혈액양의 감소와 약물에 의해 생기게 된다. 폐부종으로 인한 호흡곤란과 짧은 호흡, 그리고 피로감이 있으며 하체가 부종이 생기며 야간에 자주 배뇨를 하게 된다. 신부전증을 가진 환자는 술전에 내과의사와의 상담을 통해 수술 가능성과 위험도를 알아보아야 하고 위험도가 높은 경우 보존적 보철치료를 시행하거나 수술을 가능한 줄여야 하겠다.

(4) 심장판막 질환과 세균성 심내막염

세균성 심내막염은 alpha-hemolytic Streptococcus viridans와 Staphyococcus, Enterococcus 및 gram negative bacteria등에 의한 감염으로 심내막과 심장판막에 손상을 가져오는 질환으로 bacteremia, fever, splenomegaly, embolism등이 나타나고 치료하지 않으면 사망하게 되는 위험한 질병이다. 변형된 심장 내면의 원인으로 가장 흔한 것이 류마티스열로 인한 승모판(mitral valve)의 결함이고 그 이외에도 인공심장 판막과 선청성 또는 후천성 판막질환과 격막결함 등이 있다. 심내막염을 예방하기 위해 치과 처치를 받거나 임플란트 수술을 받기 전 2시간 전에 amoxicillin 2.0g을 경구로 부여하거나 30분 전에 정맥주사로 투여한다. 페니실린에 알레르기가 있는 경우에는 clindamycin 600mg 또는 cephalexin 2.0g을 술 전 2시간 전에 경구로 투여하거나 clindamycin 600mg 또는 cefazolin 1.0g을 정맥주사로 투여한다. 일반적으로 심내막염의 위험을 가진 환자에서는 임플란트 시술을 피하는 것이 좋으며 심내막염을 이미 앓은 경험이 있거나 재발한 환자에서는 금기증이 된다.

3) 골다공증

골다공증은 골의 양과 질의 감소와 골의 미소구조물의 퇴화 및 골절가능성 증가 등을 특징으로하는 퇴행성 질환이다. 골다공증 환자의 약 85%는 여자이며 여자의 1/3에서 폐경기후에 임상적으로 유의할 만한 골다공증을 보이는 것으로 알려져 있다. 골다공증은 폐경기후에 생기는 postmenopausal osteoporosis와 노년층에 나타나는 senile osteoporosis등의 1차적 골다공증과 내분비 질환(Hypercortiolismus, hypogonadismus, hyperthyreose등) 또는 영양결핍과 칼슘부족, 운동부족과 약물(steroid, heparin)에 의한 2차적 골다공증과 유전적 질환(osterogenesis imperfecta, Ehlers-Danlos-syndrom, Marfan syndrom등)에 의한 골다공증이 있다.

골다공증에서는 피질골이 얇아지고 골소주가 더 이산적이며 demineralization이 생기게 된다. 골다공증을 예방하거나 치료하는데에는 여성호르몬인 estrogen의 투여와 칼슘의 보충과 적절한 운동이며 골다공증에 있어서의 악골에서의 골변화는 신체의 다른 골변화와 유사한 것으로 알려져 있으나 아직까지 악골에서의 골다공증의 정도와 골다공증의 진단에 쓰이는 척추나 femur에서의 골다공증 정도와의 상관관계는 확실히 알려져 있지 않아 골다공증으로 진단받은 환자에서 꼭 악골에 골다공증이 있다고 말할 수 없다. 임플란트 치료에 있어서 골다공증은 임플란트의 예후에 중요한 영향을 주는 요소이지만 금기증은 아니며 치료계획의 변화를 통해, 즉 식립 임플란트 수의 증가, 임플란트 길이의 증가와 교합압의 조절 등을 통해 성공적으로 시술을 할 수 있다.

최근 보고되고 있는 Biphosphonate induced osteomyelitis가 유발된다라는 사실이 보고되고 있다. 골다공증약으로 사용되고 있는 여러 가지 약물중에서 포사멕스, 악토넬 등 biphosphonate계열의 약물을 지속적으로 투여받는 환자의 경우, 발치나 임플란트 치료, 다양한 잇몸질환 치료로도 골수염이 발생할 수 있으며 골수염치료가 선행되어야 하는 경우도 발생한다. 현재까지 연구된 결과로는 CTx(C-telopeptide)의 혈중농도를 파악하여 임플란트 시술의 여부를 파악하는 것을 추천하고 있다.

다음은 전신질환과 관련하여 임플란트 식립이 곤란하거나 피해야하는 질환에 대해서 언급 드리고자 한다. 다음 사항은 절대적인 금기증이라기 보다는 상대적인 금기증이며 술자의 판단에 따라 식립이 가능함을 보고하는 바이다.

전신질환과 관련하여 임플란트 식립이 곤란한 질환을 확인해 보면 다음과 같다.

① 급성 염증성 호흡기 질환: 폐나 상기도 및 코에 급성 염증성 질환이 있는 경우 시술 중 호흡곤란으로 시술에 장애가 생길 수 있으므로 치료 후 시행한다.

② 신경질환에 의한 운동성 장애: 이러한 경우에는 치료 중 지속적 또는 간헐적으로 두부가 움직이므로 시술에 장애가 많다. 필요한 경우에는 전신마취하에서 시술을 할 수 있다.

③ 부갑상선 기능저하증: 부갑상선 기능저하증이 있으면 칼슘저하로 인한 근육강직이 생기므로 임플란트에 과도한 부하를 줄 수 있다. 호르몬의 약물대체 치료 후에 임플란트를 시술한다. 만약 부갑상선 기능저하로 인한 osteosclerosis가 동반한 경우에는 임플란트 식립을 피한다.

④ 임신: 임신 중에는 임산부 당뇨병이 생길 수 있고 수술에 필요한 국소마취제와 약물이 해로울 수 있으므로 산모와 태아의 건강을 위하여 출산 후로 미룬다.

전신질환과 관련하여 임플란트 식립를 피해야 하는 질환을 확인해 보면 다음과 같다.

① 골대사성 질환: 다음과 같은 골대사성 질환에서는 osteoclast의 활동이 증가되어 골흡수가 과도하거나, 골대사에 필요한 Vitamin D, Calcium, phosphate, 호르몬(여성 호르몬, calcitonin, parathyroid hormone) 대사장애 등으로 골생성 및 골화과정의 부전이 있으므로 임플란트 식립을 하지 않도록 한다.

- 부갑상선 기능항진증
- osteosclerosis를 동반한 부갑상선 기능저하증
- osteomalacia, rachitis
- 심한 osteoporosis(임플란트와 전신질환 참조)
- Paget's disease

② Renal Osteopathy를 동반한 신장기능부전(renal failure): 신장기능부전이 있는 경우 calcitriol부족에 의한

osteomalacia를 유발하고 parathyroid hormone의 과잉으로 osteomalacia가 생기게 된다.

③ Steroid제재로 장기간 치료를 받고 있거나 받은 병력이 있는 경우: 장기간 steroid를 사용하면 골다공증이 발생하고 감염에 대한 저항력이 떨어지며 골내 모세혈관이 쉽게 손상되므로 임플란트 식립이 어려워진다.

④ 치료되지 않았거나 혈당의 조절이 되지 않는 당뇨병과 합병증을 동반한 당뇨병.

⑤ 중증이상의 간질환: 혈액응고과정에 참여하는 응고요소들이 간에서 만들어지므로 간경화와 같은 경우에는 술중 또는 술후 지혈의 어려움이 있을 수 있고 항생제 등의 약물투여에 제한이 있으므로 술전에 자세한 검사와 내과의사의 진단이 필요하다.

⑥ 면역기능저하를 동반한 질환.

⑦ psychologic factor: 환자의 임플라트 치료에 대한 기대치가 과도한 경우나 환자의 정신적 건강상태가 불완전하여 환자 manage와 치료에 어려움이 많은 경우

참고 문헌

- 김여갑, 김영설: 치과의사가 알아야할 전신질환의 실제. 나래출판사,1999.
- 김진: 전신질환자 치과진료의 임상길잡이:"치과의원에 내원하는 전신질환자 이렇게 대처하자". 군자출판사, 2005.
- 강진규: 전신질환자 및 노인장애 환자의 치과치료. 신흥인터내셔날, 2007.
- 대한치과마취과학회 역: 치과진료실에서의 응급처치 6판(Malamed SF: Medical Emergencies in Dental Office 6ed. 2007). 대한나래출판사, 2009.
- 대한치과마취과학회: 치과마취과학 2판. 군자출판사, 2010.
- Ogle OE: Oral Maxillofacial Surgery Clinics of North America 10: 3, Management of medical Problems. W.B. Saunders Co, 1998.

Chapter 03

치료계획

목 차

1. 치료의 설명과 동의

임플란트 진료 과정에서 치료의 설명과 동의는 중요하며, 설명과 동의서 작성은 별첨 자료를 참고하여 이루어지는 것이 추천된다.

설명과 동의의 필요성은 환자가 본인의 상태나 진료에 대한 정보를 알고자 하는 권리에 부합되며 또한 이러한 치료의 설명 및 동의를 통하여 혹시 발생할 수 있는 환자와 의료진간의 오해나 문제를 예방하는데 많은 도움이 된다. 치료의 설명과 동의에서 중요한 점은 근거에 기초되며 환자가 이해할 수 있는 용어 및 단어를 사용하여 과정이 이루어져야 하고, 인쇄된 정보 이외에 중요한 단어들은 의료진의 친필로 설명되는 것이 권고되며 도식도 그려지는 것이 좋으므로 별첨 자료와 같이 공란을 포함하였으므로 이 부분을 활용함이 바람직하다.

2. 치료 후 주의사항

1) 임플란트 수술 후 주의사항

(1) 투약

항생제 또는 소염, 진통제 투여 시 처방한대로 드십시오. 약을 복용하실 때는 병원에서 처방한대로 드시고, 양치용액은 하루에 두 번 사용하십시오. 약을 드신 후에 속이 쓰리거나 불편한 사항이 있으시면 치과로 연락주시기 바랍니다.

(2) 구강위생

임플란트의 실패는 식립 후 2주가 지나면 현저히 나타나는데 그 원인 중 가장 큰 하나는 잇몸 주변의 창상으로 인해 양치질을 제대로 할 수 없는 이유로 환자들이 약물로 구강을 헹구는 정도만 하고 방치해 놓음으로써 음식물의 치태로 인한 임플란트 주변염증이 치조골의 손실을 급속하게 유발하며 연조직 부착도 제대로 잘 되지 않습니다. 그러므로 임플란트 식립 후 2주 동안 창상에 자극을 주지 않으면서 세균막을 제거하는 치태조절 방법이 필요합니다. 특히 치조점막 위로 임플란트를 노출시켜 식립한 경우는 다음과 같은 2주관리법이 필요합니다. 수술 직후 처음 일주일간은 수술로 인한 상처 부위에 무리한 물리적 자극을 가하지 않는 것이 좋습니다. 또한 칫솔질로 인해 봉합용 실이 걸려 손상을 입을 수 있으니, 수술부위는 칫솔질을 하지 말고, 봉합용 실을 제거한 후부터 조심스럽게 칫솔질 하십시오(봉합용 실은 7~10일 후에 제거함). 하지만, 수술부위에 음식물이나 치태가 쌓이면 초기 염증의 원인이 될 수 있으므로, 수시로 양치액을 이용한 구강세척을 통해 수술부위를 깨끗하게 유지해 주십시오. 수술부위를 제외한 다른 부위는 정상적으로 칫솔질 해도 됩니다.

(3) 식사

식사는 수술하지 않은 부위로 하시되 딱딱한 음식은 피하시고 유동식이나 부드러운 것으로 드십시오. 특히, 쥬스나 물 등 수분을 많이 섭취하십시오.

(4) 출 혈

수술 후 어느 정도의 출혈은 정상적인 것입니다. 출혈이 심한 경우 소독된 솜이나 거즈로 출혈부위를 20분 동안 압박하십시오. 그래도 출혈이 지속될 경우 20분 동안 한 번 더 압박하여 보시고 안 될 경우 연락 주십시오.

(5) 부종

수술 부위는 약간 또는 많이 부어 오를 것입니다. 수술하신 날과 다음날은 얼음찜질을 하시고 3일째부터는 수술부위에 열이 나지 않게 되면 따뜻한 찜질을 해주십시오.

(6) 휴식

수술 후 일주일 동안은 가능하면 무리한 활동은 삼가십시오. 최대한의 휴식과 충분한 수면을 취하십시오.

(7) 흡연 및 음주

빠른 상처의 회복을 위해 담배와 술은 금하십시오. 회복 후에도 흡연은 치료부위에 영향을 줄 수 있습니다.

(8) 상악동 수술 시 코피가 나거나 목에서 피가 올라 올 수도 있습니다. 코를 풀거나 빨대의 사용을 2주일간 피하십시오.

(9) 수술의 성공은 수술 후 처치가 매우 중요합니다. 수술 후 주의사항을 잘 지켜 주십시오.

(10) 만일 약에 대한 부작용이나 의문사항 혹은 문제가 발생하면 연락 주십시오.

2) 임플란트 보철 후 주의사항

(1) 음식물

- 너무 단단한 음식이나 질긴 음식은 삼가 하셔야 합니다. 이런 종류의 음식은 임플란트에 불리함은 물론, 자연치아의 마모나 파절, 턱관절 질환 등을 유발 시킬 수 있습니다.
- 치료 종료 후 초기에는 임플란트와 맞물리는 반대쪽 치아가 시큰거리시거나 불편할 수 있습니다. 일정기간이 경과하면 개선되나 그러지 않을 경우에는 치과에 내원하시기 바랍니다.
- 임플란트는 항상 고정되어 있는 반면, 치아는 움직이므로 보철 후 일정기간이 지나면 임플란트와 치아사이에 틈이 생겨 음식물이 끼이는 경우가 발생할 수 있습니다. 이러한 치실이나 치간칫솔을 사용하시고 심한 경우 내원하시어 보철물을 수정하거나 재제작하셔야 합니다.

(2) 칫솔질

- 올바른 칫솔질의 중요성은 아무리 강조해도 지나치지 않습니다. 병원에서 환자 개개인께 권해드린 위생기

구를 이용하여 임플란트 치아를 관리 하셔야 합니다.

(3) 이물감

- 일시적으로 이물감이 생길 수 있으며, 점차적으로 적응이 되실 겁니다. 여러 개의 임플란트 보철이 들어간 경우 뺨이나 혀가 씹히지 않도록 유의하셔야 합니다.
- 씹을 때 뺨이나 혀가 물려 들어가 간혹 씹히는 경우가 있는데 시간이 흐르게 되면 근육이 적응하여 서서히 괜찮아 지십니다.

(4) 정기적인 관리

- 모든 질환이 그러하듯이 임플란트 주위의 질환도 초기에는 증상이 나타나지 않습니다. 그러므로 반드시 3~6개월마다 정기검진을 받으셔야 합니다.
- 사용 중 임플란트가 움직이는 느낌, 시큰거림, 딸각거리는 소리 등이 있을 경우 검사를 필요로 하므로 따로 약속이 없더라도 전화를 주시고 내원하시기 바랍니다.
- 이를 심하게 가는 습관이 있는 경우, 보철물의 수명에 영향을 줄 수 있으니, 미리 자세한 검진과 상담바랍니다.

참고 문헌

· 인폼드 컨센트 (說明과 同意) 김영균 1997 수석문화재단

· 임프란트 치료 동의서 대한치과이식(임프란트)학회

· A patient' s bill of rights american hospital association 1973

· 대한치과보철학회 경남울산지부 리플렛

Chapter 04

외과적 수술

목 차

I. 임플란트수술 매뉴얼

1. 수술 전 관리

1) 환자 점검

① 전신적 건강상태 확인: 전신 질환이 있을 경우 타과 의뢰 및 임상 검사(혈액 검사 등) 결과를 점검하여 임플란트 수술 적정 상태 여부를 확인한다.

② 구강 내 점검: 치태조절, 치석제거, 치아우식증 등 수술 전 치료가 시행되었는 지 여부를 확인한다.

③ 수술 전 투약: 당뇨, 혈압, 심장 질환 등의 기저 질환으로 처방된 주사나 약을 복용하고 있는 지 여부를 확인한다(예로 아스피린, 와파린 복용 시 중단 유무, 심장 질환 경우 미리 처방된 예방 목적의 항생제 투약 유무 확인).

④ 가급적 남성은 수염을 깍도록 하고 여성은 화장을 하지 않고 내원하도록 하고 진정법을 시행하거나 필요한 경우 보호자를 동반하도록 한다.

⑤ 수술 내용 및 수술 시간 등 수술 스케쥴을 미리 확인하고 임플란트 동의서를 받는다.

2) 수술실 준비

① 수술실 및 출입구에 외부인 출입을 통제한다.

② 수술방은 수술실 바닥이나 , 수술 의자 , 무영등(조명등)등을 적절한 소독제를 이용하여 청결하게 준비한다.

③ 수술실을 들어갈 때는 수술복, 수술모자, 수술실 슬리퍼(혹은 신발덮개), 마스크, 보안경을 착용한다.

①
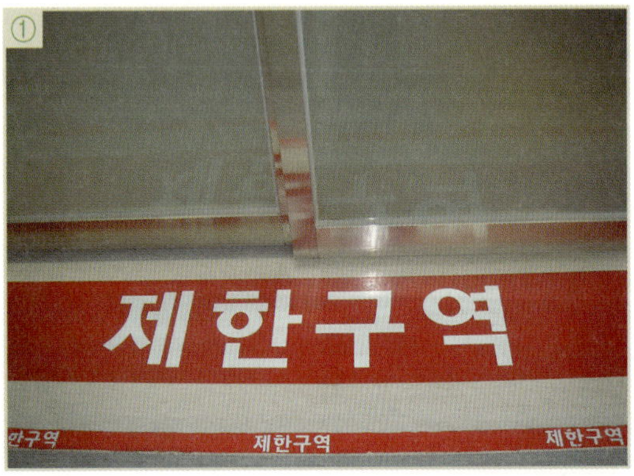

②
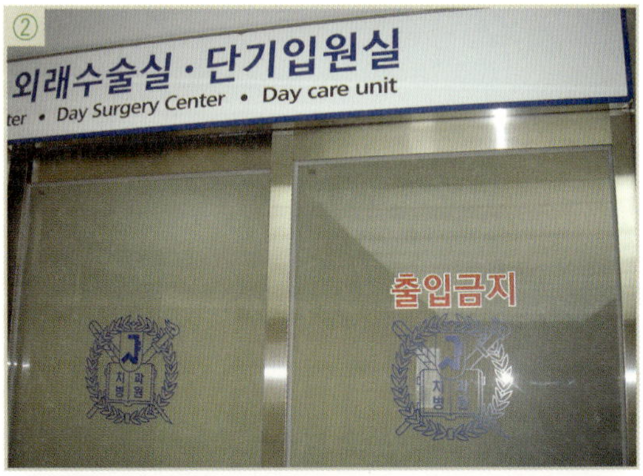

③
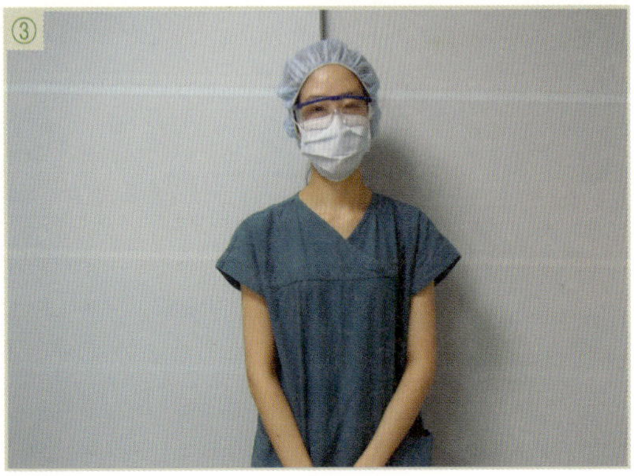

③
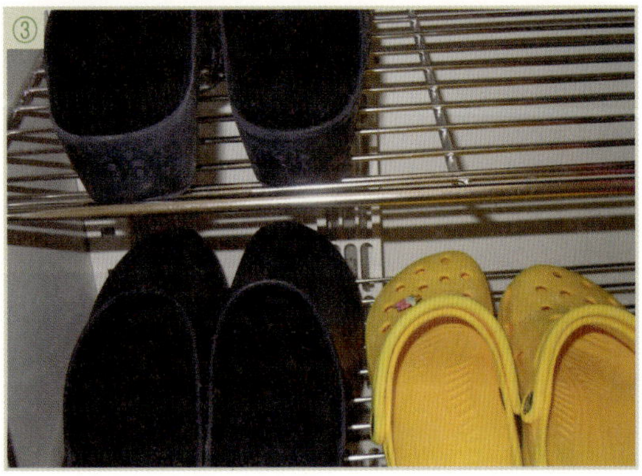

3) 진단자료 준비

① 환자 진료 기록부(혹은 EMR)
② 진단영상(파노라마방사선영상, CT등)
③ Surgical stent
④ Photo mirror, Lip retractor

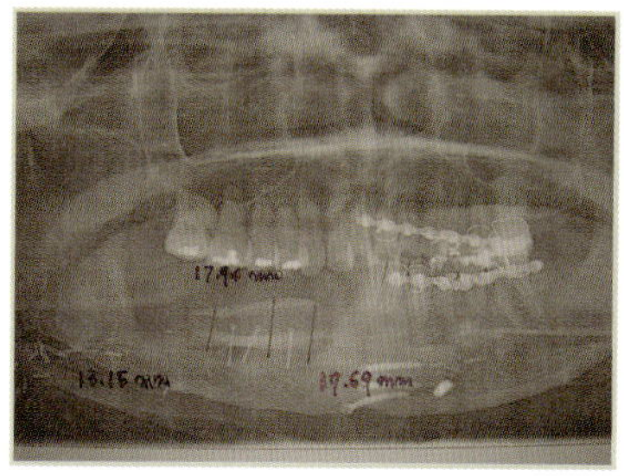

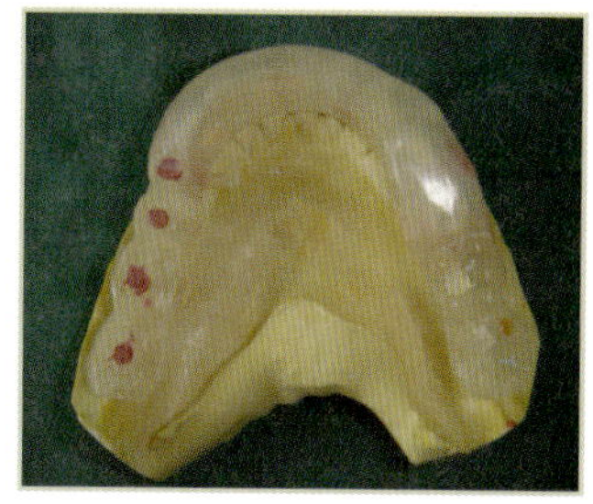

4) 수술 장비 준비

① Mayo stand

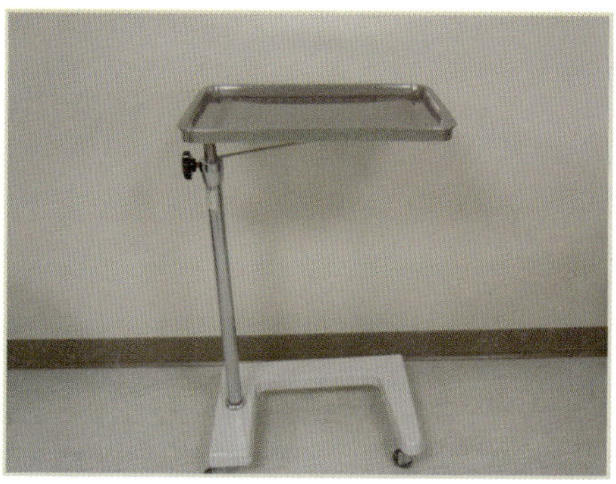

Mayo stand에는 주로 간단한 수술기구나 임플란트 기구를 올려 놓는다. Mayo stand 높이를 사용하기 쉽도록 조절한다.

② Instrument table(Dressing cart)

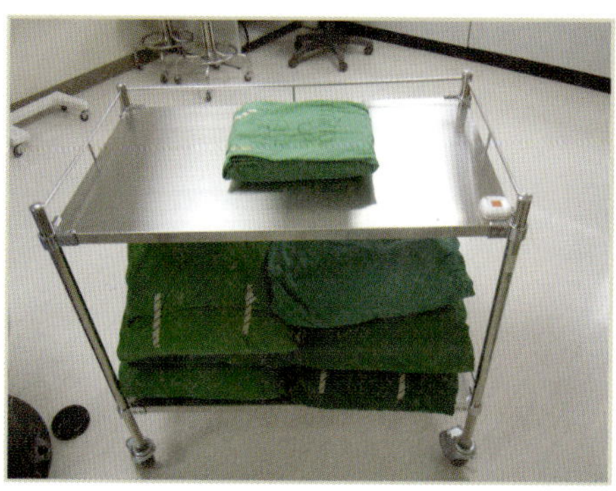

멸균된 가운과 타올, 대방, 중공이 들어있는 부피가 큰 수술 패키지를 올려 놓고 일단 패키지를 열고 난 후에는 수술 기구들을 순서대로 정돈하며 상황에 따라 임플란트 수술에 필요한 기구들을 올려 놓는 수술 테이블로 사용한다.

③ Implant equipment

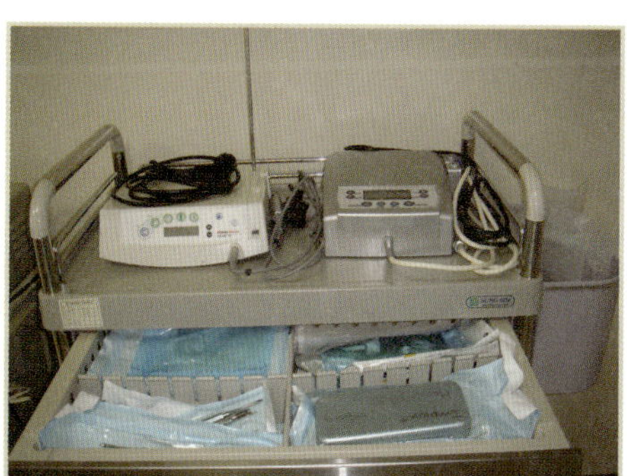

임플란트 수술에 필요한 준비된 장비를 전원에 연결하고 멸균된 임플란트 핸드피스, 세척용 식염수, rpm, Ncm, 세척량 등을 조절해둔다.

④ **Suction equipment**

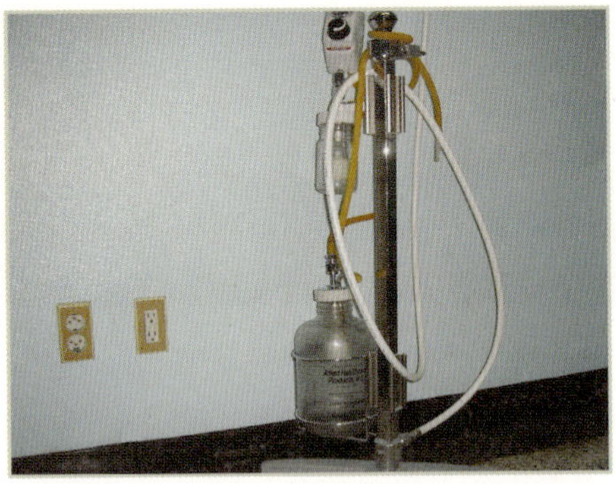

구강내 피나 세척액 등을 제거하기 위해 사용되는 wall suction 혹은 portable suction 장비가 작동되는 지 확인한다.

⑤ **Electrosurgical-unit**

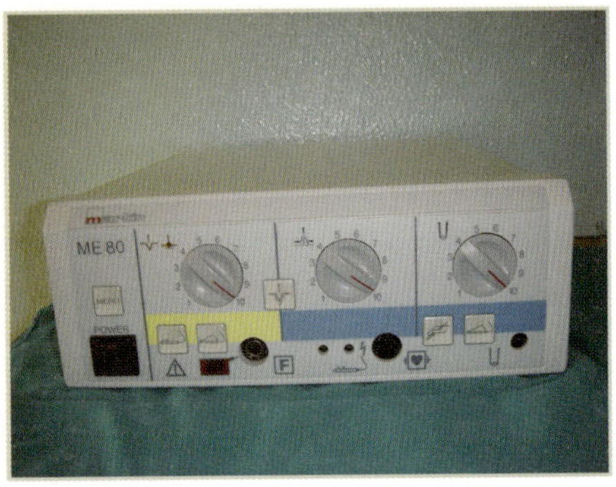

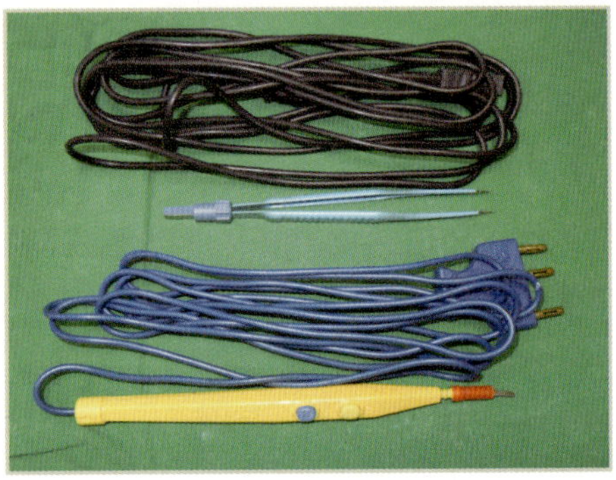

출혈 시에 Bipolar, bovie를 사용하여 지혈을 하는 장비로 화상방지를 위해 bovie plate를 장딴지에 꼭 부착한다.

⑥ **방사선 촬영장비(필요시)**

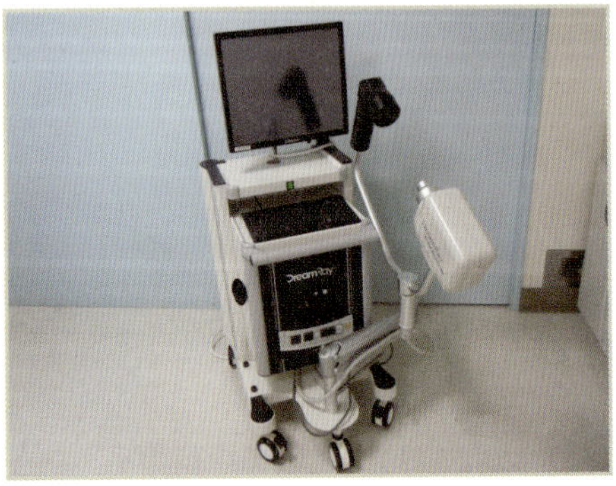

수술시 뼈, 치아, 신경관의 해부학적 내부구조를 모니터로 보여주는 장비로 Dream ray 등이 있다.

5) 임플란트 시스템 기구 준비(계획된 시스템을 준비)

① 수술에 적합한 계획 되어진 임플란트 기구를 멸균하여 준비한다.

② 수술 시작 후에 임플란트 수술 계획이 변경되는 경우를 대비하여 시스템별 임플란트 기구를 미리 멸균해둔다.

6) 임플란트 재료 준비

① 식립 될 임플란트(fixture) 준비

② 수술 도중에 골질 변화 상황에 따른 충분한 재료 준비(예: RP에서 WP, NP로 혹은 13mm에서 10mm로 변경)

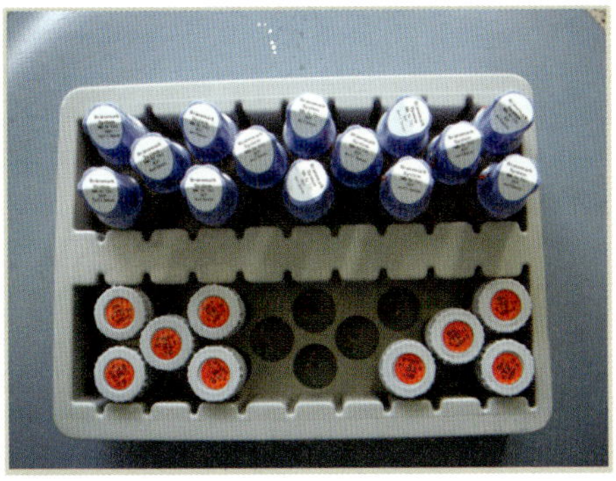

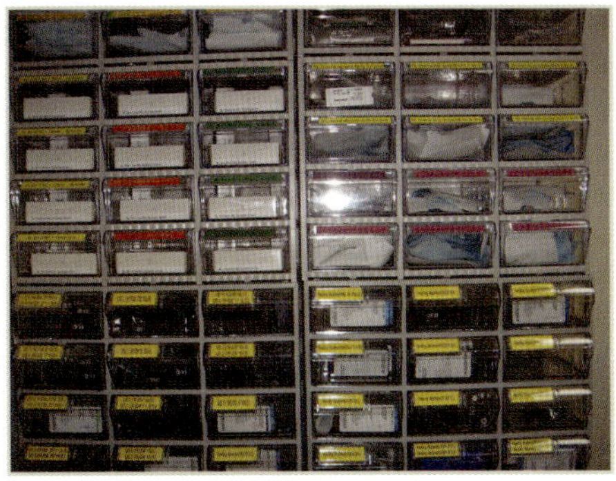

7) 수술 준비

(1) Drapes

수술패키지(수술가운, 멸균 타올, 대방, 중공 , 소방), 핸드피스용 덮개(sani-sleeve), 필요시 모터용 멸균 비닐 덮개, 조명등 손잡이 멸균 덮개

(2) 수술패키지 펴는 순서

① 손으로 멸균 테이프를 제거한다.

② ③ 상 하 좌 우로 방포를 펼친다.

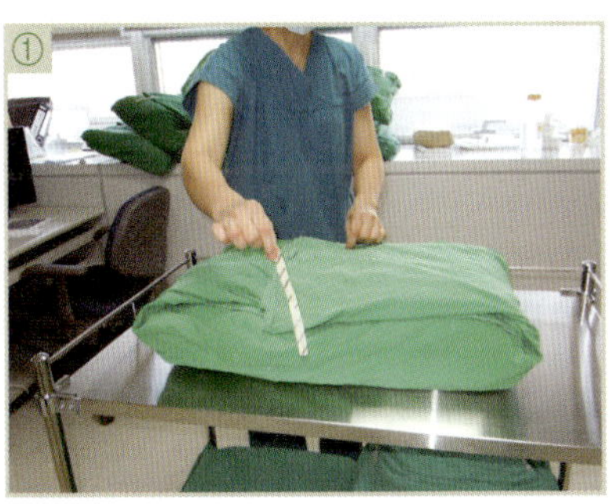

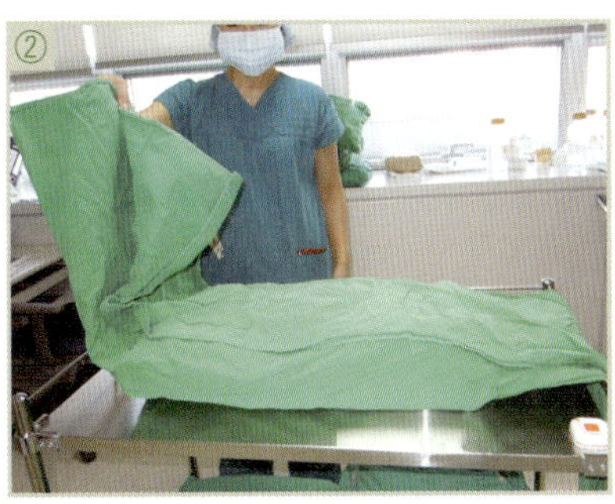

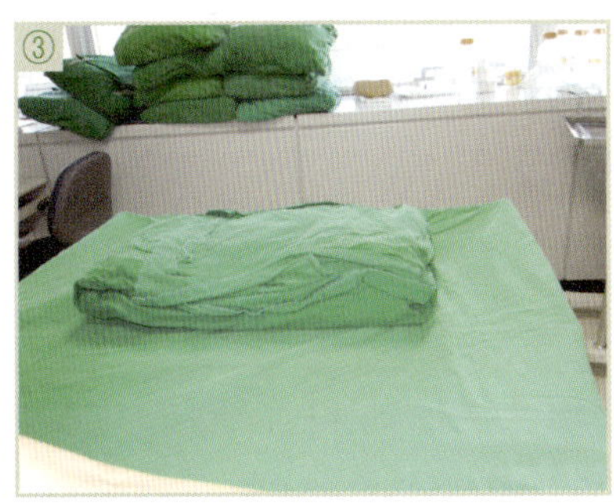

④~⑨ transfer jar를 집어 동일 방법으로 안쪽 방포를 펼친다(불결되지 않도록 주의).

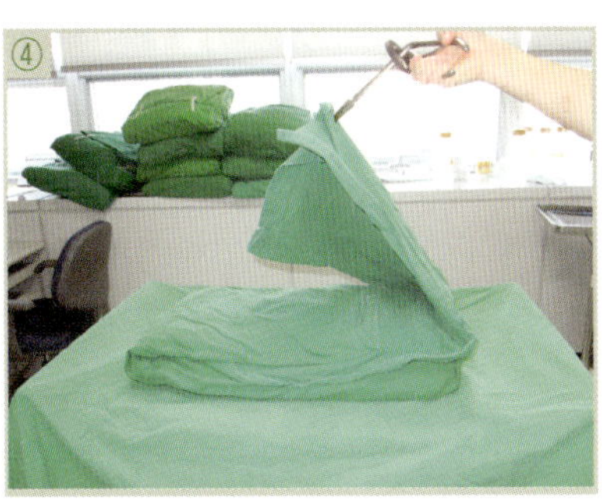

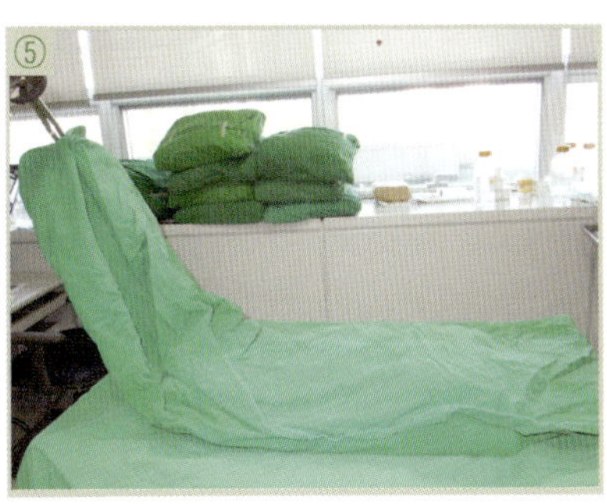

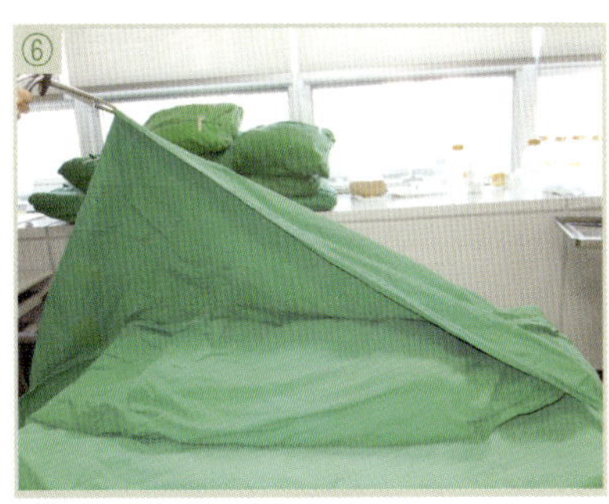

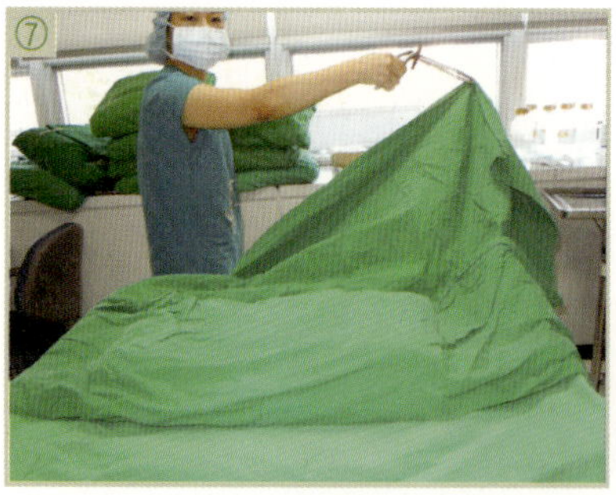

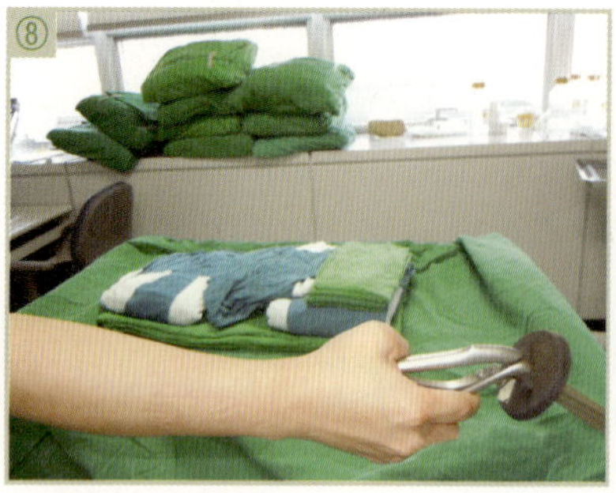

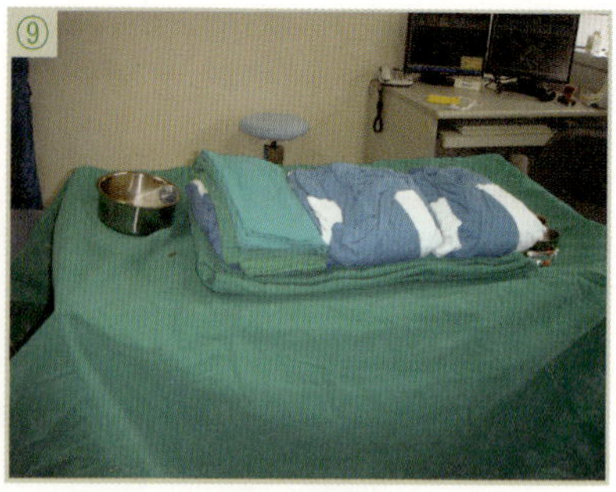

(3) Sani-sleeve(large: 10×220cm, small: 6×165cm) 사용법

① 하얀링의 파랑색 테이프를 살짝 뗀다.

② 핸드피스를 링 안쪽 비닐에 넣는다.

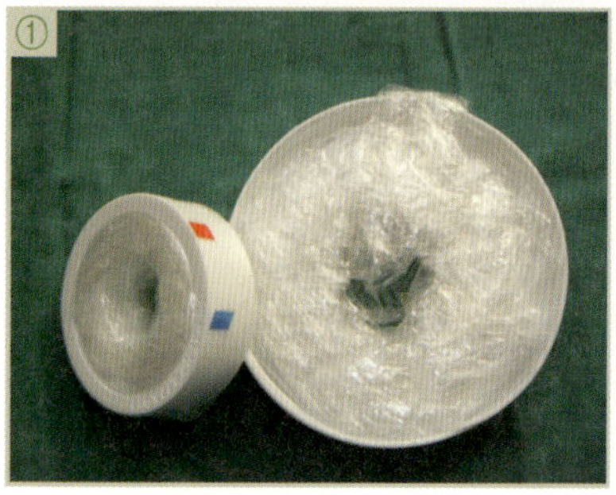

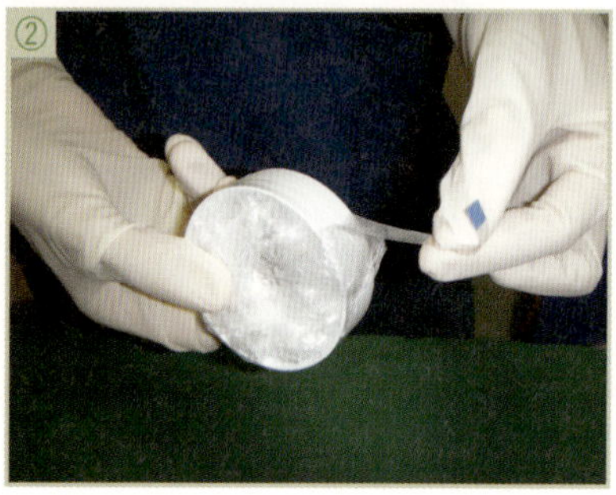

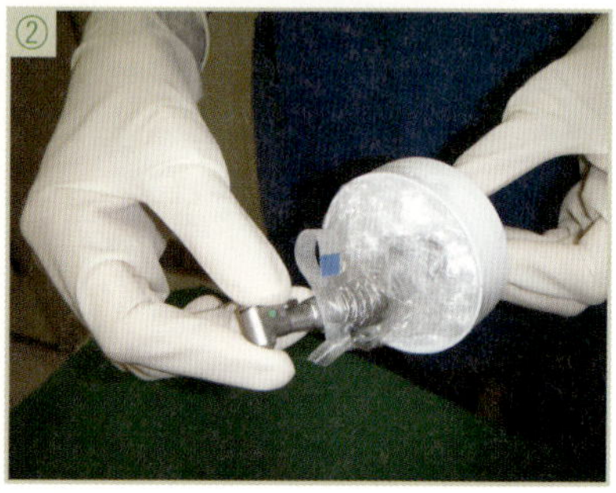

③ 파랑색 테이프를 핸드피스에 고정시킨다.

④ 모터와 핸드피스를 연결한다.

⑤ 하얀색 링을 잡아 당기면 멸균비닐이 펼쳐진다.

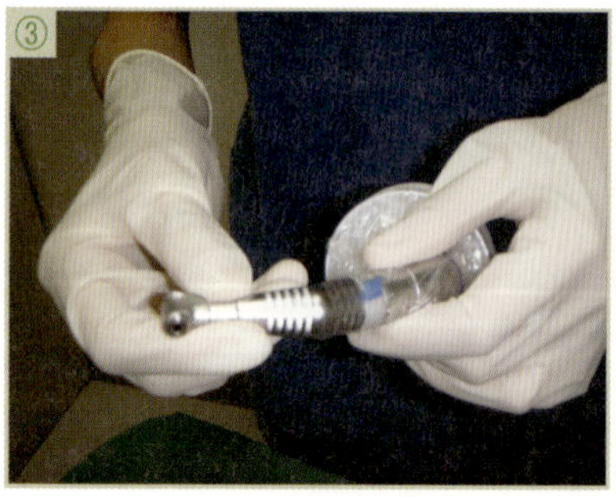

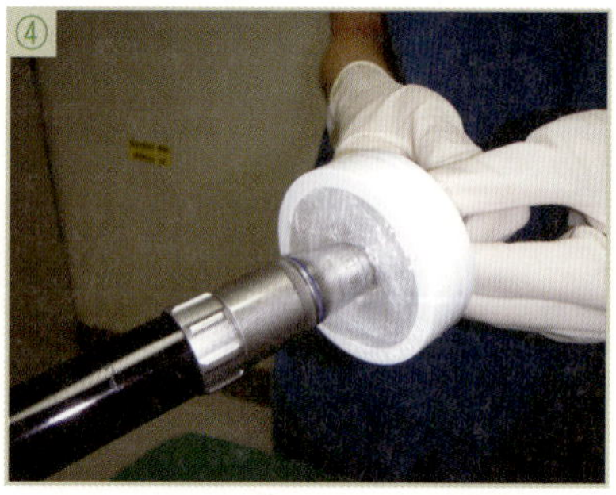

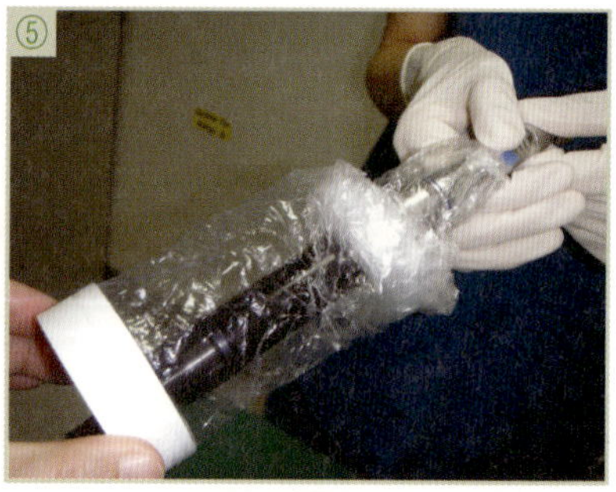

8) 수술 재료 및 물품

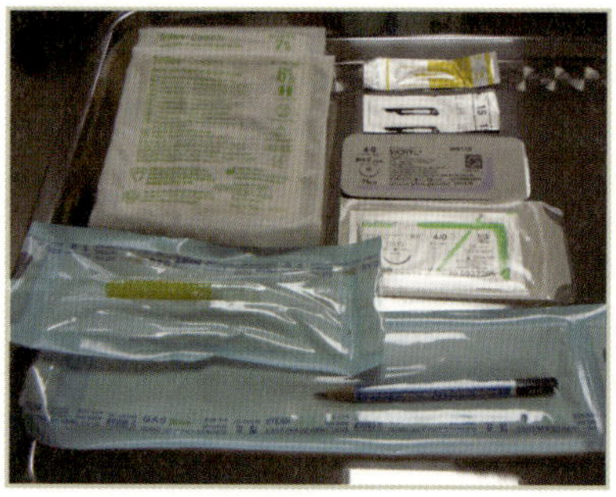
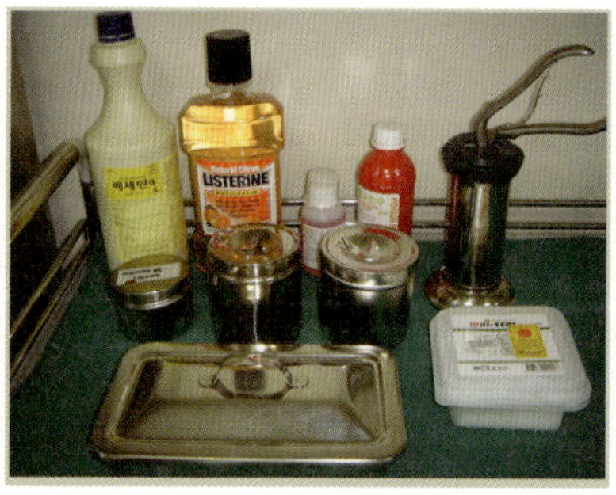

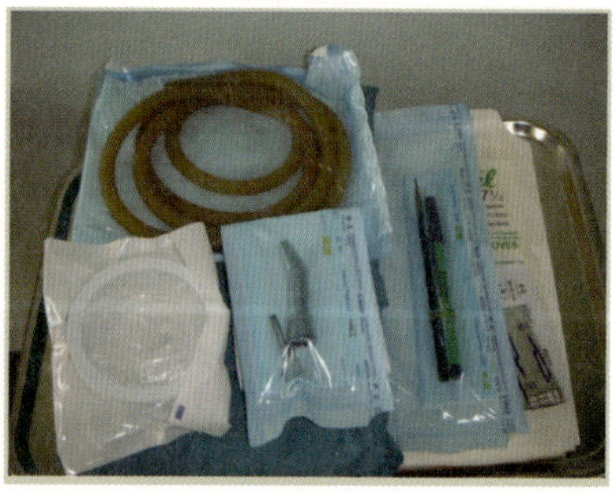

- 리도카인 앰플
- 구강세척액
- 수술용 칼(No. 15, 12, 15C, 12D)
- 소독액(10% PVP, 0.5% chlorhexidine 등)
- 멸균 식염수, 세척용 주사기(50cc)
- Skin marker, 멸균된 연필

- 봉합실, 멸균 suction 줄
- Bone wax, Surgicel 등
- 수술용 멸균 장갑
- Transfer jar

9) 수술 기구 세트

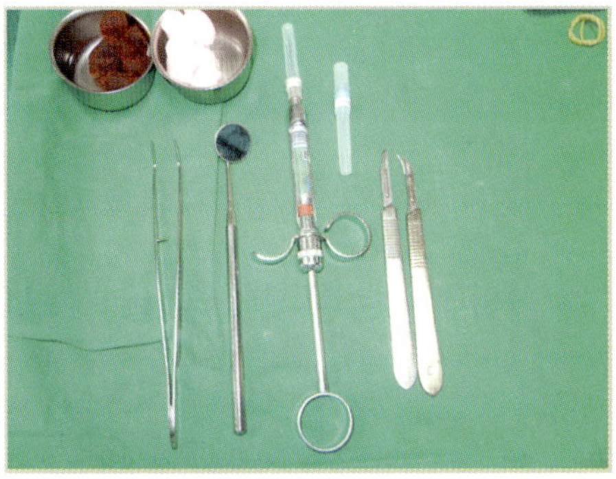

- Metal bowl: 2ea
- Cotton plier: 2ea
- Dental mirror: 3ea
- Syringe(anesthesia) & needle
- Scalpel holder: 2ea

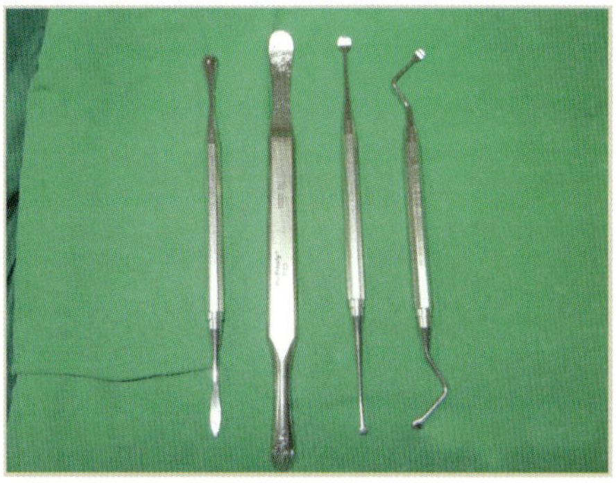

- Periosteal elevator #9
- Seldin
- Molt curette(양방)
- surgical curette

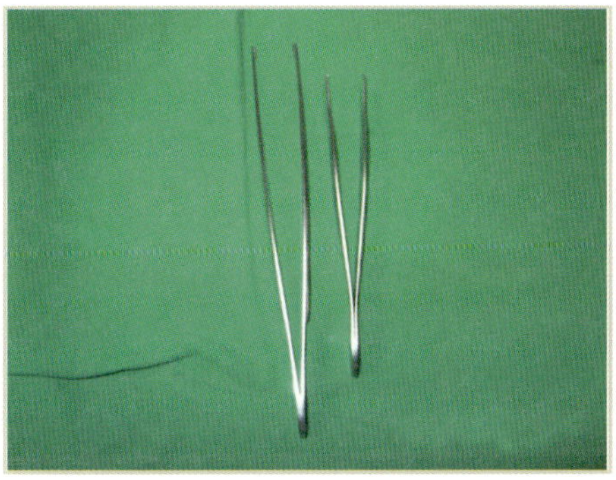

- Tissue forceps(tooth)
- Edson forceps

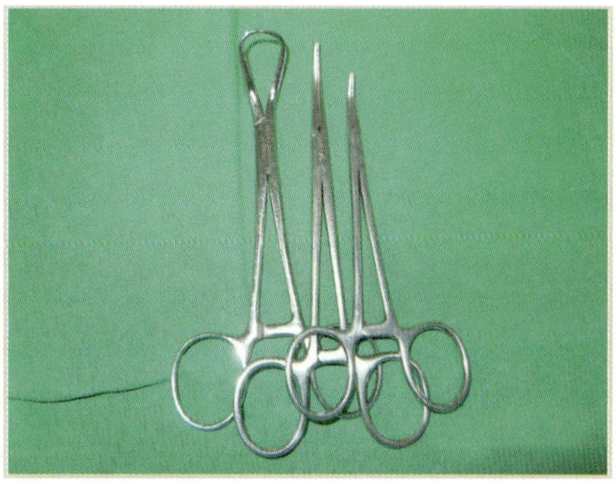

- Towel clamps: 2ea
- Kelly(curved): 2ea

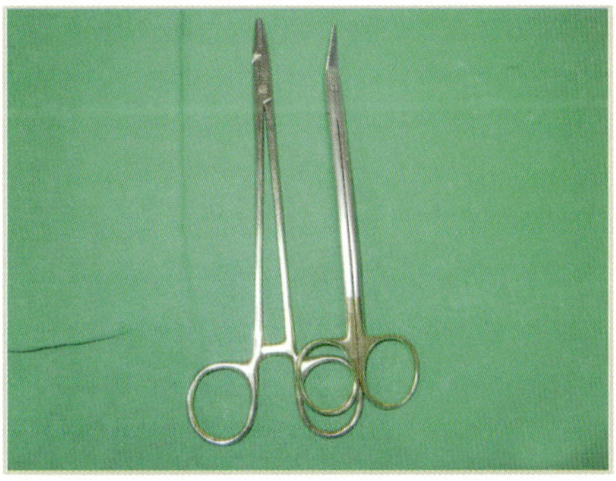

- Needle holder
- Dean scissors

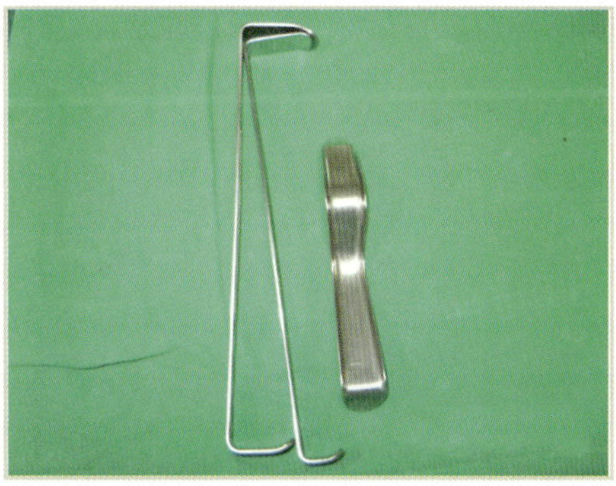

- Armynavy: 1 set
- Minnesota retractor

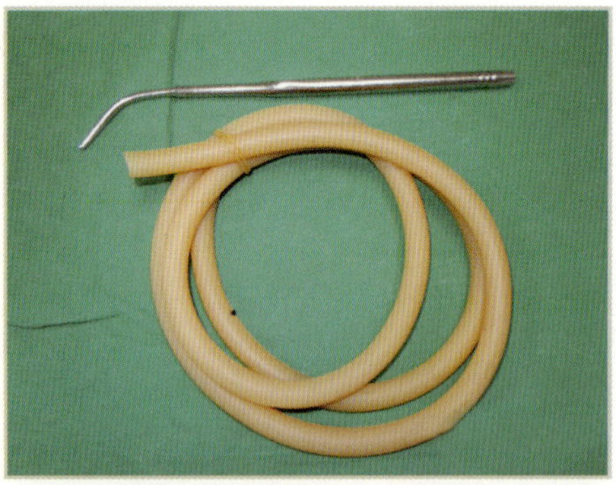

• Curved suction tip

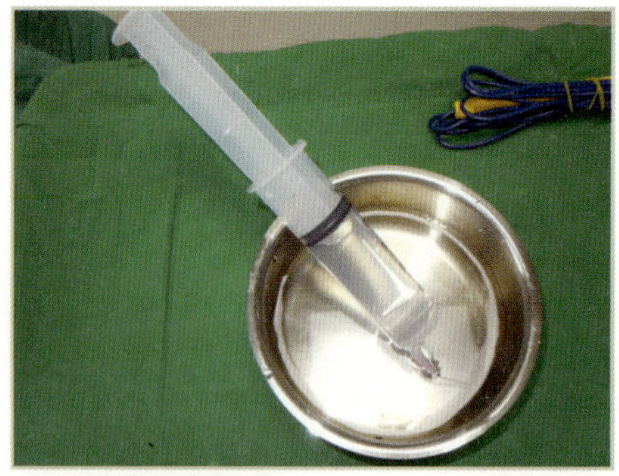

• Saline bowl

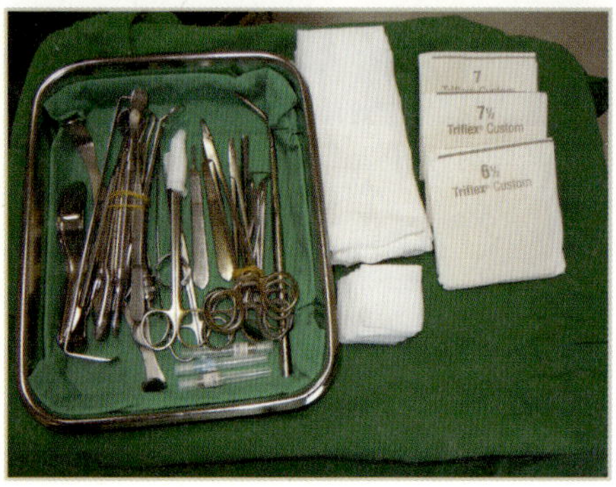

• 수술 기구 Tray

① 그외 수술에 많이 사용되는 Retractor

• Downward retractor(Ramal bone graft수술 시 유용)

• Armynavy net

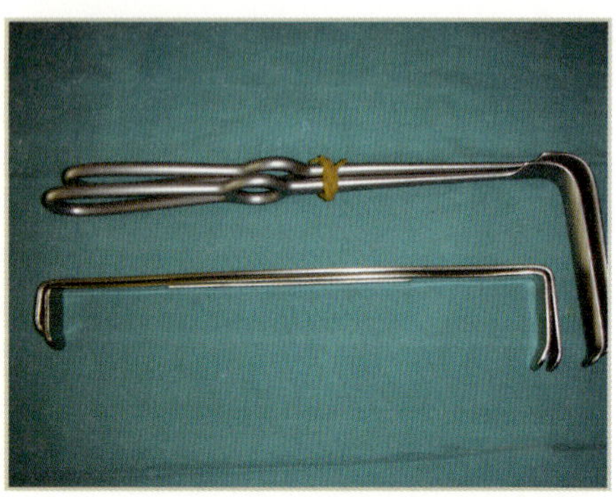

• 하악용 retractor(하악 무치악시 유용)

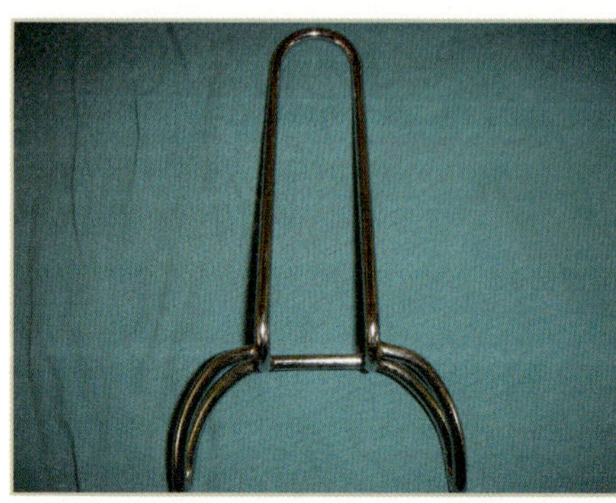

② 상악거상술에 사용되는 기구

• Sinus lifting curette

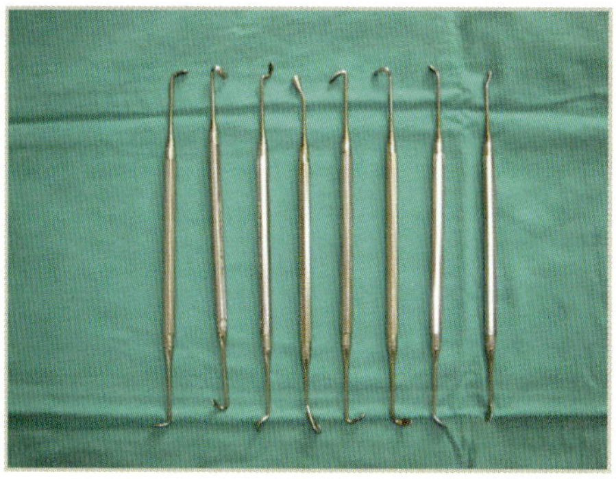

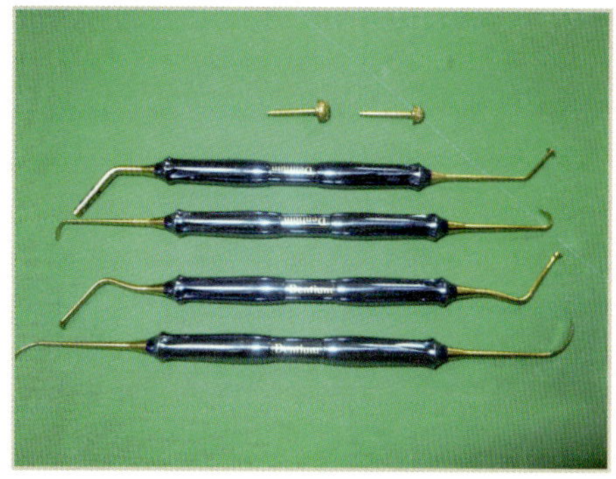

• Osteotome

수술에 적합한 크기와 형태를 선택 사용, 제품에 따라 크기가 다르다.

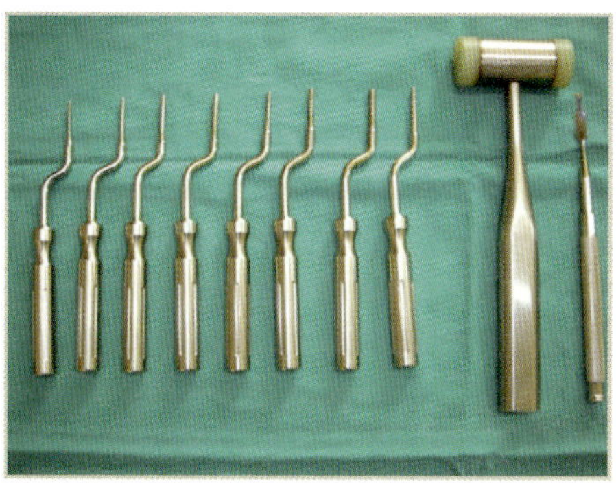

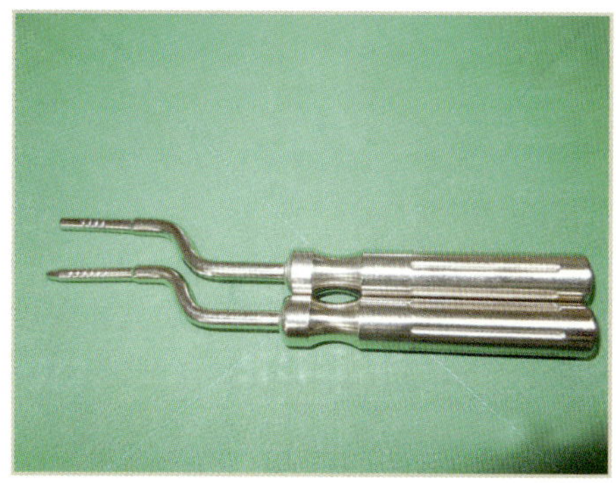

③ 뼈이식술에 사용되는 기구

• Mallet, chisel & burs

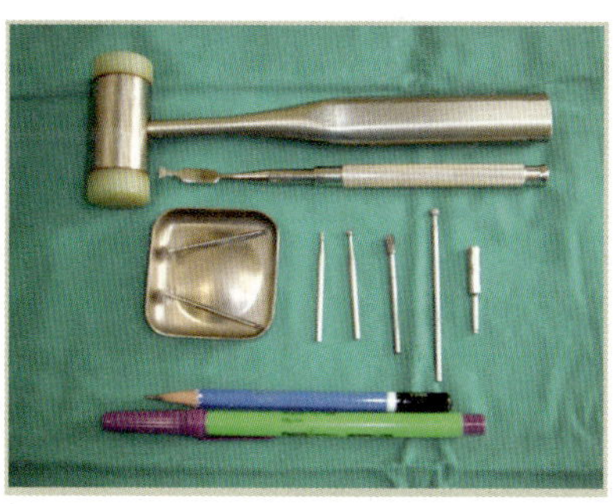

burs:
Frios microsaw drill, fissure bur(HP700,701)
round bur #6, oval carbide bur(4*8mm)

• Bone crusher

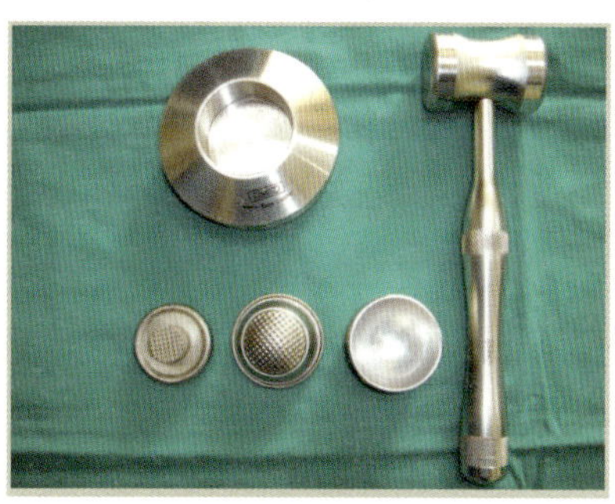

block bone를 잘게 부술 때 사용

• Bone curette

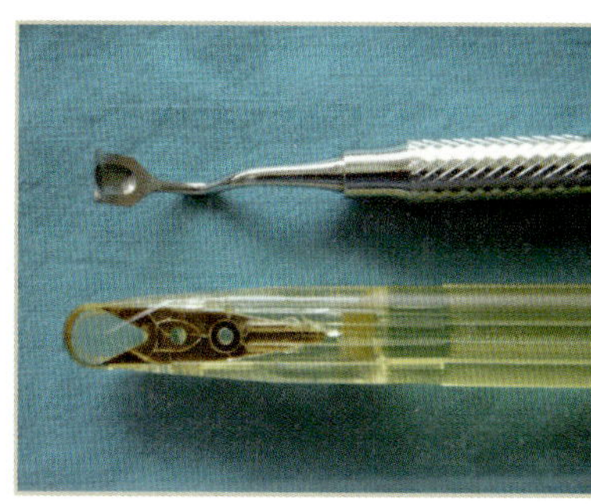

아주 소량의 결손부위에 뼈를 긁어서 사용

④ 뼈이식술에 사용되는 이식재

• Bio-oss

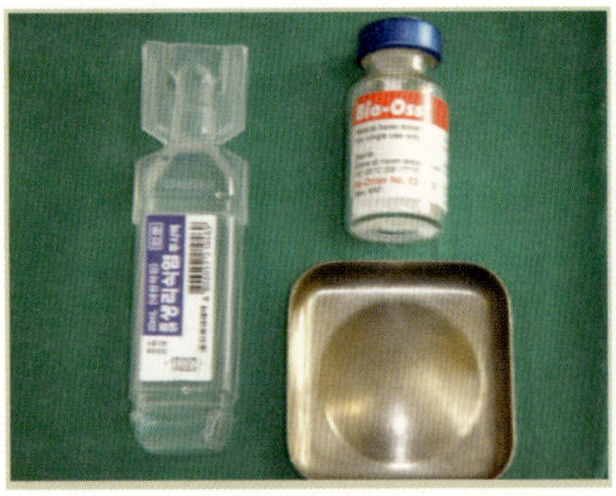

• BBP & Bio-cera

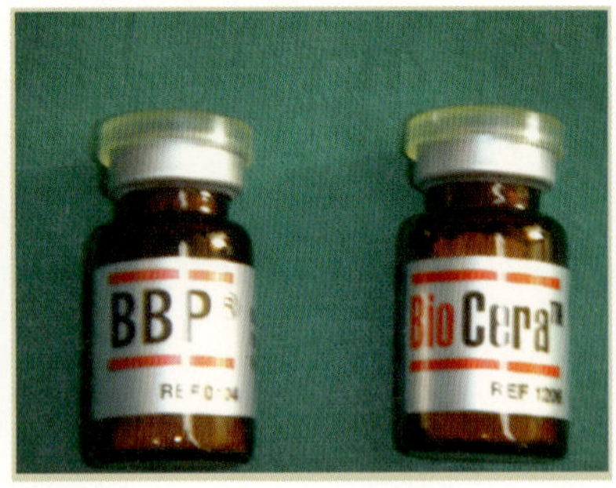

• Human cortical powder

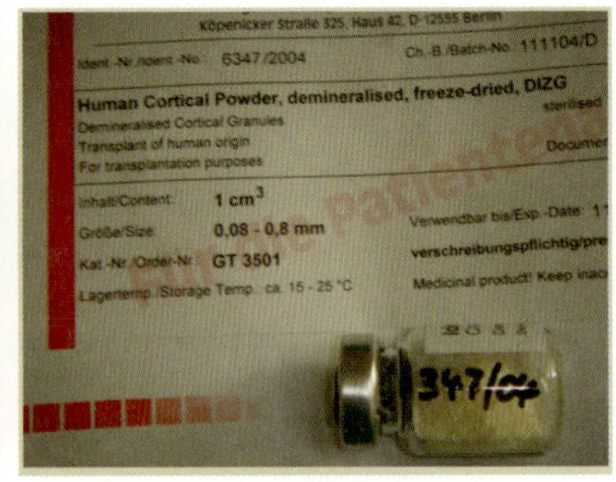

2. 수술 준비

1) 환자 준비

① 복장: 환자복, 수술모자, 수술실 슬리퍼 혹은 신발덮개를 착용하게 한다.

② Dental chair, 조명을 수술 부위에 적합하게 조절한다.

③ 구강 내 수술 부위 마취: 침윤마취 혹은 전달마취 시행 전, 미리 리도카인 스프레이를 수술부위에 직접 도포하거나 멸균 거즈에 충분하게 뿌린 후 입안에 물게 하여 마취시 통증을 감소시킨다.

④ 구강 내 · 외 소독: 구강 내는 10% PVP 소독솜으로 입안 전체를 소독하고 구강 외는 0.5% chlorhexidine-ethanol 혹은 10% PVP 소독솜으로 입술에서 시작하여 눈 아래 부위에서 턱 아래까지 광범위하게 소독한다.

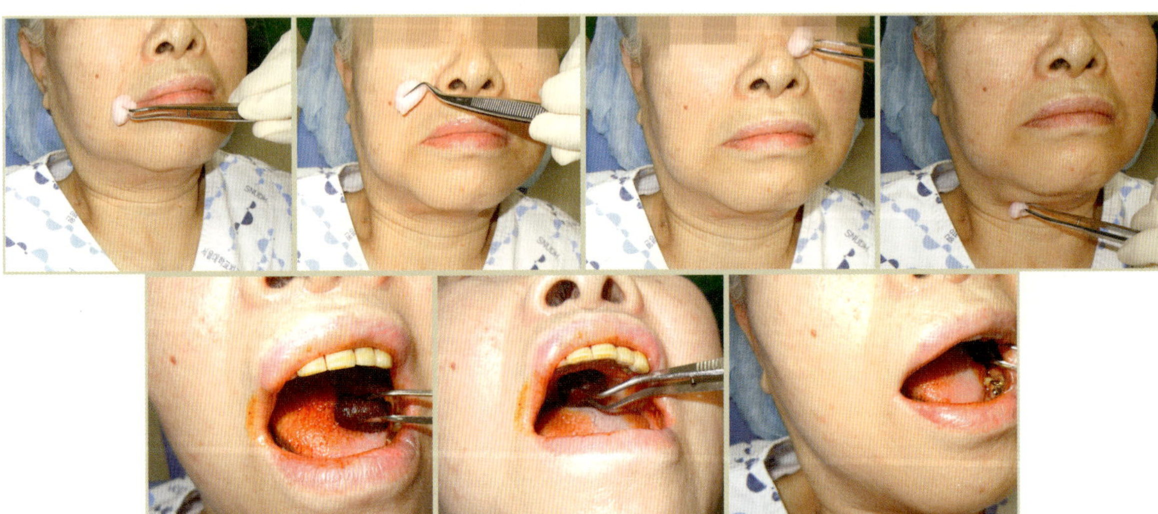

⑤ 멸균 방포 덮기: 입 부위를 노출되게 멸균된 중공포를 덮은 후 그 위에 멸균 대방을 가슴위에서 발끝까지 펼치고 좌. 우로 펼치며 완전하게 덮는다.

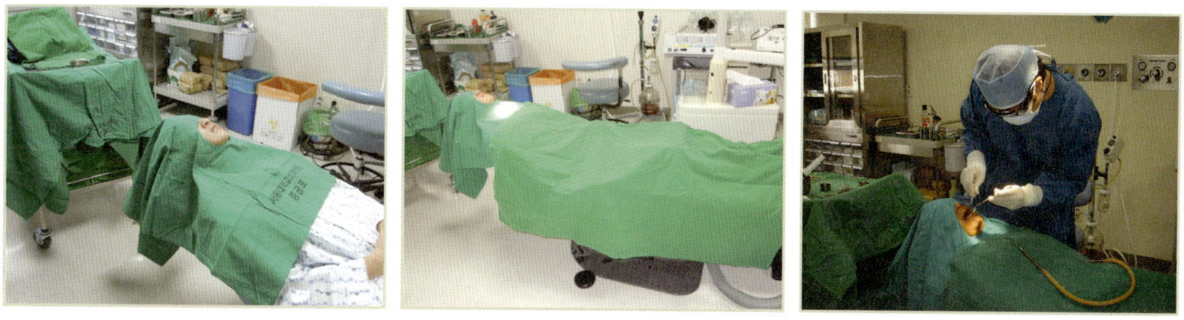

⑥ 수술 중 주의사항 미리 설명: 멸균방포를 덮은 후에 멸균 포 불결 방지 및 의사소통 방법을 알려준다(수술 중 의사소통을 위해 말로 어려울 경우 손을 살짝 들어 표현하도록 미리 설명한다.)

2) 수술 전 손 닦기

※ 수술 전 손 닦는 방법

- 장신구(시계, 반지, 팔찌)를 제거한다.
- 마스크와 모자를 코, 입이 완전히 가려지도록 단정히 착용한다.
- 수술 전 손 닦기는 3~5분간 닦는다.
- 손은 항상 팔꿈치보다 높게 유지하며, 수술복에 닿지 않도록 한다.

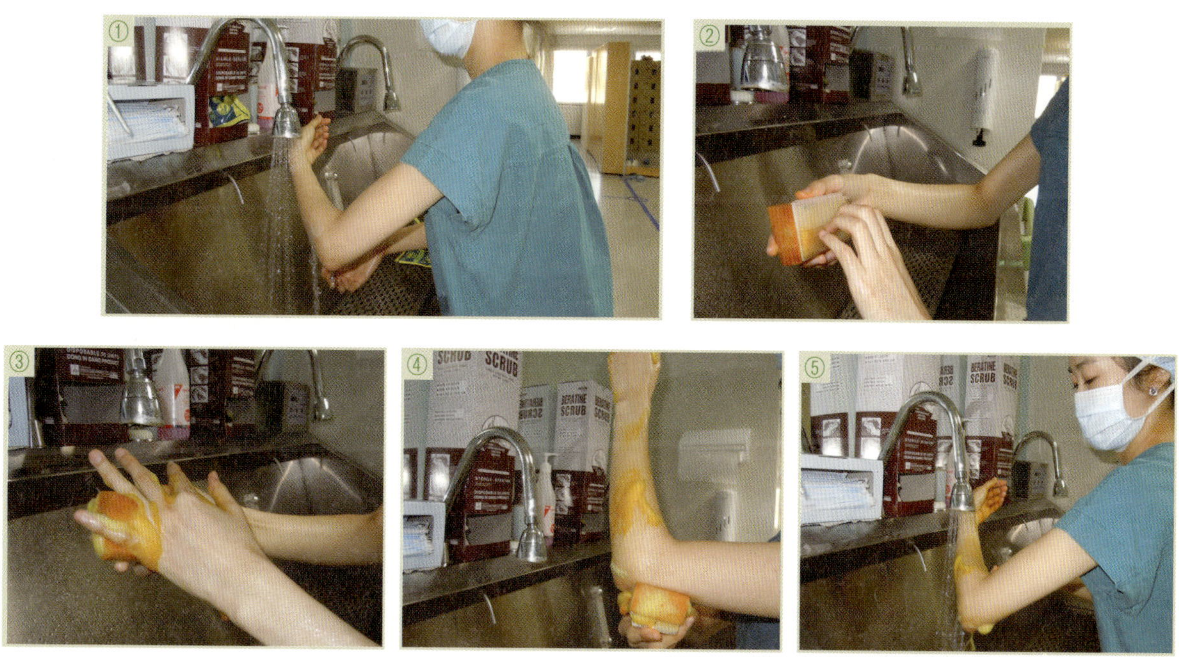

① 먼저 비누를 사용하여 손과 팔을 흐르는 물로 닦는다.

② 브러쉬 부분을 사용하여 양손의 손톱 밑을 닦는다.

③ 손가락, 손, 팔을 4면으로 나누어 각 부분을 20회 이상 닦는다.
④ 팔꿈치 위 5cm까지 닦으며 팔꿈치는 더욱 세게 닦는다.
⑤ 손끝을 위로하고 팔꿈치가 아래로 하여 물이 팔꿈치 쪽으로 흐르도록 하여 헹군다

3) 손 소독제 종류와 사용법

손소독제 종류	성분	사용방법	비고
Microshield	4% Chlorhexidine gluconate	손씻기: 10~15초간 마찰 스크럽: 120초이상 솔질	5ml, 물사용
Hibiclen 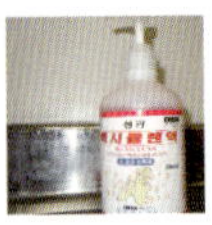	4% Chlorhexidine gluconate	손씻기: 10~15초간 마찰 스크럽: 120초이상 솔질	5ml, 물사용
Betadine 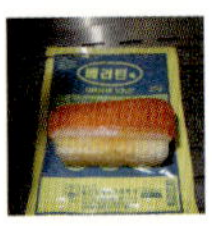	Iodine (100g 중 0.9g 포함)	스크럽: 120초 이상 솔질	물사용, 주로 수술 전 손씻기에 사용
Avagard 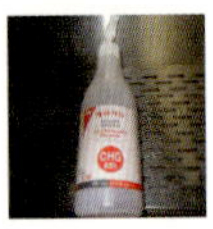	0.5% Chlorhexidine gluconate+70% isoprophyl alcohol	손씻기: 10~15초간 마찰 스크럽: 120초이상 솔질	물 없이 사용

* 임상적용을 위한 감염관리가이드라인, 서울대학교치과병원 2005

4) 멸균 가운 입기

① 멸균 가운의 안쪽 어깨 부분을 잡아 펼친 후 양쪽 소매에 팔을 넣으며 입는다.
② 보조자가 목의 끈과 가운 뒤쪽 끈을 묶어준다.
③ 멸균 장갑을 낀다.
④ 허리끈을 풀어서 한쪽 끝은 보조자가 소독된 jar로 잡아주고 다른 쪽 끈을 잡은 상태에서 한바퀴 돌아 양쪽 끈을 허리부위에 묶는다(혼자 할 경우 한쪽 허리끈 끝을 고정시킨 후 가운 입는 사람이 한바퀴 돌아 허리끈을 묶는다).
⑤ 먼저 멸균 가운을 입은 팀원이 다음 팀원의 수술 가운 착용을 도와준다.
⑥ 멸균 가운 착용 후에는 허리 아래나 멸균되지 않은 것과 접촉을 피한다.

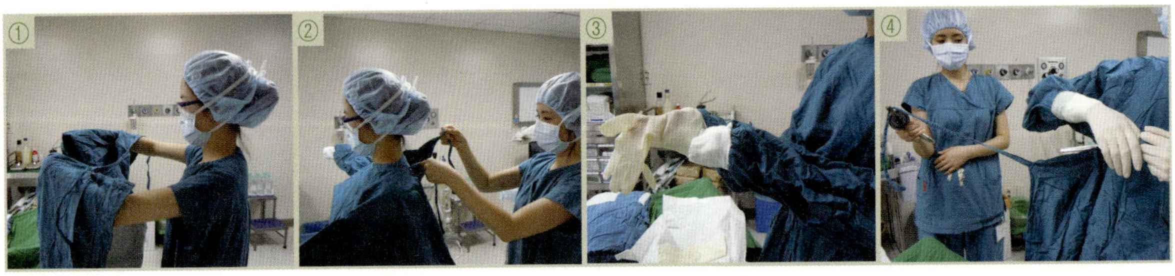

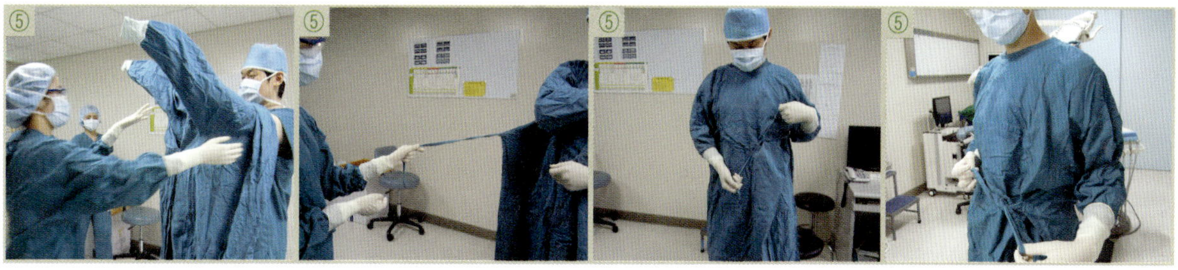

5) 멸균 장갑 끼기

① 왼손으로 오른쪽 장갑의 접혀진 목부분을 잡아 손에 낀다.
② 오른손으로 왼쪽 장갑의 접혀진 안쪽으로 손을 넣어 왼쪽 손 장갑을 낀다.
③ 멸균 장갑의 손목 접혀진 부분에 손을 넣어 가운 손목 위로 덮는다.
④ 반대쪽 장갑의 접혀진 부분도 동일한 방법으로 한다.
⑤ 먼저 멸균 가운과 장갑을 착용한 사람이 다음 팀원의 장갑 끼는 것을 돕는다.
⑥ 멸균 장갑 안쪽에 양쪽 엄지 손가락을 깊게 넣은 후 양쪽 손으로 가능한 장갑을 넓게 벌려서 상대방 손에 끼어 준다. 반대편도 같은 방법으로 한다.

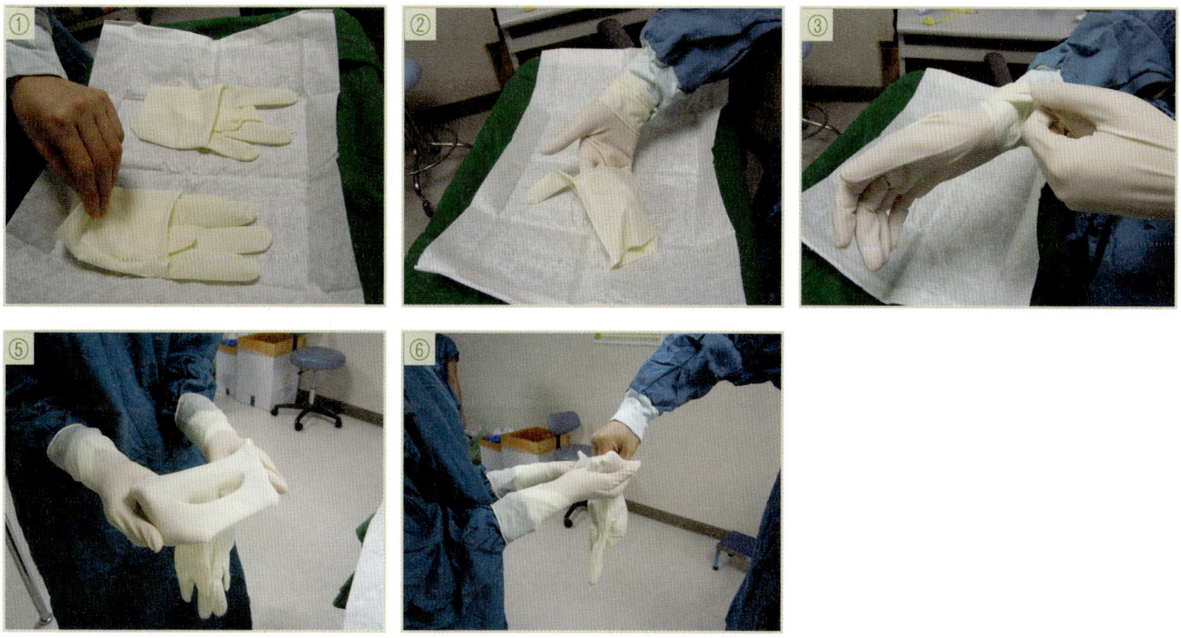

6) 수술기구 정리하기

① 멸균 가운과 장갑을 착용 후 수술 순서에 따라 기구들을 배열한다.
② 임플란트 모터와 핸드피스는 멸균 비닐로 씌어둔다.
③ 준비된 임플란트 기구를 순서대로 배열한다.
④ parallel pin이나 cover screw driver에 실을 끼어 묶은 후 실끝을 kelly로 고정시켜 둔다.

⑤ stent는 미리 소독액에 담가두고 수술 전에 멸균 식염수로 세척한다.

⑥ 임플란트 모터의 rpm, Ncm,세척량 등 각 단계를 조절해 둔다.

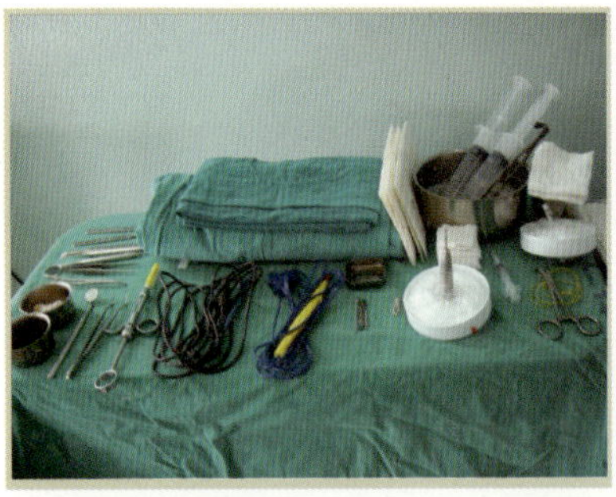
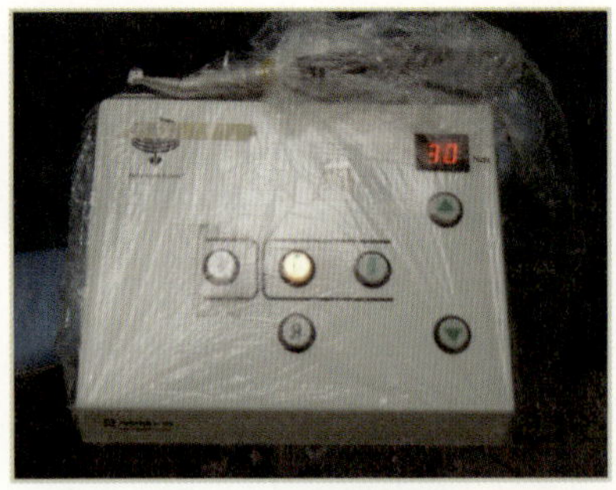
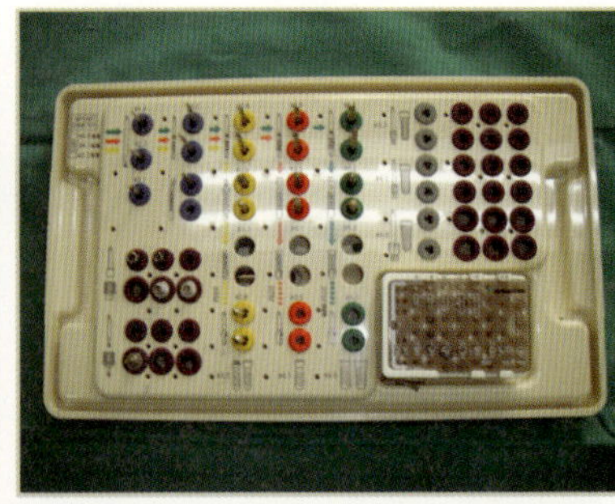
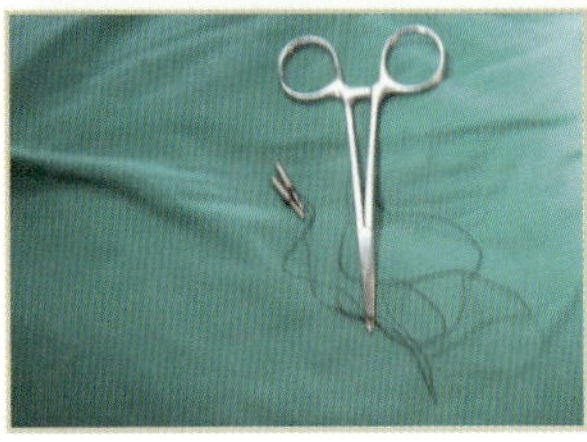
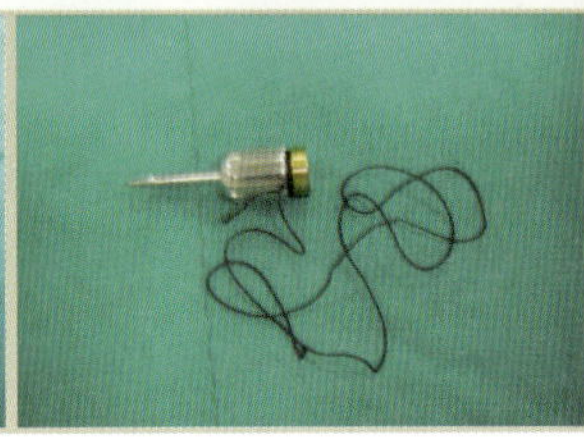
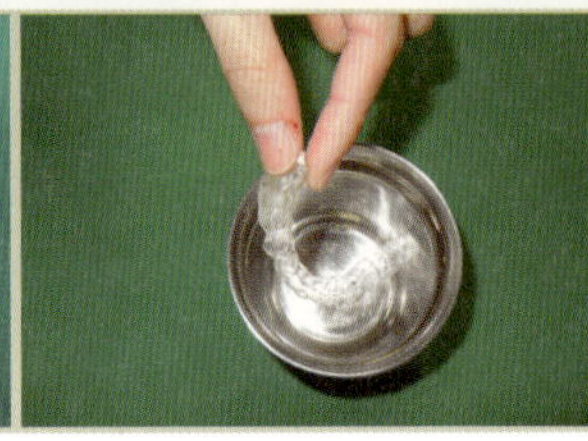
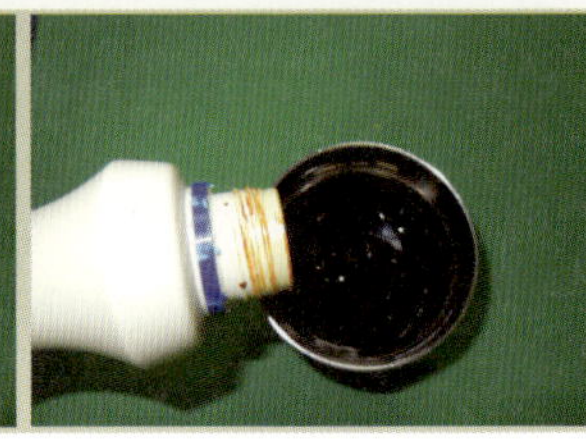

3. 수술 과정

1) 1차 수술 과정- Drilling 단계(고속)와 식립단계(저속)

(1) 각 임플란트 시스템에 따른 표준 가이드 라인에 의해 식립하는 것을 원칙으로 한다.

다음은 External hexa형태의 임플란트 식립 할 경우의 사용 원칙이다(그림 참조: Bränemark system).

① **Guide drill(고속)**

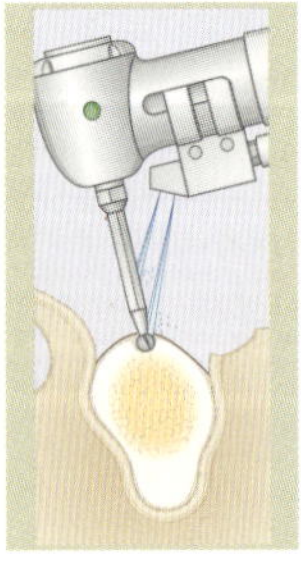

- 인공치근 부위를 표시하는데 이용된다.
- 피질골의 두께와 밀도를 알 수 있다.
- 상하 운동(up-and-down)을 이용한다.
- Depth gauge width indicator end를 이용하면 인공치근 사이의 거리를 표시하는데 참조할 수 있다.
- 식염수 세척 시 stent로 인해 세척액이 잘 도달되도록 stent밑으로 세척해 준다.

② **2.0mm twist drill(고속)**

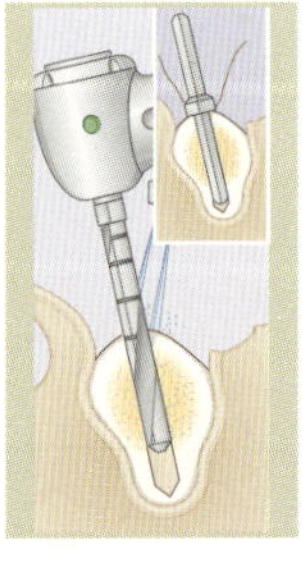

- 인공치근 식립부위를 넓히는데 이용한다.
- Drilling 전 눈금 확인을 하며 기울기에 유의하며 구치부에서는 대합치의 기능교두, 전치부에서는 하악 전치의 incisal tip을 향하게 하여 full depth drilling을 시행 시 깊은 부위까지 세척액이 도달하게 한다.
- 기울기나 간격을 평가하기 위해 direction indicator를 넣어 확인한다.

③ **Pilot drill(고속)**

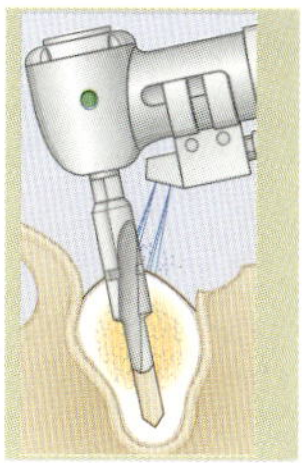

- 2mm hole를 3mm twist drill로 넓혀주는 역할을 한다.
- 표면에 표시되어 있는 지점보다 더 깊이 넣지 않는다.

④ **3mm twist drill(고속)**

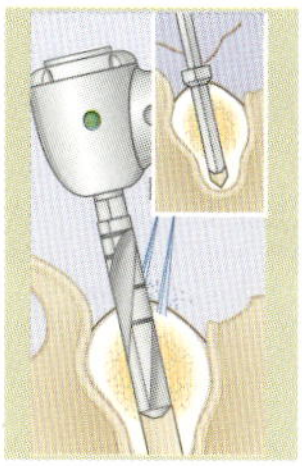

- Regular platform 인공치근에서 일반적으로 최종 드릴로 이용된다.
- 인공치근 식립과 치유과정에 많은 영향을 주므로 드릴에서 변화를 주어선 안된다. guide pin(3mm hole)을 꽂아 기울기와 간격을 확인한다.
- 3mm drilling 후 depth gauge로 hole이 깊이를 확인하는 단계를 거친다.

⑤ **Countersink drill(고속)**

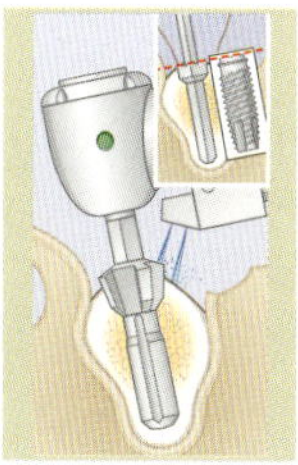

- 인공치근과 cover screw의 shoulder area를 형성해 주는 과정으로 변연피질골 두께의 1/2보다 연장하지 않도록 주의한다.
- 변연피질골이 없다면 사용하지 않는 것이 좋다.
- Direction indicator의 neck이 shoulder의 내측에 위치되도록 한다.

⑥ **Screw tap 술식(저속)**

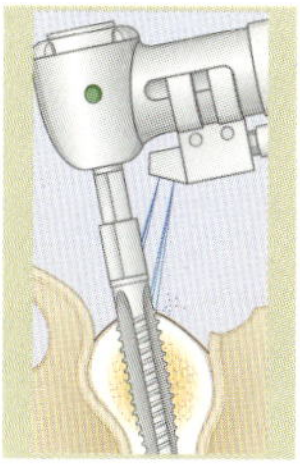

- Tapping은 식립부에 나사홈을 형성하여 인공 치근의 식립이 용이하도록 하는 단계이다.
- 30rpm이하의 저속으로 충분한 관주 세척하에서 시행되어야 한다.
- Self tapping 임플란트에서 얇거나 피질골판이 없는 경우라면 식립 전 골면 나선 형성은 금기증이 된다.
- 미는 힘을 가하는 것은 절대 금지한다.
- Screw tap 제거시 reverse button을 누른 후 압력을 가하지 않은 상태에서 한다.
- Screw tap제거 후 수술 부위의 혈액을 제거하지 말고 즉시 인공치근을 식립하도록 한다.(bone debris만 제거)

⑦ **인공치근 식립 단계(fixture installation - 저속)**

- 인공치근 package를 개방하기 전 규격을 확인한 후 수술 보조자는 불결되지 않도록 mayo stand나 수술대에 조심스럽게 떨어트린다.
- cover screw는 임플란트 kit에 꽂아둔다.

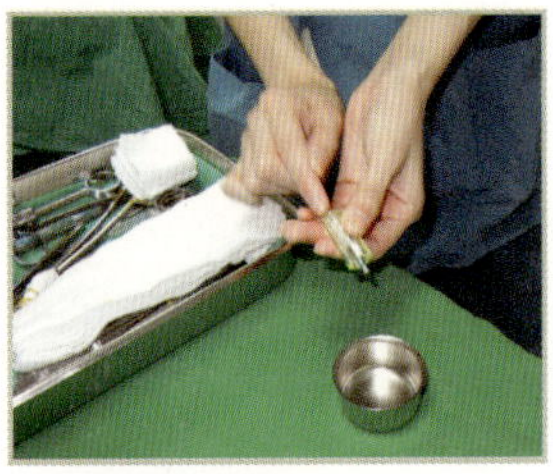

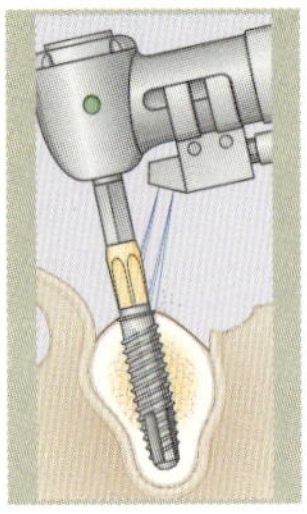

- 식립 전에 depth gauge로 식립 방향을 최종 확인한다.
- 임플란트 핸드피스에 인공치근을 연결할 driver를 삽입 한다.
- Implant driver에 가볍게 힘을 주며 인공치근을 정확히 끼운 후 준비된 수술 부위에 인공치근을 삽입한다.
- 인공치근 식립시 저속과 torque 수치를 확인하고 식염수 주수 및 세척을 한다.(과열방지와 골 괴사 예방)
- 식립 후 manual torque wrench를 이용하여 시계방향으로 조여준다. 이때에도 식염수 세척을 하도록 한다.
- Cover screw driver에 cover screw를 끼운 후 인공치근 위에 정확히 삽입 후 시계 방향으로 잠궈주고 반대 방향으로 살짝 풀었다가 다시 가볍게 조여준다.

2) 2차 수술 과정

① 인공치근의 노출 soft tissue punch 치주낭 탐침을 이용하여 임플란트 식립된 위치를 추정하여 표시, soft tissue punch 혹은 수술용 칼(blade)로 절개하여 노출시킨다.

② Cover screw mill을 이용하여 cover screw 주위의 자라난 골조직을 제거한다. titanium curette을 이용 할 수도 있다.

③ Cover screw 제거: hexagon screw driver을 이용하여 나사를 푼다.

④ 인공치근 주위로 자라난 골조직은 bone mill을 이용하여 제거, machine bone mill 이용 할 경우 guide를 먼저 인공치근에 삽입한 후 핸드피스에 연결하여 bone mill을 사용한다.

⑤ 식염수로 세척 후 healing abutment를 연결한다.

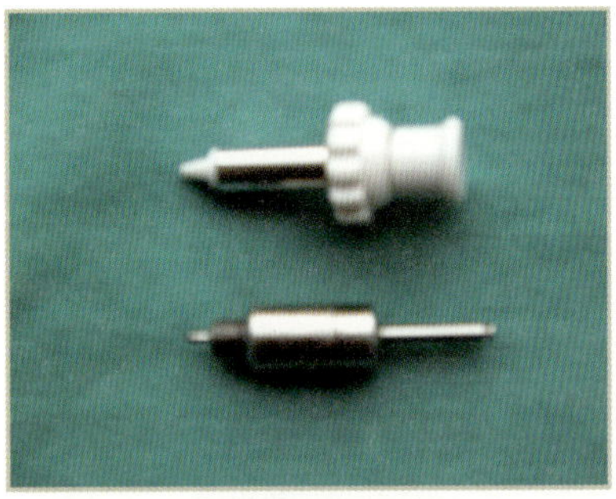

Soft tissue punch

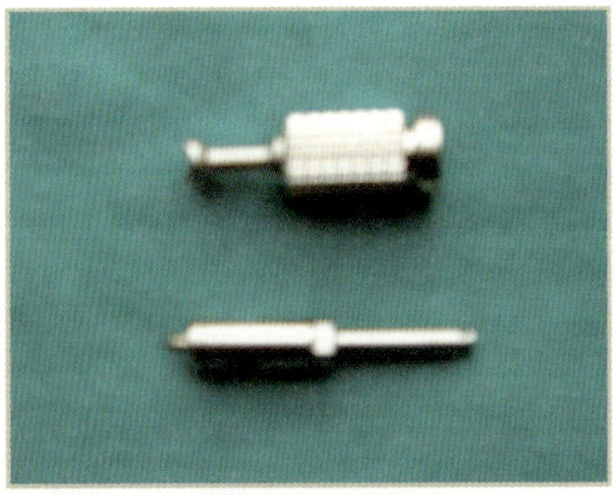

Cover screw mill

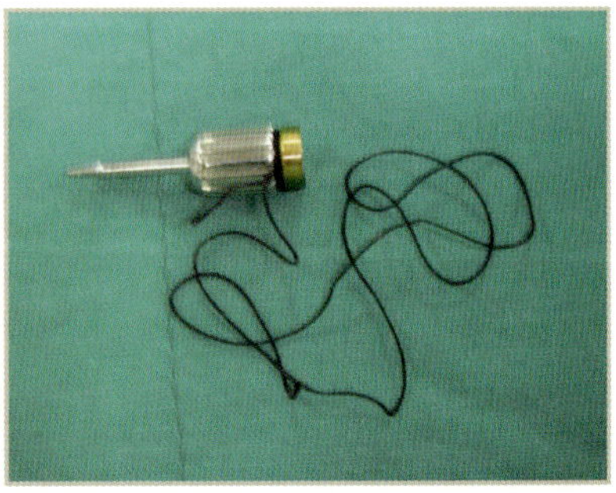

Cover screw driver

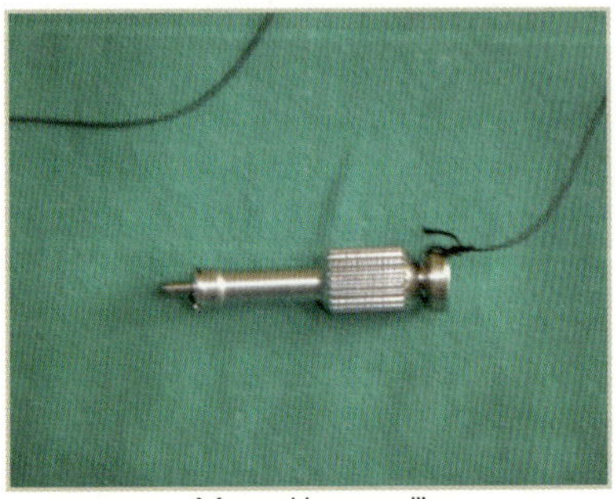

Manual bone mill

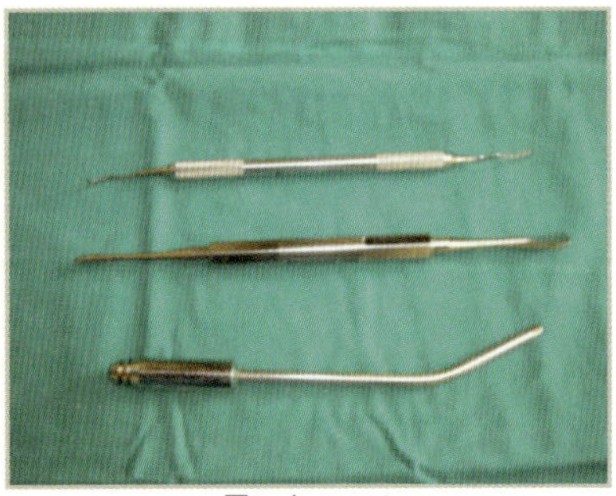

Titanium set

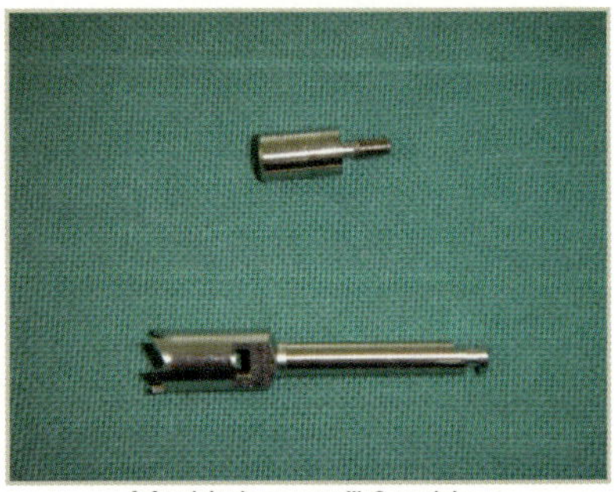

Machin bone mill & guide

4. 수술 후 관리

1) 수술 후 주의사항

① 지혈: 수술 부위에 식염수 적신 멸균 거즈를 적어도 1시간 이상은 지긋이 물고 있도록 교육한다(여분의 멸균 거즈를 귀가 시 주도록 한다).
담배와 빨대 사용은 삼가도록 주의 시킨다. 피가 2일 정도 섞여 나올 수 있으나 3일 이상 계속적 출혈 시엔 내원하도록 알린다.

② 부종 예방: 스테로이드계나 소염 진통제, 항생제를 투여한다. 냉찜질은 부종을 경감시키므로 수술 후 48시간 동안 수술부위 안면에 20분 간격으로 찜질하게 한다(10분 찜질/10분 휴식).

③ 구강 건강 관리: 구강 내 세척－0.1% chlorhexidine으로 하루 3~4회 30초간 양치하도록 한다(식염수도 가능).
칫솔질－수술 부위에 1주일 동안은 하지 말고 수술 부위의 실을 제거 후에 조심스럽게 하도록 한다.

④ 음식: 처음 2일은 유동식(죽, 스프 등)이 적당하며 자극성있는 음식(뜨겁고 맵고 짠 음식, 알콜류)은 피하며 고단백으로 부드러운 음식을 선택하도록 한다.

⑤ 수술 직후 귀가 시 운전은 피하도록 한다.

⑥ 틀니와 같은 보철물은 12~14일간은 피하도록 한다.

⑦ 수술 당일에는 사우나, 무리한 운동을 피하도록 한다.

⑧ 상악동 수술 후 차폐막의 손상을 예방하기 위해 4주간 코를 풀거나 기침, 재채기를 피하도록 교육한다.

⑨ 수술 후 주의사항이 적힌 설명서를 제공하여 귀가 후에도 잘 지키도록 한다.

2) 인공치근 유지 관리

① 정기검진: 인공치근은 영구적이 아니므로 자연치아와 같이 건강하게 잘 사용하려면 3개월이나 6개월에 한 번 구강검진이 필요하다.

② 단단한 음식 피하기: 질기고 단단한 음식은 오랫동안 씹지 않도록 가능한 피한다. 치아의 마모, 파절, 턱관절에도 무리가 올 수 있다.

③ 칫솔질 중요: 인공치근 주변에 이물질이 잘끼어 염증이 생길 수 있으므로 평상시 효과적인 칫솔질이 중요하며 치간 칫솔, 치실, 구강세정기를 사용 할 수 있다.

④ 금연: 흡연은 수술 실패 주요인의 하나이므로 시술 전부터 금연을 실행해야 한다.

3) 기구 세척 및 멸균

① **1단계: 손 세척**

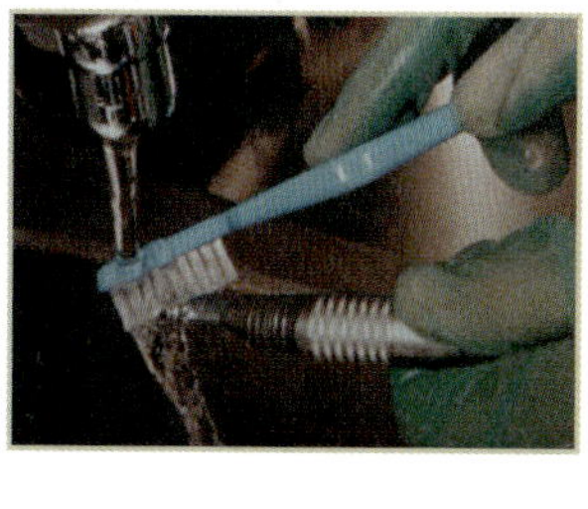

- 중성세제와 칫솔을 이용하여 흐르는 물에서 세척한다.
- 작은 기구는 망있는 기구에 담아 세척한다(분실예방).
- Punch blade, cover screw mill 등은 분해 세척한다.
- 임플란트 핸드피스 내부의 피찌꺼기는 윤활유를 통과시켜 제거한다.

② **2단계: 초음파 세척**

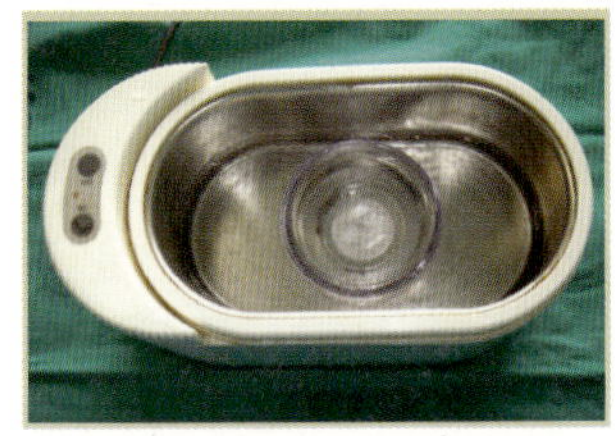

- 5분간 초음파 세척(s-hygiene, pure ethyl alcohol 95~99% 사용)을 하고 피 찌꺼지가 완전히 제거되도록 1~2회 반복한 후에 흐르는 물에서 세척한다.

③ **3단계: 건조**

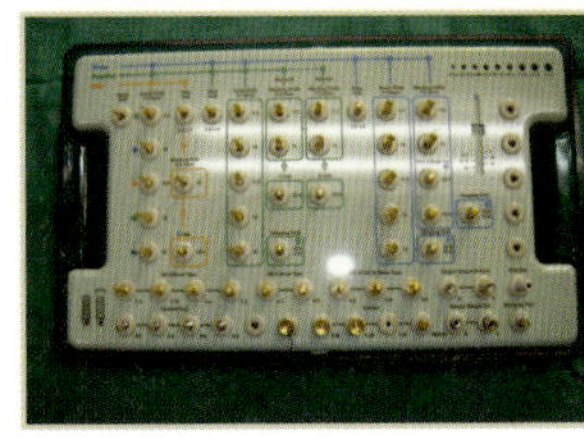

- 타올이나 건조기에서 물기를 없앤 기구는 임플란트 Instrument organizer에 정확히 꼽는다.
- 작은 기구 내부의 물기는 air spray를 사용하여 건조시킨다.

④ **4단계: 포장**

- 정돈된 임플란트 기구와 수술기구는 이중으로 싸서 멸균한다.

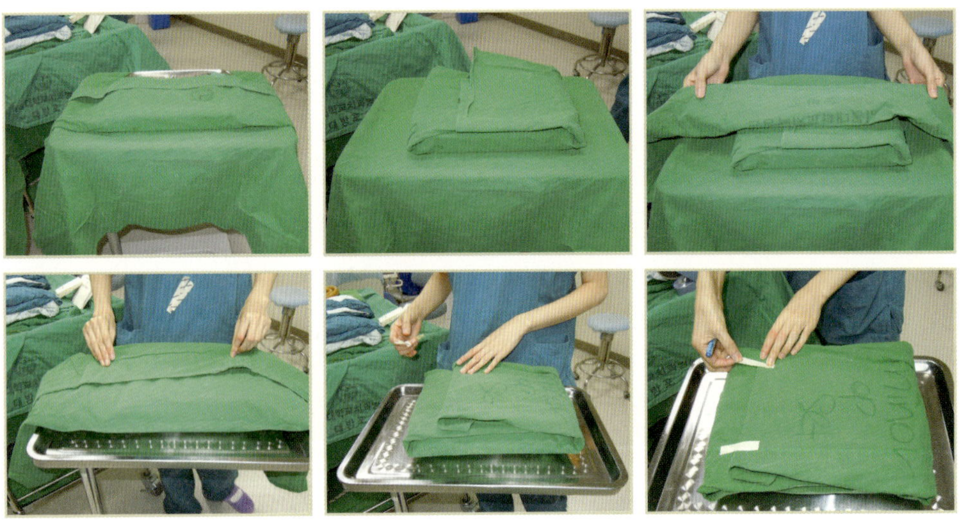

- 소독 안된 Healing cap, cover screw는 하나씩 포장하여 멸균한다.
- 스팀 멸균 혹은 E.O 가스 멸균 테이프 부착 후 기구명, 멸균 유효기간을 표기한다.
- 멸균 유효기간: 방포, 부직포류－4주 , 멸균 봉투－6개월
  보관 환경에 따라 멸균 유효기간은 달라질 수 있다.

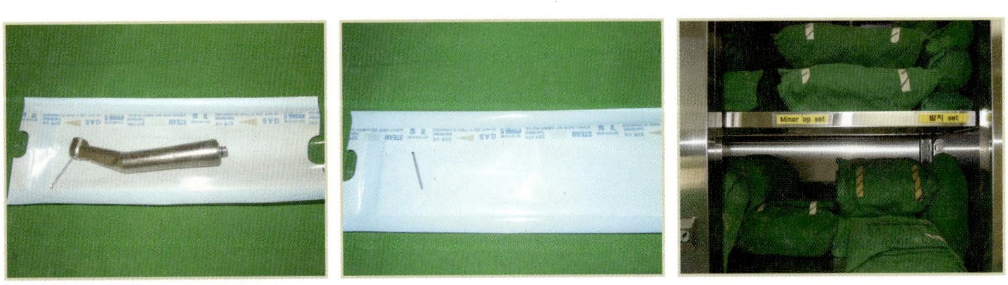

⑤ **5단계: 멸균**

- 멸균 온도: 121~123℃
- 멸균 시간: 30분
- 건조 시간: 30분
- 멸균기에 따라 온도와 멸균 시간이 다를 수 있다.

⑥ **멸균 확인을 위해 다음과 같은 방법을 사용할 수 있다.**

- External tape: 멸균할 기구를 포장한 후 멸균 테이프를 부착하여 멸균한다.
  아이보리색에서 검정색으로 변색(스팀 멸균)

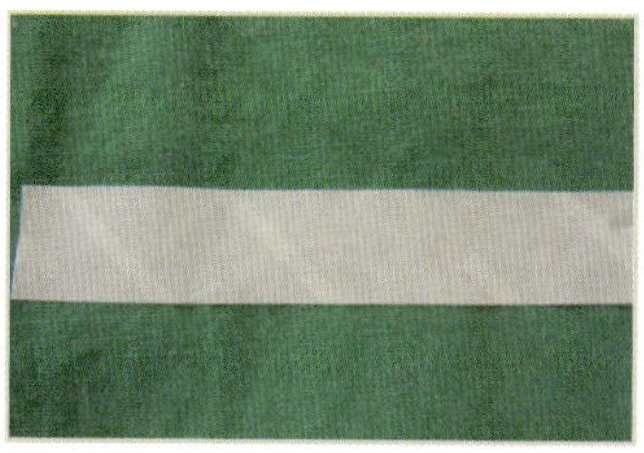

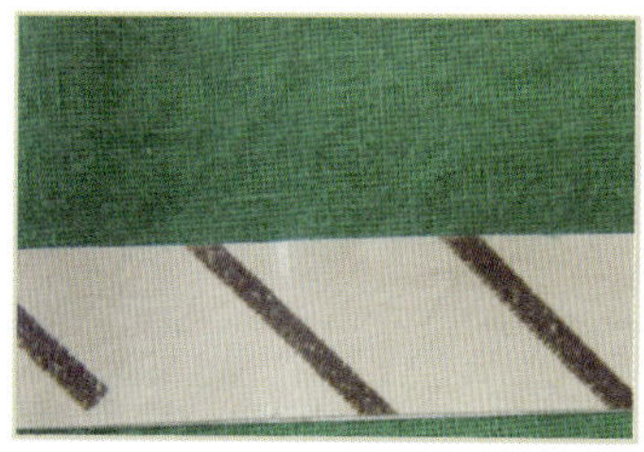

- Internal strip: 멸균할 기구의 내부 중앙에 internal strip를 넣어서 멸균한다.
  노랑색에서 검정색으로 변색(스팀 멸균)

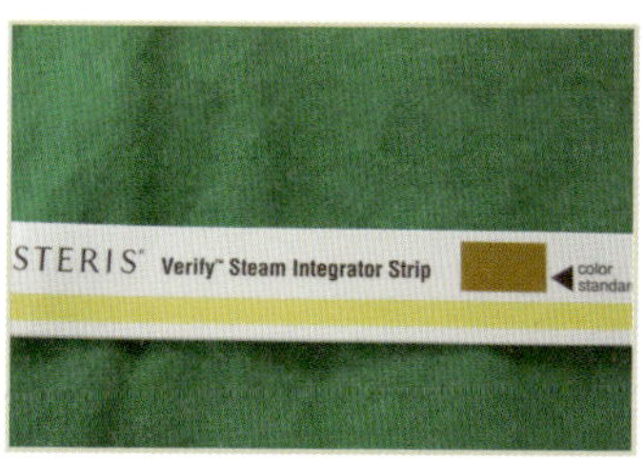

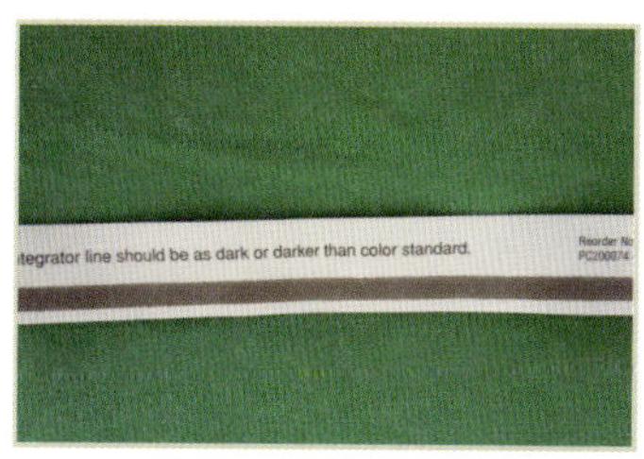

- Biological indicator(BI, 생물학적 방법): 멸균기 내부에 균 발생과 멸균이 되는지 여부를 확인하기 위해 BI를 멸균기에 넣어 테스트한다.
  엷은 분홍색에서 갈색으로 변색(스팀 멸균)

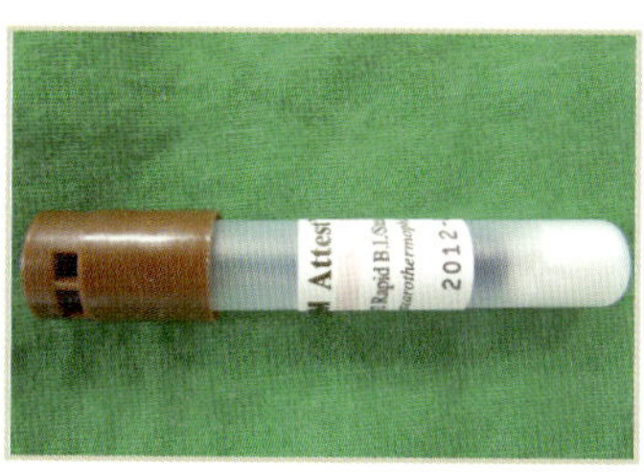

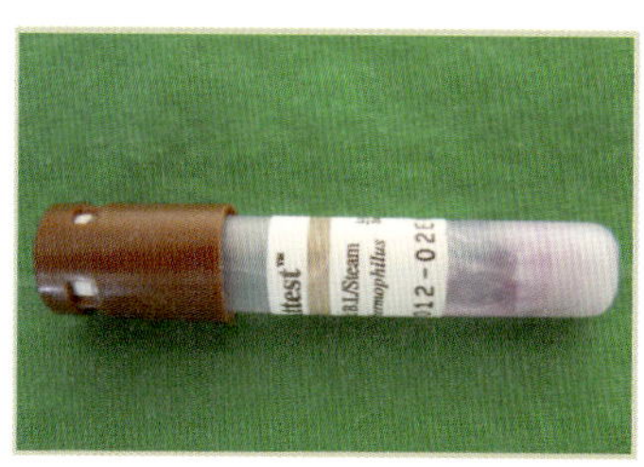

참고 문헌

- Branemark System Nurse's Guidline
- 감염관리지침, 서울대학교병원, 2005
- 이숙자외 3인, 멸균의 원리와 실제, 현문사, 2004
- 임상적용을 위한 감염관리 가이드라인, 서울대학교치과병원, 2005
- 대한병원감염관리학회, 병원감염관리, 한미의학, 2006

5. 수술 합병증 관리

1) 상악동 천공

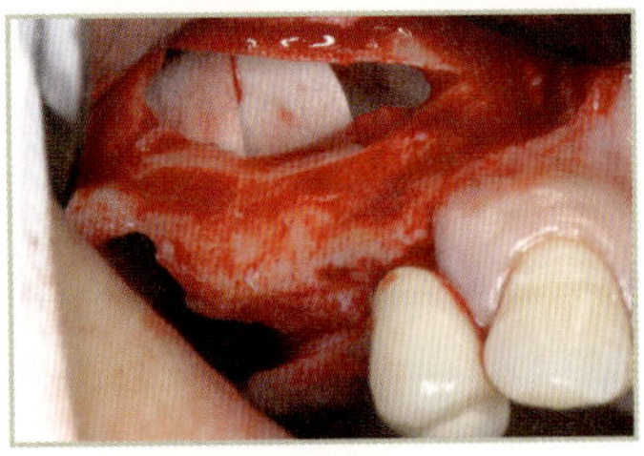 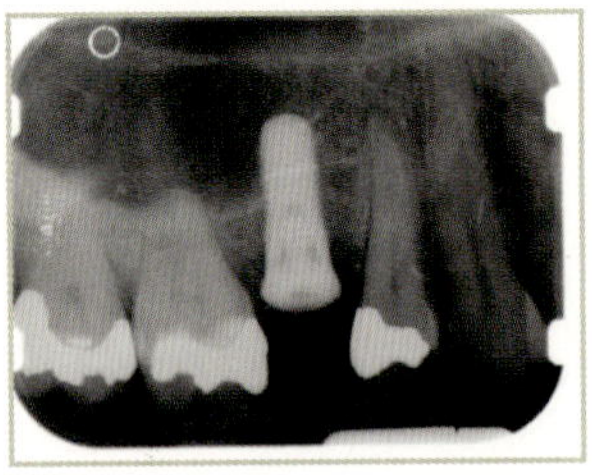

(1) 천공의 크기가 작을 경우

① 교원질막(collatape)을 적용한다.

② 5-0 흡수봉합사로 봉합한다.

③ 특별한 처치를 시행하지 않고 두어도 거상된 점막이 접히므로 큰 문제는 없다.

(2) 천공의 크기가 클 경우(5mm 이상)

① 수술을 중단하고 약 4개월 후에 재수술을 고려한다.

② 천공 부위를 흡수성 차폐막, 교원섬유막(collagen membrane) 등으로 피개한다. 교원섬유막 또는 다른 흡수성 차폐막(resorbable membrane)과 같은 patch를 사용할 수 있으나 이런 재료들은 술 후 감염을 증가시킬 수 있다.

③ 입자형 골보다는 블록골(block bone)을 사용하는 것이 바람직하다.

※ 만일 술 후 상악동염의 증상이 있는 경우 항생제, 항히스타민제와 충혈제거제(decongestant) 치료, 적절한 영양 섭취, 절개 및 배농술, 이식재의 제거, 세균 배양 및 항생제 감수성 검사를 통해 적절한 항생제를 투여하면 잘 치료될 수 있다..

2) 상악동 내 임플란트 함입

(1) 임플란트 시술 도중 상악동 내로 fixture가 빠진 경우

① 함입된 곳을 통하여 suction을 강하게 하여 임플란트 제거를 시도해본다.

② 제거되지 않는 경우 중상치조신경과 후상치조신경 전달마취를 시행한 후 상악동 거상술시 lateral window approach를 하듯이 접근하여 상악동 막을 노출시킨다.

③ 상악동 막을 절개하고 내부의 임플란트 fixture를 제거한다.

④ Lateral window 부위를 비흡수성 막이나 Ti-mesh를 사용하여 막은 뒤 치은부 봉합을 시행한다.

⑤ 수술 후 2주간 코풀기, 빨대사용을 금지하고 재치기를 할 때 입을 벌리고 하도록 한다.

⑥ 투약은 일반적 발치 후 투약과 유사하나 기간을 2~4주 정도로 길게 처방하고, actifed나 ambroxol과 같은 제재를 추가로 함께 처방하여 상악동 내에 저류된 액체성분을 제거하는 것을 돕는 것이 좋다.

※만약 수술을 하기 어려운 상황이라고 하면 구강내 시술부에 거즈를 물리고, 출혈이 있는 콧구멍을 거즈로 막은 후 즉시 수술이 가능한 타 병원으로 의뢰하도록 한다.

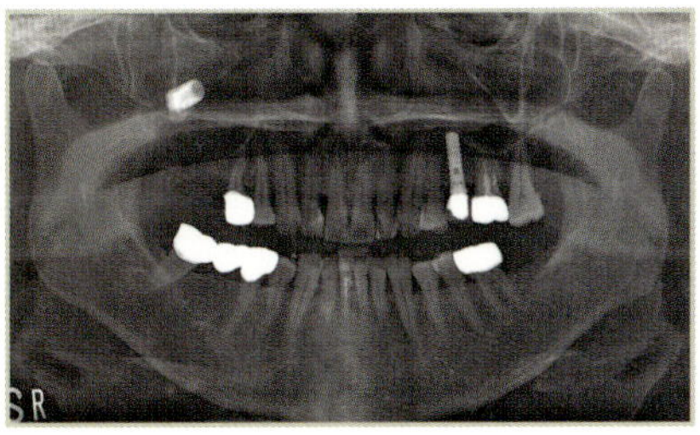

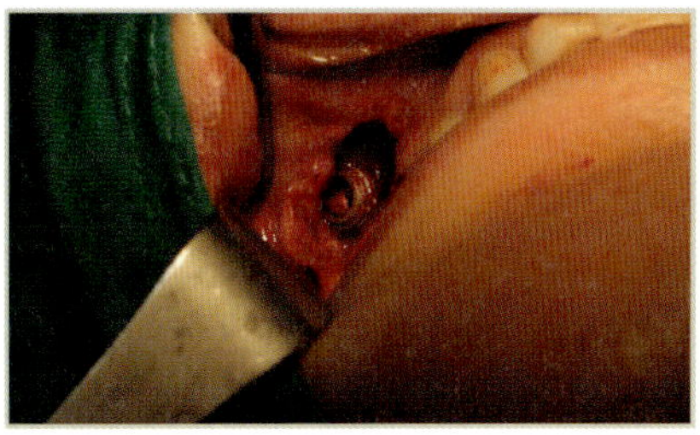

3) 임플란트를 삼킨 경우

(1) 흡입된 경우

① 급성 상기도 폐쇄를 일으킬 염려가 있으므로 즉시 임플란트를 잡아내고 입안에서 제거해준다. 환자의 머리를 낮게 위치시키고 옆으로 돌린 상태에서 환자에게 기침을 하도록 지시한다. 환자의 등을 매섭게 내리친다.

② 만약 임플란트가 눈에 보인다면, 작은 집게등의 기구로 잡아내고 고속흡인기 끝으로 빨아들이는데, 이 과정에서 오히려 이물을 목구멍 깊숙히 집어넣지 않도록 주의한다.

③ 만약 임플란트를 잡아내거나 석션하는 것이 불가능하다면 Heimlich 처치법을 적용한다. 이 방법에 의하여 양손을 포개어 환자의 갈빗대 아래 복부에 올려놓고 힘껏 누름으로서 환자의 폐에 있는 잔기량의 공기가 폐쇄를 뚫어 올리도록 해준다. 만약 이 방법을 적용하여 오히려 이물이 더욱 삼켜질 것이 우려된다면 적용하지 않는다.

④ 기도 폐쇄가 생명을 위협할 정도이고 흡입된 임플란트의 신속한 제거가 어렵다고 판단될 경우 응급으로 마취과나 이비인후과 의료인력의 도움을 구하고 필요시 cricothyroidotomy를 고려한다.

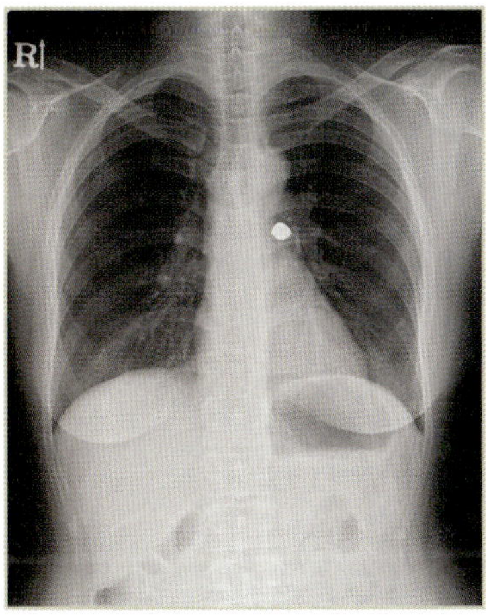

기도내 흡인 후 흉부방사선영상

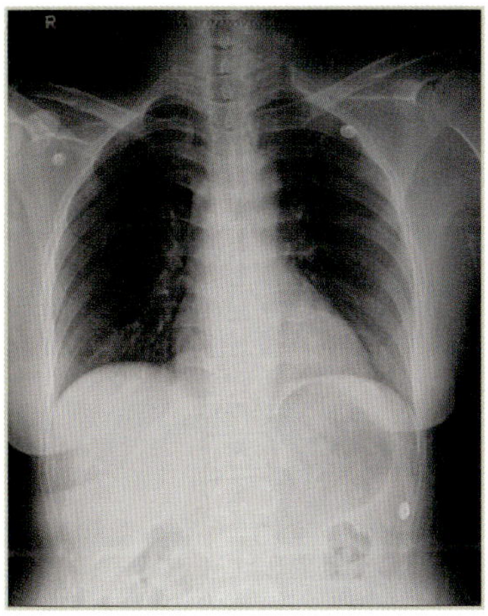

기관지 내시경으로 제거 후 흉부방사선 영상

(2) 식도로 넘어간 경우

① 대개의 경우에는 자연적으로 대변을 통해 배출이 되고 별다른 문제를 야기하지 않으므로 환자 스스로도 짧게는 하루에서 길게는 몇 주간 대변을 통해 이물이 빠져나오는지 확인하도록 한다.

② 섬유질이 풍부한 음식이나 연한 음식(바나나나 촉촉한 빵)은 삼킨 이물이 대변으로 배출되도록 돕는다.

③ 임플란트 fixture가 아닌 screw driver나 기타 날카로운 기구를 삼킨 경우에는 위장관계의 검사와 처치를 위하여 의료인력을 활용하여 방사선 검사 등의 적절한 검진과정을 거쳐야 한다. 이 경우 방사선 검사나 위장 내시경 확인이 가능한 타 병원으로 의뢰한다.

4) 출혈

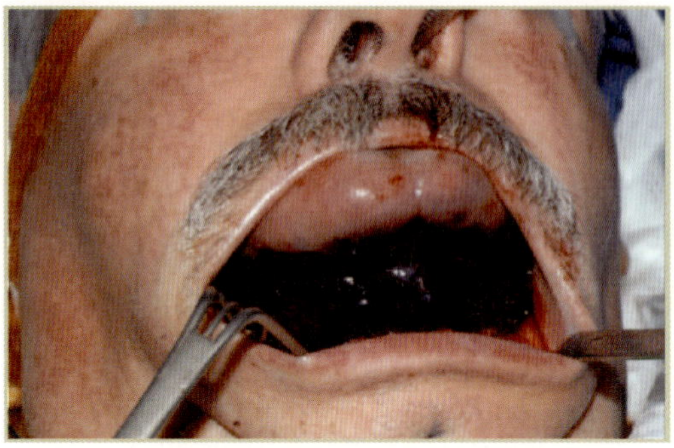

설동맥의 손상으로 생긴 설하 혈종

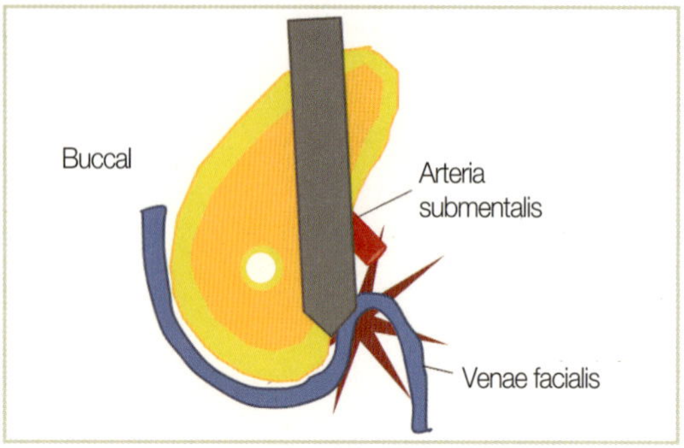

하악구치부에서의 안면정맥과 설하동맥

① 수술을 시작하기 전 전신질환 중 지혈에 영향을 미치는 소인이 없는지 꼭 확인한다.
② 봉합 전에 항상 연조직이 압박이나 견인이 되지 않는 상태에서 출혈의 유무를 확인하는 습관을 들이는 것이 좋다. ex) 상악동 거상술 후 출혈
③ 하악 구치부 설측의 악설골 융기부 피질골을 천공하는 경우 설하동맥의 손상을 야기할 수 있으므로 하악구치부 임플란트 식립 시 방향과 깊이를 확인하며 식립한다.
④ 골막으로부터의 세동맥 출혈은 박리된 골막의 전기소작, 골막을 포함한 봉합으로 지혈할 수 있으나, 구치부 설측의 동맥성 출혈은 생명을 위협할 수 있으므로 즉시 구강내외로 압박한 상태에서 악하부 접근에 의하여 혈관을 직접 결찰하고 실혈을 보충하는 것을 고려해야 한다(만약 지혈을 하기 어려운 상황이라고 하면 구강내 시술부에 거즈를 물리고 구강외측 악하부를 함께 압박한 뒤 즉시 수술이 가능한 타 병원으로 의뢰하도록 한다).
⑤ 골막에 가해지는 이완절개(releasing incision)을 과도하게 주지 않도록 한다.
⑥ 초기 지혈은 압박이 우선이며, hemostatic agents 또한 사용될 수 있다(collagen, gelatin sponge, surgicel 등).
⑦ Bone bleeding이 의심될 때는 bone wax를 이용하거나 burnishing을 시행한다.
⑧ 대혈관의 출혈이 있을 시 결찰한다(혹은 압박 유지한 채 타 병원으로 의뢰한다).
⑨ Schneiderian membrane(상악동막) 주변 출혈 시 함부로 전기소작을 하지 않는다.
⑩ 만약 혈종에 의한 부종이 발생한 경우 봉합사를 제거하고 절개부위를 다시 개방시킨 뒤 혈종을 제거하고 출혈부위를 지혈한 후 재봉합을 시행하고, passive drain을 삽입한 뒤 24~48시간 이후 제거한다.

5) 부종

① 정상적인 술후 부종은 술후 약 2일 정도까지 증가하다 점차적으로 소실된다.
② 정상적 부종에 대한 특별한 조치는 필요치 않으며, 스테로이드 계열 소염제의 사용(Prednisolone 5~10mg tid for 2~3days)이 부종 감소에 도움이 된다.

③ 다만 부종이 심화되어 연하곤란이나 호흡곤란 증상이 나타나는 경우 즉시 응급실이나 타 병원으로 의뢰한다.

④ 시술 부위 주변의 혈종 형성으로 인한 부종이 발생하는 경우 봉합부위의 봉합사를 제거하고 다시 창상부를 개방한 뒤 혈종을 제거하는 것이 필요한데 특히 골이식 부위에는 그러한 혈종을 제거하는 것이 술후 감염을 방지하는 데에 필수적이다.

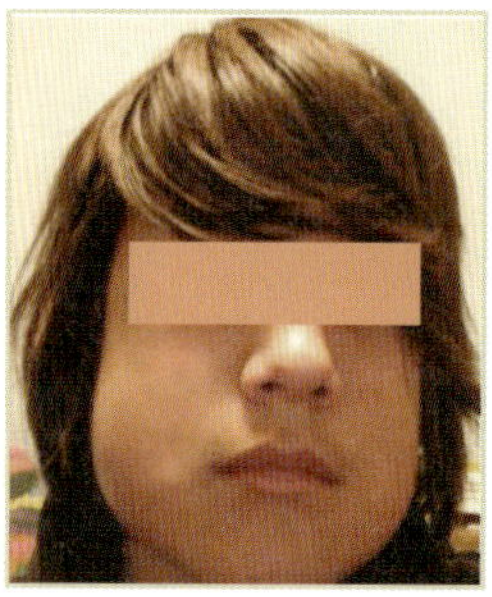

⑤ 술후 약 24시간 동안 냉찜질을 하도록 환자에게 지시한다. 냉찜질을 적용시 장시간 계속 대고 있는 것은 좋지 않으며 5~10분 적용 후 쉬는 것을 반복하도록 한다.

⑥ 3일 이상 지속되며 경감되지 않는 부종은 정상적인 부종으로 보기 힘들며 감염의 징후로 보아야 한다. 이에 대한 처치는 감염에 관한 가이드라인을 참조한다.

6) 임플란트 시술 후 감염

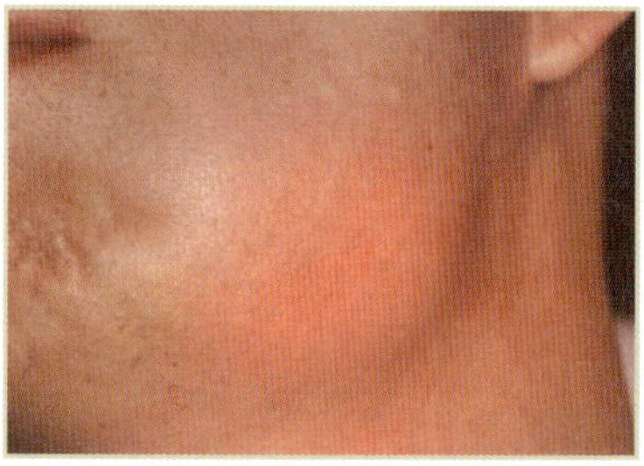

악하부 감염에 의한 부종 및 발적

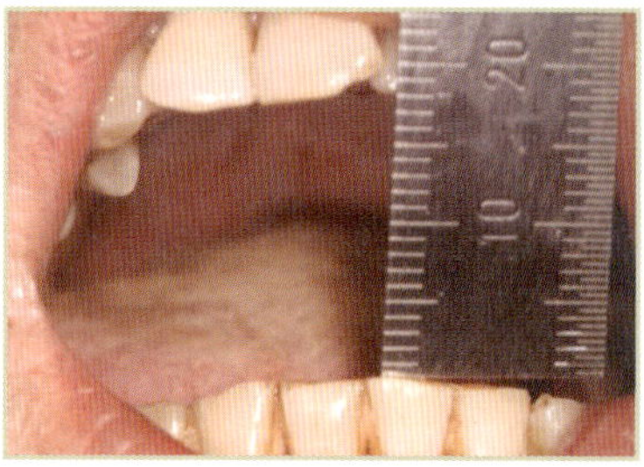

개구제한

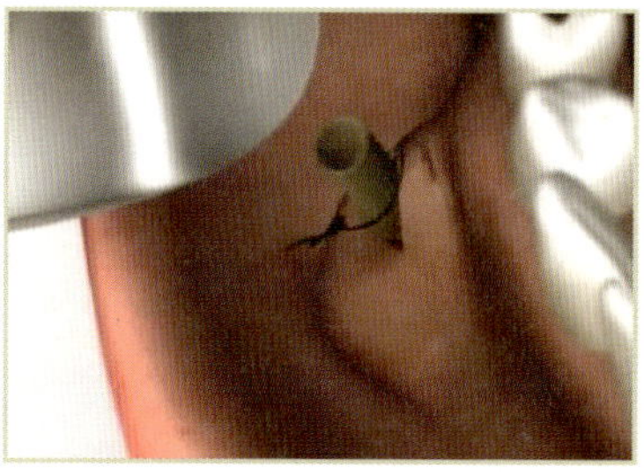

절개 및 배농술

① 감염 발생 시의 주된 증상: 부종 및 동통의 증가, 발적, 발열, 개구제한, 농 발생 및 누공의 형성, 구강내 심한 악취, 연하곤린, 호흡곤란 등

② 구강내 감염에서 가장 일반적으로 쓰이는 항생제는 amoxicillin clavulanate이다.

③ 그 외에 2nd or 3rd generation cephalosporin 계열의 항생제도 사용될 수 있다.

④ Pus가 형성된 경우 절개 및 배농술을 시행하여 drain을 삽입하고 자주 소독을 해준다.

⑤ 농양이 형성되 경우에는 혐기성 세균이 포함되어 있는 경우가 많으므로 metronidazole이나 aminoglycoside계열의 제재를 복합 처방한다.

⑥ 감염이 지속되는 경우 임플란트와 괴사된 조직을 수술적으로 제거한다. 골이식을 시행한 경우 이식재의 제거가 필요할 수도 있다.

⑦ 감염으로 인한 농양 형성이 호흡이나 연하장애를 야기하는 경우 대부분 구외 접근 절개및 배농을 요구하는 경우가 많으므로 즉시 타병원으로의 의뢰가 필요하다.

7) 투약(항생제, 소염진통제)에 대한 일반적인 가이드라인

(1) 항생제

① 일반적인 implant 식립 시

- Amoxicillin 500mg tid PO for 5~7 days Penicillin V 500mg qid PO for 5~7 days

- Clindamycin 200~300mg tid PO for 5~7 days(페니실린 알러지 환자)

② 넓은 범위의 골이식을 동반한 임플란트 식립 시

- Amoxicillin 500mg tid plus metronidazole 250mg bid PO for 7~10 days
- Penicillin V 500mg qid and metronidazole 250mg bid PO for 7~10 days
- Clindamycin 200~300mg tid PO for 7~10 days(페니실린 알러지 환자)

③ Intraoral endosseous implants with sinus grafting

- Augmentin 875mg bid or tid PO for 5~7 days
- Levofloxacin 500mg qd or bid PO for 5~7 days(페니실린 알러지 환자)
- Clindamycin 200~300mg tid PO for 5~7 days(페니실린 알러지 환자)
- Clarithromycin 250mg bid PO for 5~7 days(페니실린 알러지 환자)

(2) 소염진통제

① Acetaminophen 600mg tid-qid PO(소염작용은 없음)

② Aspirin 500mg tid-qid PO

③ Ibuprofen 200~800mg tid-qid PO

④ Fenoprofen 200mg tid-qid PO

⑤ Ketoprofen 50mg tid-qid PO

⑥ Aceclofenac 100mg bid PO

⑦Diclofenac 20~30mg tid-qid PO

(3) 소화제

① Bearse 250mg(1T) 1T tid PO

② Phazyme-comp 80mg(1T) 1T or 2T tid PO

③ Stillen 60mg(1T) 1T tid PO

(4) 그 외

① Chlorhexidine 0.1 % 등의 가글 제재

8) 하치조 신경 침범

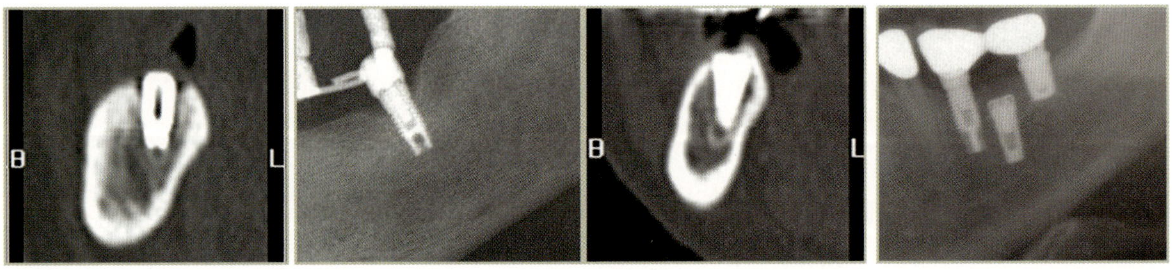

① 침범을 방지하기 위해서 일단 정해진 guideline에 어긋나지 않도록 수술을 시행한다.
- 술 전에 신경 손상 가능성에 대해 환자에게 고지하고 동의를 받는다.
- 방사선 검사를 통해 정확한 bone height를 계산한다.
- Bone crestal anatomy에 대해 고려한다.
- 신경의 협설측 위치에 대해 고려한다.
- 식립시 fixture 하방으로 1~2mm의 safety zone을 남긴다.
- Drill guide를 사용한다.
- Countersinking을 주의해서 사용해 crestal cortical bone을 과도하게 삭제하지 않도록 주의한다.

② 수술시 환자가 sharp pain이나 electrical shock-like sensation을 느끼는 경우 신경손상을 의심할 수 있으며, 수술중 drill이 깊게 들어갔거나 fixture가 과도하게 식립된 경우 신경손상을 의심할 수 있다.
- 신경손상이 명백하면 식립한 fixture를 약간 밖으로 뺀다.
- 신경손상이 의심되면 일단 수술 다음날(마취의 효과가 제거된 이후에) 방사선 검사 및 신경감각검사(neurosensory examination)를 시행한다.
- 그리고 염증 반응에 의한 감각 저하를 보상하기 위해 스테로이드 제재나 고용량의 NSAID를 투약한다.(ibuprofen 800mg tid po 3weeks), 또 vitamin B 역시 도움이 될 수 있다.
- 3주 뒤 추후 점검에서에서 신경감각검사(neurosensory examination)를 통한 개선의 여지가 있으면 3주간 더 투약한다.
- 신경관련 증상의 개선되는 여지가 수술 후 4개월까지 나타나지 않는다면 그 때는 microneurosurgery를 계획한다.

9) 임플란트가 정확한 위치에 들어가지 않은 경우

임플란트 식립 시 의도하지 않게 식립방향이 잘못 되는 경우가 간혹 있다. 그러한 경우 수술 중 임플란트를 제거하고 다시 식립하는 방법과 추후 보철적인 방법을 통한 교정을 시도하는 방법이 있다.

(1) 수술 중 임플란트를 제거하고 재식립하는 경우

① 식립방향이 주변 치아나 주위의 중요한 해부학적 구조물에 손상을 주는 경우 임플란트를 즉시 제거해야 한다.

② 만약 drilling 방향을 수정하여 임플란트를 재식립 하였을 때 충분한 초기 고정력을 얻을 수 있다면 그대로 식립해 둔 뒤 2-stage로 진행하고 일반적인 경우보다 1개월 가량 더 기다리는 것이 좋다.

③ 만약 수정한 방향으로 임플란트를 식립하였을 때 초기 고정력이 적절하지 못하다면 임플란트를 제거하고 치은 봉합을 시행한 후 3~6개월 가량 기다린 뒤 재식립을 시도한다.

④ 임플란트 식립을 위해 치조골 형성을 해 둔 부위가 지나치게 넓어진 경우에는 골이식을 시행하는 것도 한 가지 방법이 될 수 있다.

⑤ 간혹 임플란트가 제거되지 않는 경우가 있는데 이러한 경우 trephine bur를 이용하여 제거하는데

trephine bur의 내경은 식립된 임플란트 보다 약 1mm 가량 큰 것을 이용한다. 제거 후 보다 큰 직경의 임플란트 식립을 시도해 볼 수 있으나 여의치 않은 경우 해당 부위에 골이식을 시행한 후 기다렸다가 재식립을 시도할 수도 있다.

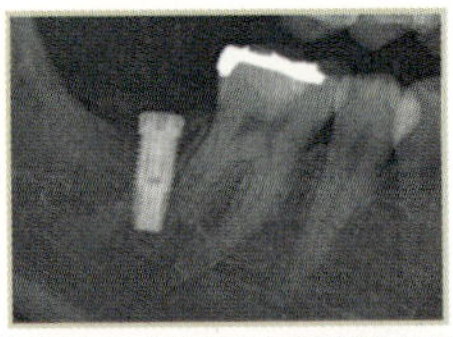
인접치아 치근과 근접한 식립

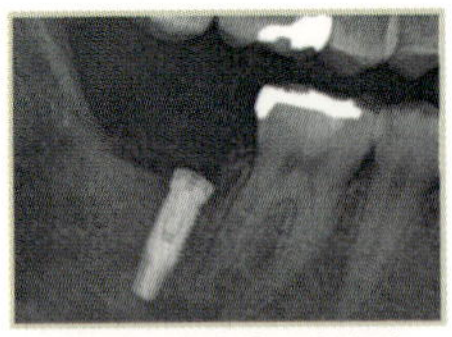
즉시 제거 후 재식립

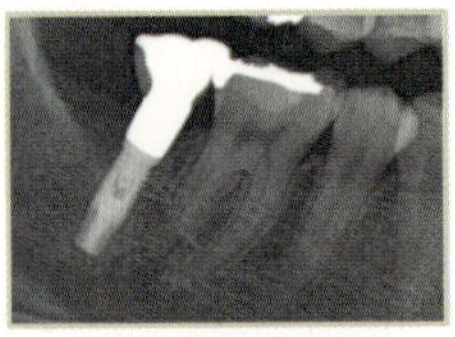
보철 완료 후 사진

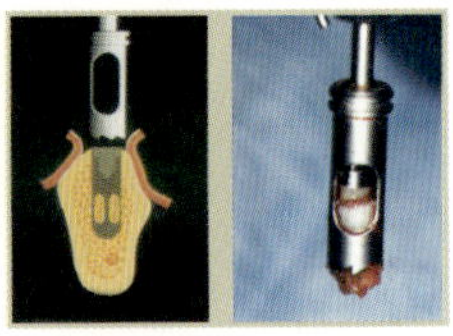
Trephine bur 사용 예

(2) 보철적 방법을 통한 해결

술후 임상적 검사나 방사선 사진을 통해 즉시 제거까지 필요하지 않는다면 다음과 같은 보철적 방법을 통해 식립한 임플란트를 제거하지 않고 사용할 수도 있다. 하지만 수술 중에 식립방향이 잘못된 것을 인지하였다면 가급적 식립 방향을 바꾸어 재식립하는 것이 좋다.

① milled bar를 이용한 implant supported overdenture

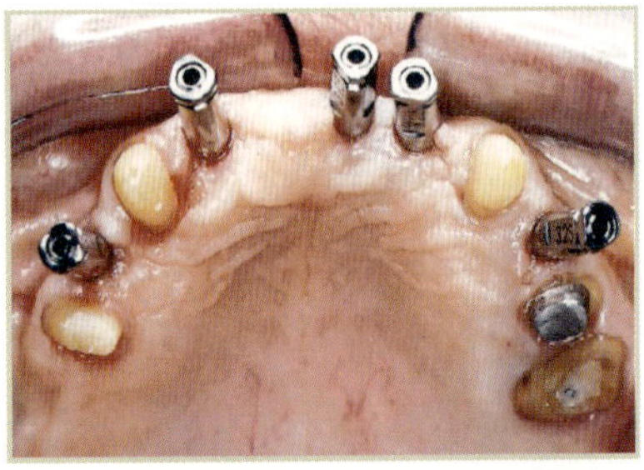
심하게 편위된 방향으로 식립된 전치부 임플란트

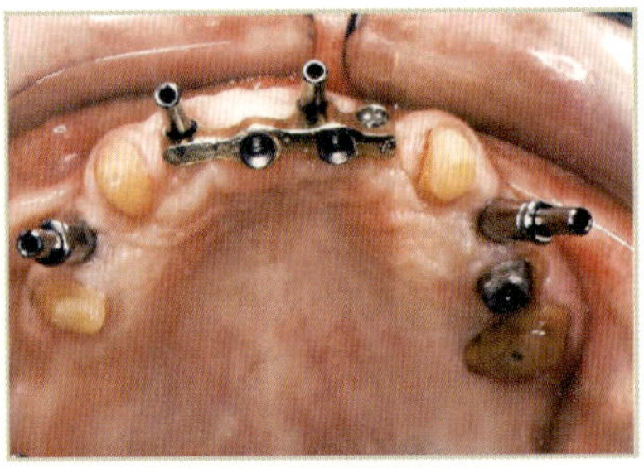
Milled bar를 적용한 모습

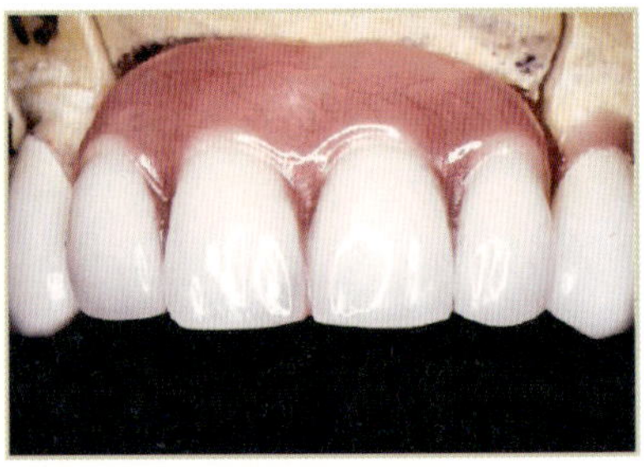
최종 보철물 사진

② Customized abutment의 이용

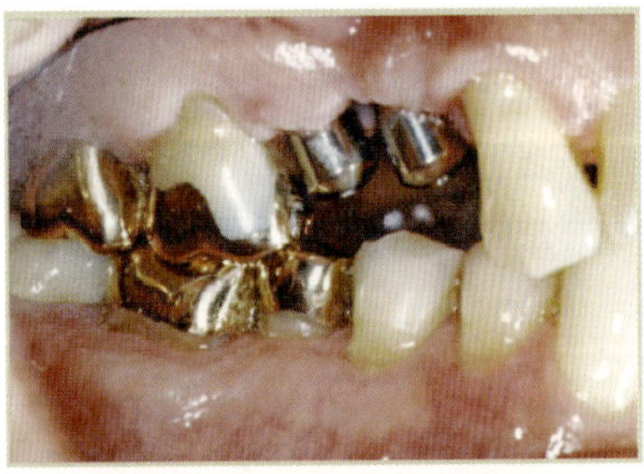
심한 근심 경사를 보이는 임플란트

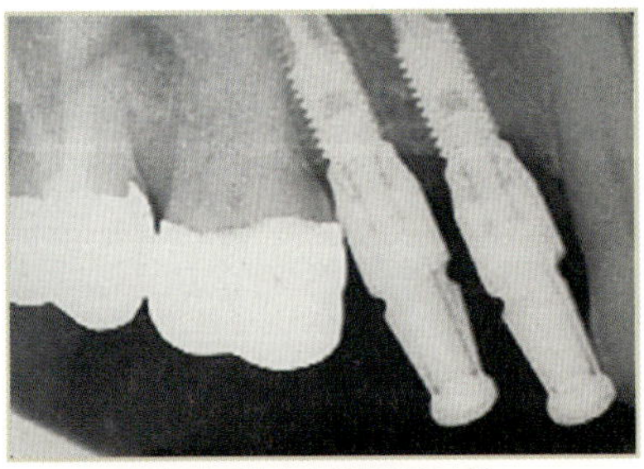
술후 치근단 방사선영상

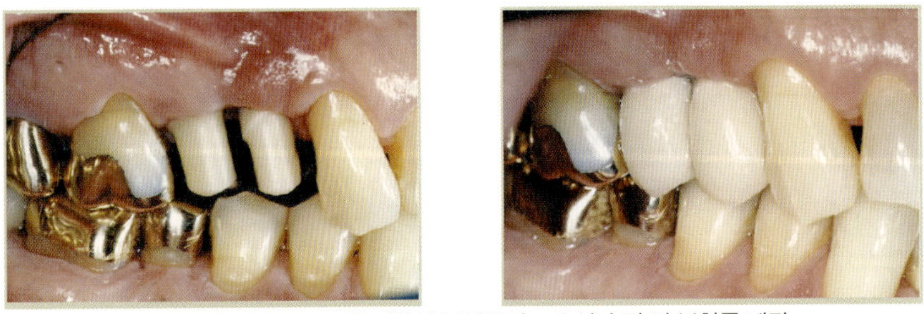
Customized abutment를 이용한 보철물의 path의 수정 및 보철물 제작

10) 수술 중 fixture의 loosenig 발생 시 대처법

임플란트의 식립 시 fixture 삽입 전 과도한 drilling에 의하여 원래 계획한 임플란트의 직경보다 넓게 공간이 형성되면 임플란트와 골 간의 틈이 생겨 충분한 초기 고정력을 얻을 수 없게 된다. 이러한 상황이 발생한 경우,

- 식립한 임플란트를 제거하고 보다 넓은 직경의 임플란트를 식립하고 초기 고정력을 확인해 본다.
- 만약 WP fixture를 식립하였는데에도 loosening이 잔존해 있다면 해당 부위이 임플란트 식립이 불가능하므로 우선 fixture를 제거한 뒤 필요한 경우 해당 부위에 골이식을 하고 차폐막을 덮은 뒤 치은 봉합을 시행하고 3~6개월 정도 기다린 후 임플란트 재식립을 시도한다.

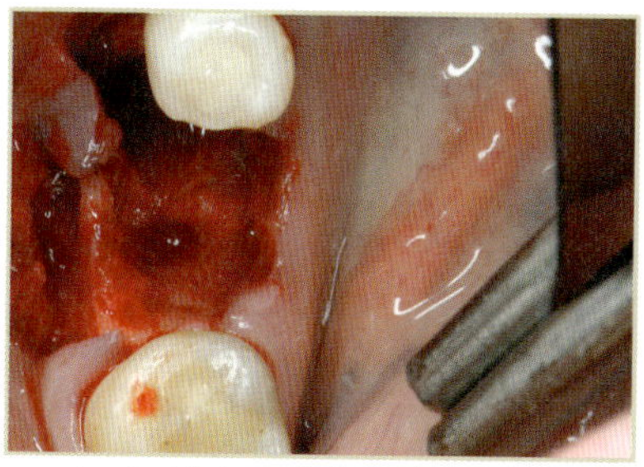
Implant fixture 제거 후 넓어진 공간

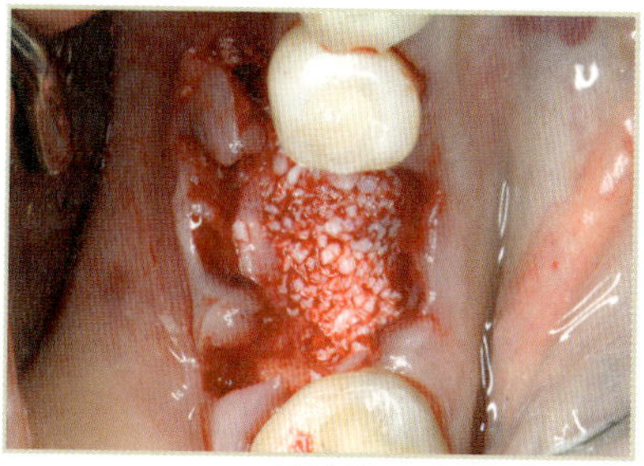
골이식

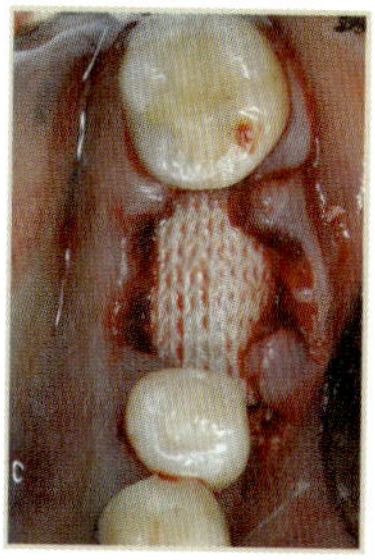
차폐막의 적용

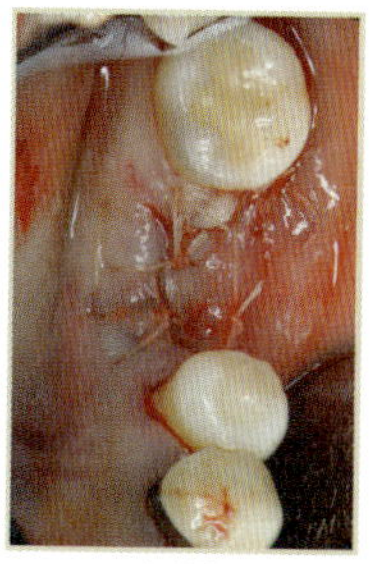
봉합

참고문헌

▶ 잘못된 위치에 식립한 경우

- Asvanund C, Morgano SM. Restoration of unfavorably positioned implants for a partially edentulous patient by using an overdenture retained with a milled bar and attachments: A case report. *J Prosth Dent.* 2004;37:6-10.
- Duff RE, Razzoog ME. Management of a partially edentulous patient with malpositioned implants, using all-ceramic restorations: A clinical report. *J Prosth Dent.* 2006;96:309-312.
- Rosen D. Repositioning Malposed Implants: Report of Two Cases. *Implant Dent. 2010 19: 184-188*
- Watanabe F, Hata Y, Mataga I, et al. Retrieval and replacement of a malpositioned dental implant: A clinical report. *J Prosth Dent.* 2002;88:255-258.

▶ 하치조신경 손상

- Injury to the inferior alveolar nerve during implant placement: a formula for protection of the patient and clinician. Worthington P. et al. *Int J Oral Maxillofac Implants.* 2004 Sep-Oct;19(5):731-4.
- Management of patients with trigeminal nerve injuries after mandibular implant placement. Kraut RA et al. *J Am Dent Assoc.* 2002 Oct;133(10):1351-4.

▶ 출혈

- 구강악안면외과학교과서 332p 임플란트 식립시 합병증 part
- Brisk, prolonged pulsatile hemorrhage during the sinus graft procedure: a case report with discussion on intra-operative hemostatic management. Lee CY. et al. Implant Dent. 2010 Jun;19(3):189-95.

II. 부가 수술 가이드라인

1. 자가골 이식술

1) 공여부 선택 시 고려사항

① 어떤 형태의 뼈가 얼마만큼 필요한지 예측
② 공여부 접근 가능성(술자 및 환자 양측면)
③ 골채취에 필요한 기술의 난이도 및 소요시간
④ 공여부 합병증
⑤ 병원의 설비

구강내에서 골편을 채취할 경우에는 신속 간편하게 골을 얻을 수 있으며 국소마취 하에서도 가능하고 공여부와 수여부가 둘 다 구강내에 위치하여 치유기간이 빠르고 반흔이 보이지 않는다는 장점이 있다. 하악에서 채취한 자가골을 이용한 상악동저 골이식술의 경우 상악 수여부에서는 단 4개월 정도, 하악 공여부에서는 5~6개월 정도면 이식골이 치유되게 된다. 연골 기원의 골이식재들에 대해서는 6~9개월의 치유기간을 추천하고 있으나, 하악골에서 채취한 자가골 이식에서는 4개월의 치유기간이면 충분할 것으로 여겨진다.

2) 수술 전 평가

① 심미적 부위에서 적절한 골량과 최종 임플란트 수복을 위한 연조직의 형태가 중요
② 이물질의 제거, 연조직에 대한 외과적 술식, 발치 등은 적어도 이식술 시행 12주 전까지는 완료
③ 인접치의 치주 및 근관치료학적 건강도
④ 골결손부위의 폭, 높이, 길이에 대한 평가
⑤ 치근단방사선영상, 파노라마방사선영상, 전산화단층영상 등
⑥ 교합기 상에서의 평가: 인접치와 대합치관계에 대한 정보를 획득

외과적 술식(surgical technique)

일반적인 고려 사항

1. 수혜부 준비
    - 공여부가 수혜부에 이식되기까지의 시간을 줄일 수 있음.
2. 수혜부에 대한 평가
    - 수혜부는 완전히 노출되어 공여부 골채취 전에 준비되어야 함.
    - 골 결손부를 수복하기 위해 이식 용적을 평가하고 측정함(그림 4-1).
    (파노라마방사선영상 및 전산화단층영상 참조, 수술실에서 직접 측정)

3. 절개

- 부착 각화 조직 내에 절개선을 설정
- 상악에서는 무치악부 절개를 치조제 설측에 형성해서 협측에 각화 조직을 남긴다. 이는 술후 부종으로 봉합부위가 열리는 것을 방지할 수 있음.
- 수직절개는 인접한 치아의 원심부에 시행
- 수혜부가 건전한 상태로 유지될 수 있도록 해야함.

4. 봉합

- 피판의 완전한 피개와 긴장 없는 창상 폐쇄를 해야함.

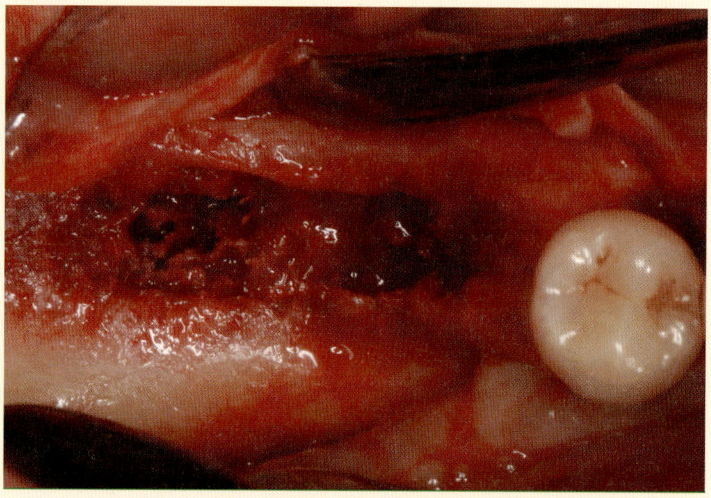

그림 4-1 하악지 골편채취를 위하여 하악 우측 공여부 판막을 거상하였다.

3) 공여부에 따른 수술 술기

(1) 하악지 골편채취술(Ramal bone harvesting)

① 외과적 술식(surgical procedure)

- 절개: 절개의 경계부위는 협측 치근이다. 통상적으로 두께 3~5mm, 폭 10mm, 길이 3cm의 치밀골판을 채취 가능하다. 절개는 교합평면 정도의 하악지 상행부에서 시작하여 협동맥의 절단을 피하고 협지방 조직 노출을 최소로 하는데. 외사선 내측을 따라 최후방 치아의 distobuccal line angle까지 그리고는 치은구(crevicular) 또는 치조정을 따라 제1대구치 또는 제2소구치 전방부까지 절개한다.
  필요시 제2소구치부에 수직이완절개(vertical releasing incision)를 추가한다. 전층골점막피판(full mucoperiosteal flap)을 거상하고 상행지에 notched retractor를 걸고 다른 견인기로 협점막을 외측으로 당겨 뼈를 노출시킨다.
- 골절단: 골절개는 700번 fissure bur나 micro-saw로 적당한 두께가 보이는 지점에서 시작한다. 최근에는 접근 및 적용이 쉽고 연조직 fissure bur 혹은 micro-saw에 비해 열상이나 화상(burning)을 예방할 수 있는

piezoelectric surgery장비가 이용되고 있다.

후방부 수직골절단을 하악지 외사선 상방에서 하악지 외측에서 시작하여 골절 개선은 내측 외사선에서 내측 연으로 약 4mm 정도 깊이의 두께까지 형성하며 골 해부학적 구조상 허용만 된다면 6mm까지 할 수 있다.

골절개는 전방부 골절개로 이어져 외사선에 평행하게 외사선 내연을 따라 전방 제1대 구치의 원심까지 이어진다. 이때의 뼈의 두께는 보통 4mm정도이다. 전방부에서 제1대 구치 하방으로 수직골 절개를 하는데 치밀골만 행하며 하부 골수질부터 출혈이 되면 바로 멈춘다. 전방부의 수직절개는 요구되는 이식편의 크기에 따라 또한 하악관의 위치에 따라 결정된다. 후방부 골절개는 하악지 외측부에서 외측사선골절단에 수직으로 상부와 하부의 수직골절개선을 연결하는 하부 골절단으로 시야와 드릴의 접근이 용이치 않다.

Oscillating saw나 직선형 핸드피스에 연결된 protected disk나 작은 round bur로 피질골판에 한정하여 절단 한다.

하방부의 골절개는 필요한 넓이에 따라 결정되나 하악지 외측에서 가능한 하악관 주행 선을 따라 상방에서 이루어져야 하치조 신경의 손상을 예방할 수 있다. 하악지 상행지 부위는 협설측으로 좁기 때문에 trephine bur의 사용은 신경손상 가능성이 높다. 신경, 혈관 다발의 손상위험을 최소화하기 위해서 골절제술 시 701번 fissure bur와 같은 얇은 bur나 micro-saw를 추천한다.

• 피질 골판 분리: 협측 골편을 떼어내기 위하여 넓은 쐐기 형태의 chisel이나 골막기자를 삽입하여 지레 운동을 하여 하악지로부터의 이식편을 완전히 떼어내게 된다. 골을 떼어낸 다음 하악지 상의 날카로운 면들은 bur나 파일을 가지고 부드럽게 한다. 채취한 골편은 미리 계획된 수혜부에 위치시켜 스크류등을 이용하여 고정시킨다(그림 4-2). 심한 골성 출혈이 발생하는 경우 골 왁스(bone wax)를 출혈부에 얇게 문질러 지혈시킬 수 있다. 공여부 결손부에 콜라겐스폰지나 동종골을 채워 골치유를 쉽게 할 수 있고, 수술 후 부종을 적게 하기 위하여 실라스틱 드레인 등의 배액관을 설치한 후 봉합 폐쇄한다.

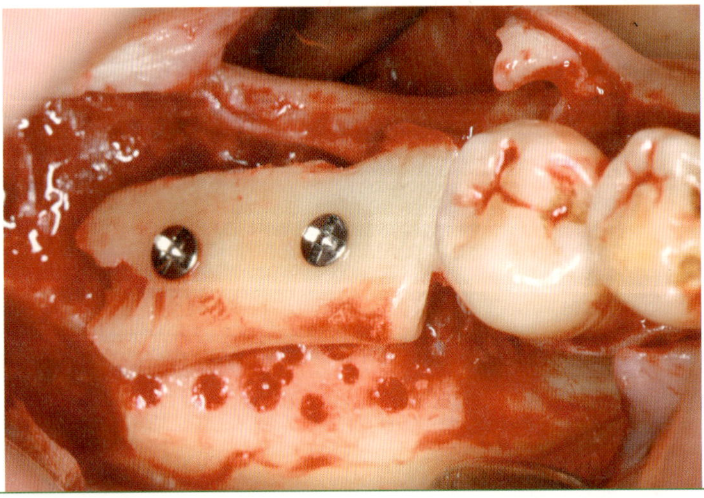

그림 4-2 블록형 골편을 공여부에서 채취하여 동측 수혜부에 스크류를 이용하여 고정시켰다.

• 고려 사항: 대부분의 경우에 있어서 이상적인 골편은 monocortical 한 골편을 얻는 것이다. 골편 분리 후 주변부에서 해면골 채취시 해면골이 부족한 경우 과도한 골채취는 피해야 한다. 턱에서와 같이 날카로운 chisel이 삽입될 수 있도록 골삭제가 이루어 져야 한다. 골편주위로의 삭제를 함에 있어서 하방부의 삭제는 매우 어려운 작업인다. 이 때는 oscillating saw나 piezo가 유용하게 이용될 수 있다. 공여부로부터 골편

을 분리하는 것은 curved 와 straight osteotome을 이용하여 주의깊게 분리시켜야 한다. 이식재 또는 하악의 골절이 발생할 수 있다. 보다 쉬운 골채취를 위해서 이식편 주위의 피질골이 모든 방향에 있어서 모두 잘 삭제되어 있어야 한다.

• 수술 후 관리: 수술부위의 압박과 냉찜질이 강력하게 추천되고 항생제 및 소염 진통제를 투여한다. 부종방지를 위해서 스테로이드 투여가 추천된다.

(2) 하악 이부 골편 채취술(Chin bone harvesting)

① **외과적 술식**

• 입을 다물거나 약간 벌린 상태로 유지시키고 하순을 wire lip, cheek retractor나 plastic mouth retractor로 견인한다.

• 전정부 하악 전치부 부착치은 하방으로 약 5mm 떨어진 부위에서 치조골막절개(mucoperiosteal incision)을 시행한다. 이 절개선은 양측 원심측으로 확장시킨다. 이때 주의할 점은 하악 견치 원심측까지만 절개선을 확장시키고 소구치부위까지 넘기지 않는다. 하악견치 원심측까지 절개한후 하방으로 곡선의 수직이완절개를 시행한다. 골막기자등을 이용하여 이근(mentalis muscle)을 포함한 연조직을 전층판막으로 거상하여 광범위한 하악 이부를 노출시킨다(그림 4-3, 4-4) 즉 치은점막경계에서 치근 방향으로 1cm 정도 떨어진 부위에 marking pen으로 소구치에서 반대측 소구치까지 절개부를 표시한다. 다른 절개법은 소구치-소구치의 치은구 절개에 각#45, #35 치아의 원심협측에 수직이완절개(vertical releasing incision)를 주는 방법이 있다. 1: 10만 에피네프린 함유 국소마취제를 침윤하고 약 10분간 기다린다.

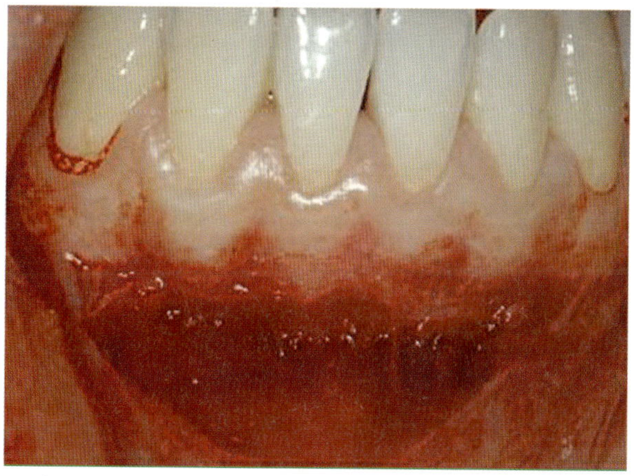

그림 4-3 하악 이부를 절개 예정선에 따라 판막을 절개하였다.

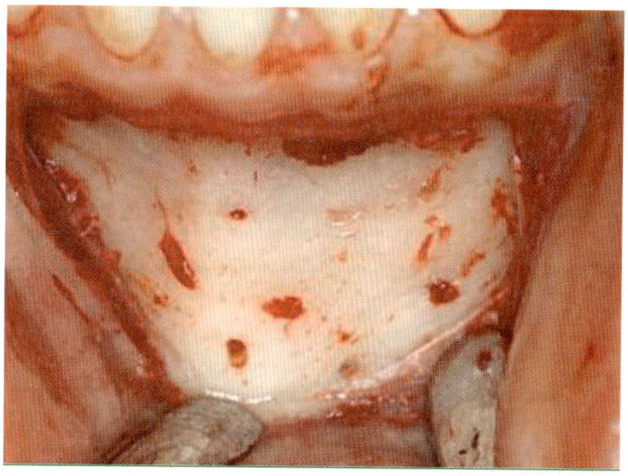

그림 4-4 골막기자를 이용하여 공여부위를 노출시켰다.

• 절개 예정선을 따라 점막에 절개를 가하고 전기 소작기로 출혈점을 지혈하면 이근(mentalis muscle)이 노출되는데, 제1소구치 사이에서는 이 근육과 골막까지 다시 절개를 가해 뼈를 노출시킨다. 제2소구치 부위는 노출된 뼈를 통해 골막을 위로 올려 이신경(mental nerve)을 확인하고 부착된 연조직을 절개하여 신경이 손상되는 것을 막아준다.

• 골막기자로 이부의 부착조직을 하악하연 전방까지 박리하고 원심측으로는 양쪽의 이신경(mental nerve)까지 노출시킨다.

• 골채득(bone harvesting) 경계 표시: 하악견치 하방 5mm에서 이공 전방 5mm까지 골절단의 상연은 하악

전치부 치근첨으로부터 최소한 5mm 이상 떨어져야 한다(그림 4-5).

- 골채취: 하악정중부에서는 블록(block)형태와 분말 또는 조각 chip으로 채취할 수 있다.
- 봉합: 전정부 접근시 4-0의 흡수성 봉합사를 이용하여 근육층을 봉합하고 3-0 비흡수 봉합사를 이용하여 점막봉합을 시행한다. 치은열구내 접근시 치간 유두가 재위치 되는 것이 중요하다.

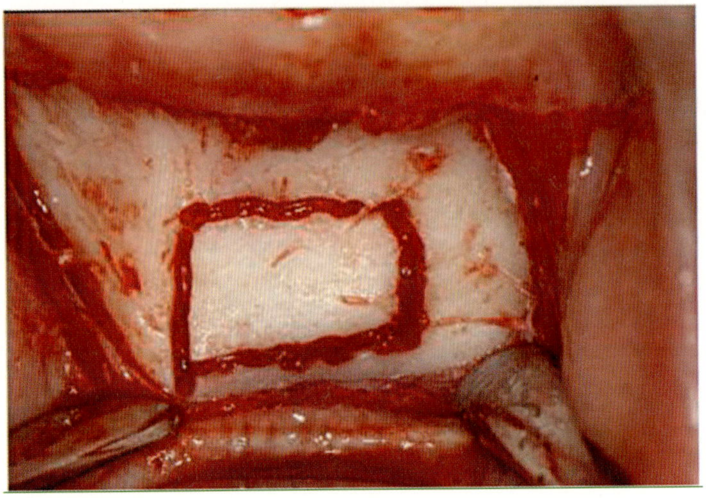

그림 4-5 외과용 bur 내지 micro-saw을 이용하여 골절단을 시행하였다.

- 수술 후 관리: 구강외에서의 압박과 냉찜질이 강력하게 추천된다. 항생제 및 소염 진통제를 투여하며 부종 방지를 위해서 스테로이드 투여가 추천된다.
- 합병증 예방
  ▶신경손상: 이신경(mental nerve)을 보호하고 신경이 압박되거나 신장되는 것을 방지해야 한다.
  - 하치조신경 중 전방부로 진행되는 가지가 이부의 깊은 부분으로 주행하므로 깊은 부분의 해면골을 획득하는 것을 지양해야 한다.
  - 치아: 치아의 근단부에서 최소 5mm 떨어져야 한다.

  ⓐ 블록골(block bone)
- 블록골 형태
  - 상기 경계 내의 하나의 strip 형태
  - 정중부를 보존한 채 좌우로 2개의 strip
  - 하악 하연을 포함시키는 "ㄱ"자 형태, 이러한 형태는 하악 하연 외관이 달라지고 견인을 많이 하기 때문에 이신경 손상 가능성이 있으므로 많이 쓰이지는 않는다.
- 채취방법

연필과 캘리퍼로 이식할 뼈의 경계을 원하는 양보다 다소 크게 그린다. 700번 crosscut fissure bur 나 micro-saw 또는 disc bur를 이용하여 골 절단을 시작하는데 골절개선 후 chisel이 치밀골 하방까지 들어갈 수 있도록 다소 bevel을 주는 것이 필요하다. 치근의 손상을 막기 위하여 상방의 수평 골절단시에는 견치 치근 하방 5mm 이상 아래에 설정한다. 골절단의 깊이는 일단 외측 피질골을 관통하여야 하며 깊이는 필요한 골편의 크기에 따라 달리한다. 치밀해면블록골(corticocancellous block bone) 치밀판(cortical plate)을 떼낸다.

Malleting 시 구치부에 거즈를 biting 시켜 치관부 외상을 막아주고 하악을 보조자가 잘 잡아 충격을 완충시켜 준다. 일단 뼈가 채취되면 젖은 생리식염수 거즈에 잘 싸서 보관하고, 채취부에 예리한 부위나 뼈가 남아 있는 부분을 rongeur와 bur로 제거하고 부드럽게 한다. 부가적인 망상골은 골편이 얻어진후 작고 반원형의 끌, 원통형 바, 골겸자, 끌 등으로 얻는다. 식염수로 잘 씻어내고 출혈부를 bone wax, oxidized cellulose, 콜라겐스폰지, 콜라겐블록 또는 전기 소작기로 지혈하고 골 채취부에는 결손이 크지 않을 경우는 아무것도 채우지 않을수 있으나 결손이 커지면 흡수성 HA, TCP, Bio-oss또는 DFDB 등으로 채워 수복하는 것이 바람직하다.

하악 하연을 같이 채취한 경우나 골 채취량이 많은 경우를 제외하고는 충전제를 넣지 않아도 외관에 문제가 없지만 가능한 결손부를 메워 주는 것이 이부운동(mentalis action)시에 비대칭적인 외관을 방지하고 환자가 만졌을 때 느끼는 함몰감을 줄일 수 있다. 사강을 없애고 혈종 형성이나 창상 이개를 막기 위해 철저히 이중으로 봉합하는데, 먼저 골막과 이근을 3~0 vicryl로 봉합하며 특히 이근을 chin ptosis나 labial mental fold irregularity를 막기 위해 정확한 원위치 시키도록 한다. 이것을 돕기 위해 labial upper bone cut mangin에 드릴로 구멍을 뚫어 여기에 이근을 3~0 vicryl이나 3~0 PDS로 resuspension하기도 한다. 그리고 silastic drain을 절개면 모서리에 넣고 4~0 vicryl로 점막을 봉합한다. 탄력테잎이나 면반창고를 이용해 부종과 혈종형성 방지를 위해 턱에 압박 드레싱을 약 5일간 시행한다. Silastic penrose drain은 24~48시간 후에 제거한다.

ⓑ 입자골: Trephine core는 직경3~5mm의 trephine bur를 이용해 상기의 블록골 채취 영역에서 필요한 만큼 순측치밀골(labial cortical bone)을 분층으로 떠내는 것이다. 이천공부도 그냥 두든지 충전제로 채울 수 있다. 피질망상골 입자는 one-piece block bone을 rongeur나 bone mill로 빻아서 만들든지 또는 미리 뼈를 바둑판 모양으로 공여부에서 잘게 채취하기도 한다.

ⓒ 분말골: 드릴시 잔사를 쓰기위해서는 bone-collection chamber를 구입하여야 하는데, 이 장치는 뼈가루를 모으는 가는망이 있어 이것이 흡입기를 통해 올라오는 분말을 모으게 된다. 또한 이 분말은 압축 시켜 paste처럼 쓰기 용이하다. 통상 3cm³ 정도의 뼈가루를 모을 수 있다.

(3) 상악결절

골채취 한계를 결정 짓는 구조물로는 상악동, 접형골. 인접치. 대구개관 등이 있다. 상악결절부위는 다양한 양의 망상골을 제공하며, 적은 부위의 치조제 재건이나 발치와 같은 치조골 결손부위에 사용하기 아주 적절하다. 망상골 이식은 이식편의 흡수를 줄이고 이식편을 안정시키기 위하여 차폐막의 사용이 요구된다.

골채취 한계를 결정 짓는 구조물로는 상악동, 접형골, 인접치, 대구개관 등이 있다. 상악결절 부위는 다양한 양의 망상골을 제공하며, 적은 부위의 치조제 재건이나 발치와 같은 치조골 결손부위에 사용하기 매우 적절하다.

① 외과적 술식

절개는 결절 정중선에서 약간 측방으로 전후방으로 절개를 가하고 구치부까지 연장한다. 점막골막 피판을 거상하고 bone rongeur와 chisel로 골편을 얻는다. 이식편 채취시 상악동벽의 천공이 되지 않도록 조심하며 천공시 방수봉합(water-tight suture)를 한다.

② **주의 사항**

- 결절부 연조직이 비후되어 있어 평가가 잘못되는 경우가 많으므로 방사선 사진으로 반드시 술전에 체크한다.
- 상악동 천공 가능성을 환자에게 미리 알려주어야 하며, 상악동염 등의 병소가 없어야 한다.
- 상악동 천공시 상악동-구강개통을 막기 위해 점막판을 연차봉합(mattress suture)과 단속봉합(interrupted suture)을 이용해 완전히 외전(eversion) 시켜준다.

참고 문헌

- 구강악안면 임프란트학, Vol. II Advanced Concepts and Techniques : 23-35.
- 대한구강악안면임프란트학회 편찬. 대한나래출판사
- 치과 임프란트학 교과서: 133-146. 대한치과이식(임프란트)학회. 지성출판사
- Bone Biology, Harvesting, Grafting for dental implants rationale and clinical applications : 121-150. Arun K. Grag. Quintessence.

2. 동종골, 이종골, 합성골 이식술

1) 동종골

사체, 또는 생존해 있는 다른 공여자에게서 얻는다. 동종이식재는 아무 때나 사용이 가능한 점, 골이식을 위한 공여부가 필요 없다는 점, 혈액소실이 적다는 점, 그리고 합병증이 적다는 점 등의 장점이 있다. 하지만, 타인에서 채취한 골조직을 이식하는 것이므로 이식된 골조직은 수여 조직에서 항원으로 작용하여 수여자의 면역반응을 일으킬 수 있다.

① 동종이식골편은 골전도에 의해 치유가 시작된다. 즉 모세혈관들이 자라 들어가면서 간엽조직 세포들이 수용부로 이동하고, 이식골 내로 신생골이 성장하는 수동적인 과정이 이루어진다.

② 동결(frozen), 동결건조(freeze-dried or lyophilized), 탈회동결건조(demineralized freeze-dried), 그리고 방사선 조사(irradiated)를 가한 형태로 이용하는 경우가 많다.

③ 탈회동결건조골 동종이식(DFDBA:Demineralized freeze dried bone allograft): 치밀골이식을 염화수소로 탈회하므로써 이식재 내 광화물이 제거되어, 그 내부에 존재하던 교원질이나 성장인자, 특히 BMP를 노출시키므로써 골유도능을 증가시킬 수 있다.

③ 탈회로 방출된 BMP는 숙주조직과 접합 후에 환자의 줄지세포-전구세포 (host pluripotential progenitor cell)를 골모세포(osteoblast)로 변화시킨다.

④ DFDBA에 의해 생성되는 골조직은 조혈골수가 있는 치밀해면골(corticocancellous bone)이 되며, 이러한 골조직은 임플란트를 유지하기에는 충분한 밀도가 없으나, 이미 심어진 임플란트 주위 골성장에 사용될 수 있다.

⑤ 건조탈회골 동종이식(FDBA:Freeze dried demineralized bone allograft) : 탈회시키지 않은 동결건조골로

골전도에 의해 창상이 치유되므로 피질골 입자가 흡수되어 새로운 골조직으로 대체되는데 많은 시간이 소요된다. 따라서 재생된 골조직은 주로 피질골로 구성되므로 발치와 골재생 및 국소적 치조제의 재건, 상악동 이식술의 이식재 등으로 적합하다.

※현재 유통되는 동종골 이식재는 다음과 같다.

- AlloBone® (주 오스코텍, Korea)
- CGDBM100® (CGBio, Korea)
- AlloBT® (KTB, Korea)
- 한국조직은행골 (KTB, Korea):
  DLB (Demineralized lyophilized bone), GBM (Gelatinized bone matrix), hBMP-I syringe, MLB
- Grafton DBM (demineralized bone matrix) (OSTEOTECH, USA)
- DynaGraft II (GenSci OrthoBiologics, Inc, USA)
- Tutoplast allograft (Tutogen Medical GmbH, 독일)
- AlloSource (American Association of Tissue Banks, USA)
- REGENAFIL® Injectable Allograft paste (Regeneration Technologies, Inc, USA)
- REGENAFORM Moldable Allograft paste® (Regeneration Technologies, Inc, USA)
- ICB (Irradiated Allogenic Cancellous Bone and Marrow) (Rocky Mountain Tissue Bank, USA) (그림 4-6)
- DFDB (Pacific Tissue Bank, USA)
- Orthoblast (Iso Tis Ortho Biologics, USA)
- DBX (MTF, USA)
- Allomatrix (Wight, USA)

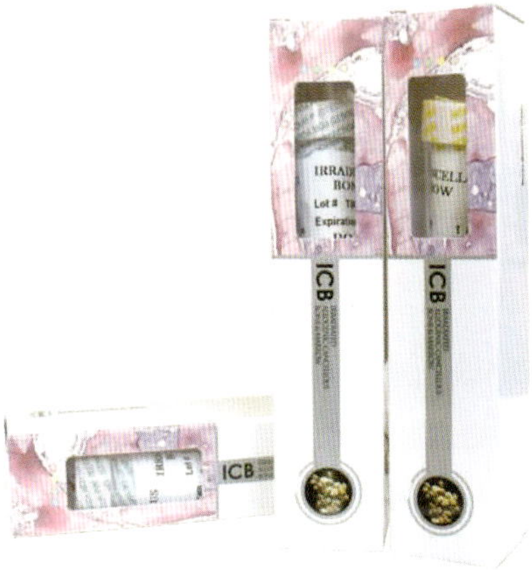

그림 4-6 ICB

2) 이종골

사람 이외의 다른 종, 특히 소나 송아지의 뼈를 이용하여 이식재를 만든다. 면역반응이 임상에서 문제가 될 수 있으므로 이종골의 항원성을 없애기 위한 처리 과정을 거친다. 유기질 혹은 무기질로서 처리되어 사용되는데 이들 재료들을 골 대치 재료로 골 이식한 후의 치유시 골 유도현상이 존재할 것으로 주장이 되기도 하지만 주로 골 전도에 의한 것으로 믿어진다.

현재 유통되는 이종골 이식재는 다음과 같다.

- Bio-Oss® (Geistilich, USA) (그림 4-7)
- BBP®, BBC® (주 오스코텍, Korea)
- BioCera® (주 오스코텍, Korea)
- BIO-GEN®, OSTEOPLANT® • , FLEX (BIOTECK, Italy)
- OCS-B® (NIBEC, Korea)
- XenoBT® (KTB, Korea)
- NuOss® (ACE SURGICAL SUPLLY, Inc. USA)

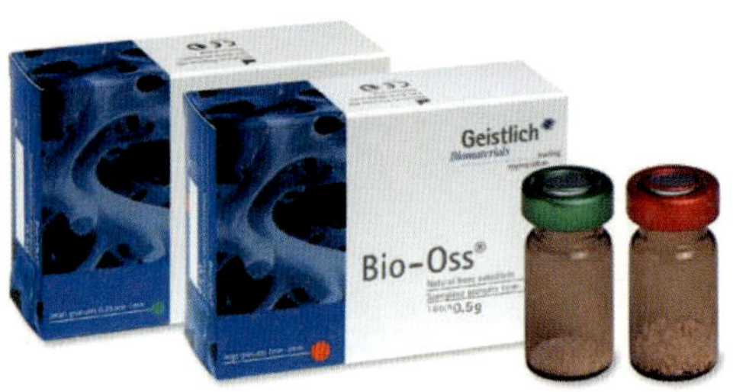

그림 4-7 BioOss

3) 합성골

사람이나 동물 등이 아닌 비생물에서 유래한 합성물로서 안정성 면에서 큰 장점이 있다.

(1) 수산화인회석(Hydroxyapatite, HA)

골의 기본적인 무기 성분으로, 생체 친화성이 높고 주변 연조직 및 경조직과 쉽게 결합된다. 수산화인회석 이식재들은 그 물리적 성질과 화학적 성질에 따라 흡수되는 속도와 임상 작용이 다르다. 예컨데, 입자가 크면 흡수가 천천히 일어나기 때문에 이식한 곳에 오랫동안 잔존한다. 다공성이 크면 신생골의 성장에 비계로서 더 잘 작용하고, 흡수도 빨라진다. 결정화도가 크면 흡수가 천천히 일어난다. 즉 무정형이식재가 결정형 이식재보다 흡수가 빠르다. 치밀한 고형 블록은 압축강도가 크지만 취성이 강하기 때문에 부하를 받는 곳에 사용하는 것은 부적절하다. 다공성 세라믹은 그 다공성의 정도가 커질수록 강도가 지속적으로 감소한다는 단점이 있다.

- Calcitite HA 2040particels (Centerpulse Dental Inc, USA)
- Osteogen®, HA RESORB® (Implandent LTD, USA)
- FRIOS® ALGIPORE® (Firadent, Germany)
- OSTEOGRAFT®/N (Dentsply Ceramed Dental Inc, Colorado)
- OstegoGen® (Impladent, USA)
- BonGros® (Bioalpha, Korea)
- SIC nature graft® (SIC invent AG)

(2) 칼슘인산염세멘트 (Calcium phosphate cements)

- Bone Source® (Stryker)
- Embarc® (Walter Loren Surgical)
- Norial SRS® (Norial corp)
- Bone Ject® (Koken)

(3) 칼슘탄산염(Calcium carbonate)

Coralline은 산호의 탄산 칼슘 골격을 원료로 합성한 세라믹 이식재로, 자연골의 3차원적 구조와 유사한 구조를 보인다는 장점이 있다. 최근 연구에 의하면, 성장중인 젊은 환자의 상악과 하악 구치부에서 유치가 유착되어 있고 영구치가 결손된 경우에는 치조제를 보존하기 위해 coralline 이식재를 사용하는 것이 효과적이었지만, 외상을 받은 상악 전치부의 치료에는 적절치 못한 것으로 나타났다.

- Biocoral (Inoteb, LeGuernol, Saint-Gonnery, France),
- Interpore 200 (Interpore International, USA)

(4) 칼슘황산염(Calcium Sulfate)

- CAPSET (Lifecore Biomedical)
- HAPSET (Non-resorbable HA+resorbabel plaster) (Lifecore Biomedical)
- CalMatrix (Lifecore Biomedical)
- CalForma (Lifecore Biomedical)

(5) 삼칼슘인산염Tricalcium phosphate: TCP)

TCP는 수산화인회석과 유사하나 자연골에는 존재하지 않는 성분이다. 체내에서 TCP 일부는 결정형 수산화인회석으로 변환된다. TCP의 흡수율은 화학적 구조, 다공성 및 입자크기에 따라 달라진다. TCP도 다른 골대체재와 같이 골전도성을 가지며, 신생골 침착에 적합한 물리적 기질로서 작용한다. 질환이 없었던 부위의 재건에 주로 사용하는데, 이때 이식재가 흡수됨에 따라 신생골 형성이 일어나는 것으로 생각된다. 또, 골형성능이나 골유도능이 있는 이식재의 조작성을 좋게하기 위해 여기에 섞어서 사용하기도 한다.

- Cerasorb, Resorb, BioBase, Syncera

(6) 수산화인회석(Hydroxyapatite)+삼칼슘인산염(Tricalcium phosphate)

HA 와 TCP를 최적의 비율로 혼합한 합성골이식재를 이상인산칼슘(Biphasic calcium phosphate, BCP)이라고 불린다. 이 합성골 이식재는 비교적 흡수가 느린 HA 성분이 생체내 비계(Scaffold) 역할을 하고 TCP의 빠른 흡수로 인해 세포 이동, 증식, 혈관 증식을 촉진함으로서 양호한 골전도성을 보이며 최근 사용이 증가하고 있다.

- MBCP® (Biomatlante) (그림 4-8)
- OSTEON® (Genoss, Korea) (그림 4-9)
- Calpore® (Neobiotech, Korea)
- Bio-C® (Cowell Medi, Korea)
- Bone Plus® (MEGAGEN, Korea)
- DM bone® (Meta Biomed, Korea)

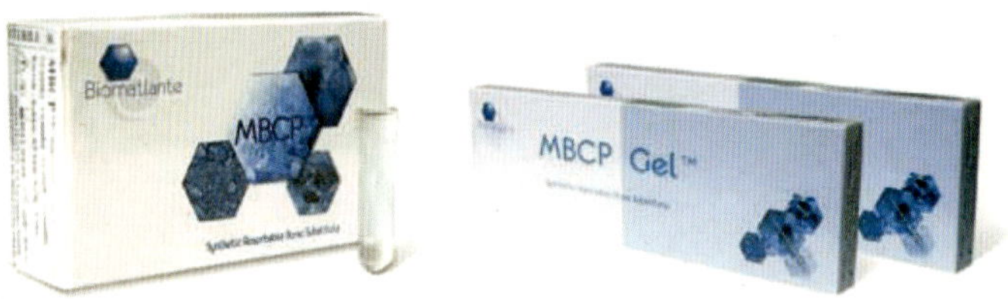

그림 4-8 MBCP

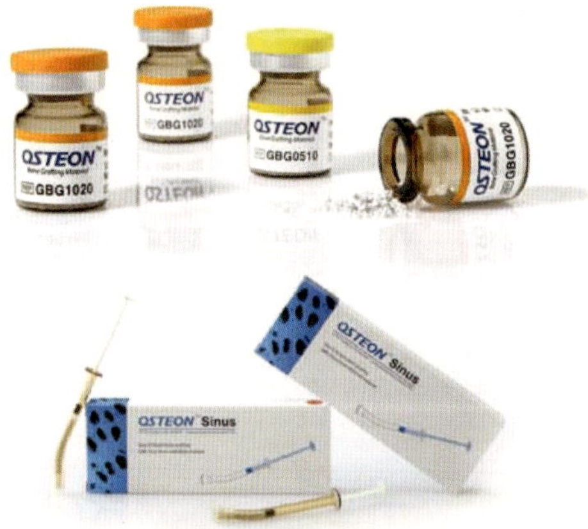

그림 4-9 Osteon

(7) Bioplant HTR

표면이 수산화 칼슘으로 이루어진 미세다공성 복합체이다. 이 이식재는 천천히 흡수되어 4년 내지 5년 정도 후에는 골로 대체된다. 발치 후 예상되는 치조골 손실을 예방하고 치조제의 높이 및 폭을 유지하는데 효과적으로 사용될 수 있다.

(8) Bioactive glass ceramic

- Unigraft® (Unicare Biomedical)
- PerioGlas® (NovaBone Products, USA)
- BioGran® (Orthovita)

3. 골유도재생술(GBR: Guided Bone Regeneration)

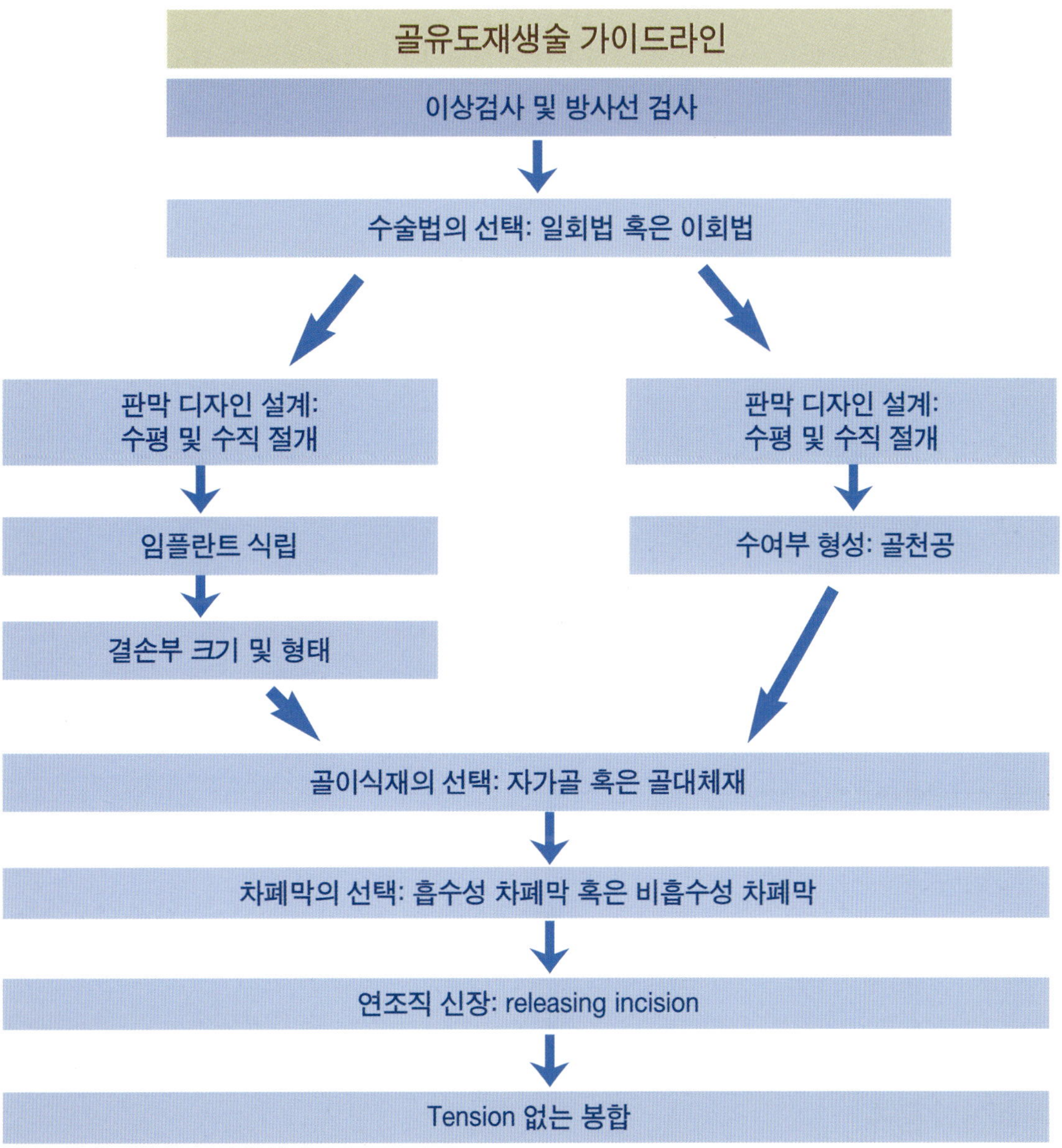

1) 개요

차폐막을 사용하여 공간을 형성하고, 이 공간 하부의 골 결손부 내로 조골세포의 유입을 유도함으로써 골 조직 재생을 도모하는 술식이다.

치조능의 폭이 7~10mm 정도면 충분한 임플란트 식립조건이 되지만 식립 후 골열개 혹은 천공에 의해 나사산의 일부가 노출되거나 임플란트 상방에 골결손이 심한 경우에는 골이식을 시행하고 차폐막을 사용하여 골유도재생술을 이용하게 된다.

다음과 같은 원칙을 준수하는 것이 골유도재생술의 성공을 보장할 수 있다.

① 세포차단성: 치은 결합조직의 세포 유입을 차단

② 공간 확보 및 유지: 차폐막의 물리적 강도가 우수해야하며 골이식 혹은 티타늄 나사나 핀 등을 이용한 tenting을 통해 공간을 확보하는 것이 중요하다. 골이식을 이용한 공간확보가 다른 방법(나사, 핀을 이용한 tenting)에 비해 골재생효과가 우수하다고 한다.

③ 막의 고정성: 막과 조직 사이의 견고한 부착을 통해 치유기간 중에 막의 움직임이 없어야 한다.

④ 무균처치: 세균에 대한 차단성이 확실해야 한다.

⑤ 창상의 안정: 술 후 창상이 벌어지면서 차폐막이 노출되는 것을 최소화해야 한다.

2) 적응증 및 금기증

(1) 적응증

① 부분적인 골 결손이나 임플란트가 위치하는 주위에 있는 골결손부

② 발치 직후 즉시 임플란트 식립 시 발치와와 임플란트 사이의 빈 공간을 메꾸기 위한 경우

③ 기존의 임플란트 주위에 만성골염에 의한 골파괴가 존재하는 경우

④ 기존의 골 형태를 증가시키는 경우

⑤ 골유도재생술을 요구하는 결손부의 범위에 관한 문헌 정보가 거의 없지만, 최근에는 광범위한 4벽성 임플란트 주위 골결손부, 협측 혹은 설측벽의 광범위한 결손을 보이는 부위로 제한하는 경향이 있다.

(2) 금기증

① 급성 감염이 존재하는 결손부

② 0.5~1mm이하의 적은 간격을 보이는 좁은 4벽성 결손부는 어떠한 재생술식이 시행되지 않더라도 양호하게 치유되는 경우가 많다.

③ 치조골의 수직 및 수평결손이 심한 경우에는 온레이 골이식, 개재골이식술, 신연골형성술 등과 같은 다른 방법의 재건술을 시행하는 것이 바람직하다.

3) 차폐막의 종류

(1) 비흡수성 차폐막

① **e-PTFE (expanded-polytetrafluoroethylene) (그림 4-10)**

오랫동안 연구되고 사용되어 왔던 차폐막으로 골조직 재생술에 사용되는 막의 기준으로 생각되고 있다. 이차 수술을 통해 차폐막을 제거해야 하고, 차폐막이 노출되는 경향이 많으며, 일단 노출되면 치태의 침착이 많아 감염의 가능성이 매우 높은 단점이 있다. 일반적인 Gore-tex 차폐막에 rigidity를 제공하는 titanium reinforced Gore-tex도 사용되고 있다.

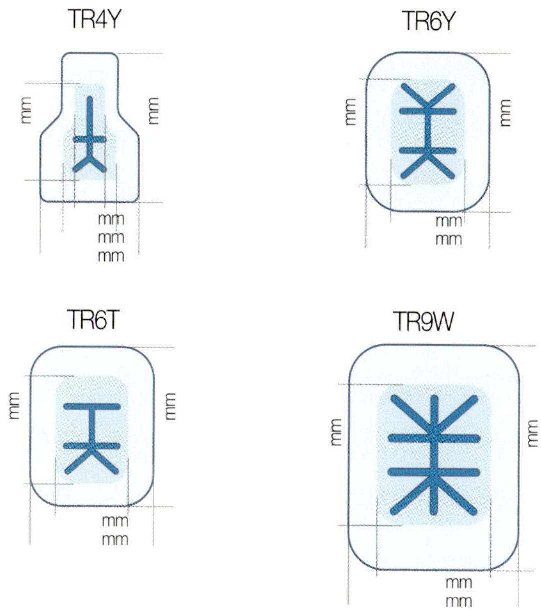

그림 4-10 e-PTFE 차폐막

② **Titanium mesh**

티타늄을 얇은 판의 형태로 제작하여 공간 확보가 용이하도록 한 것으로 2차적으로 차폐막을 제거해야 하고, 차폐막이 노출된 경우 염증반응을 일으켜 막을 조기에 제거해야 하는 경우가 발생할 수 있다.

(2) 흡수성 차폐막

흡수성 차폐막은 막을 제거하는 수술이 필요없는 장점이 있으나, 대부분의 흡수성 막들은 막 자체의 견고성이 떨어지고, 조기에 흡수될 수도 있어서 골조직 재생 효과를 최대한 얻어내기 어려운 경우도 있게 된다. 그러나 차단기능을 연장한 흡수성 차폐막은 비흡수성 차폐막과 유사한 재생효과를 나타내는 것으로 보고되고 있다.

① **Collaguide(오스코텍, 한국)**

돼지의 진피(porcine dermis)에서 추출한 콜라겐으로 만들었으며, 흡수 기간은 약 3~5개월이다.

② **BioGide(Geistlich Sohne AG, Switzeland) (그림 4-11)**

돼지의 진피에서 추출한 흡수성 차폐막으로 crosslinking이 없는 Type I 과 III 콜라겐으로 구성되어 있다. 두 층으로 되어있다. 흡수되는 기간은 약 4~6개월이다.

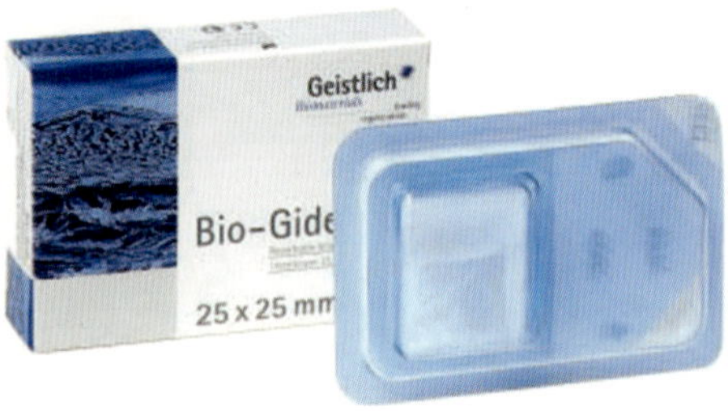

그림 4-11 BioGide

③ **Biomend Extend(Sulzer Calcitec, carlsbad CA, USA)**

소의 인대(bovine tendon)에서 추출한 type Ⅰ 콜라겐으로 glutaraldehyde를 이용하여 cross-linking을 많이 부여하여 차단기능이 연장되도록 한 흡수성 막으로, 조직재생에 필요한 기간을 최대화 해주는 장점이 있다.

④ **Ossix(Implant Innovations, Inc, Palm Beach Gardens FL, USA) (그림 4-12)**

Enzymatic cross-linked bovine type Ⅰ 콜라겐으로 감염에 대한 저항성이 우수하고 노출된 차폐막 위로 상피조직의 자연스러운 증식을 도모하여 발치와에서의 골조직재생과 같이 연조직의 완전한 봉합이 어려운 경우에 다른 흡수성 재료나 e-PTFE 차폐막에 비해 우수한 결과를 보인다고 보고하고 있다.

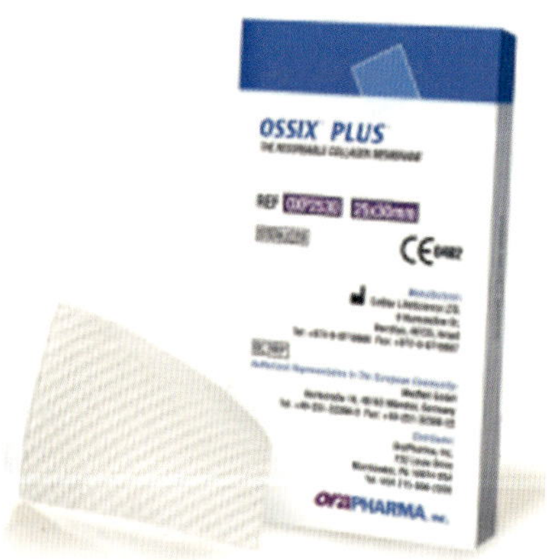

그림 4-12 Ossix

4) 외과적 적용

(1) 발치후 즉시 식립 임플란트에서의 GBR

① 발치후 즉시 식립 임플란트

- 치조제의 폭과 높이를 가능한 유지하여 최대한의 골조직 양을 유지할 수 있으며, 치료기간을 단축시킬 수 있다.
- 치조골에 진행성의 염증이 없는 치근파절이나, 신경치료의 실패로 인한 발치의 경우 사용할 수 있다.
- 단점으로는 발치후 즉시 식립시 골량이 충분치 않은 경우, 임플란트 안정성에 문제가 될수 있으며, 연조직으로 차폐막을 완전히 덮기 어렵다.
- 발치와 병소에서 GBR을 이용하여 임플란트를 성공적으로 식립할 수 있다.

② GBR

- 공간을 유지할 수 있는 병소와 없는 병소 모두 GBR방법으로 치료할 수 있다.
- 공간을 유지할 수 있는 병소에서는 차폐막만으로도 성공적으로 치료할 수 있다.
- 공간을 유지할 수 없는 병소에서는 골조직을 넣었을 때, 더 나은 결과를 얻을 수 있다.
- 차폐막이 노출되면 골조직의 생성량이 감소하지만 성공을 결정하는 요인은 아니다.

③ 외과적 술식(상악 전치부의 경우)

- 피판 설계 및 치아 발치
  - 치조골의 염증없이 협측골의 높이를 유지할 수 있는 경우 flap을 열지 않고 치아에 가능한 손상을 최소화하여 발치한다.
  - 특히, 순측판(labial plate)부위에 발치기사의 적용은 금기증으로, 발치기자에 의한 골의 파절이 발생하지 않도록 주의한다. 이때 periotome과 같은 기구를 이용하여 인접 치조골을 최대한 보호한다(그림 4-13).
  - 치조골의 흡수가 있는 경우 필요한 골이식의 양을 고려하여 피판을 설계한 후, 점막치은 경계를 지나는 reversed C-shaped 수직절개를 주고 전층점막골막 피판을 형성하여 치조골을 완전히 노출시킨다(그림 4-14)
  - 수직절개(vertical incision)는 가능한한 결손부에서 한 개 치아 정도 떨어진 곳에 주도록 하여 이식된 골조직 및 차폐막 감염 가능성을 최소화한다.
- 시술부위 준비
  - 작은 periosteal file이나 curette을 이용하여 발치와 부위의 완전한 debridement을 시행한다. 생리식염수로 세척한 후, stent를 이용하여 적절한 임플란트 식립위치를 확인한다. 최종적으로는 발치와와 인접 골조직 상태를 육안으로 확인한 후 결정한다.
  - 상악 전치부의 경우 식립 위치를 발치와의 구개측에 보통 위치시키며, 상악 구치부의 경우는 interradicular bone을 이용하는 것이 초기고정을 얻는 데 도움이 된다.
  - 하악 구치부에서는 interradicular bone을 이용하거나 근심과 원심의 발치와를 이용하여 임플란트를 식립한다.
- 임플란트 식립 및 차폐막 적용

– 수술용 stent를 위치시키고, pilot drill의 guide를 위해 round bur로 발치와의 구개측 골에 notch를 줘서 임플란트 식립지점을 표시하고, 통법대로 드릴후 임플란트를 식립한다(그림 4-15).
– 임플란트 주변부 골결손부를 골조직 재생술을 통해 수복하기 위해 차폐막을 설치한다.
– 차폐막은 결손 부위보다 2~3mm 정도 넓게 자르고, 차폐막 주변부위는 각이 진 부분이 없도록 둥글게 잘라 차폐막 노출 가능성을 최소화한다. 차폐막과 임플란트사이에 골조직이 재생될 충분한 공간이 만들어질 수 있는지 확인하고, 그렇지 못할 경우 골이식을 고려한다(그림 4-16).

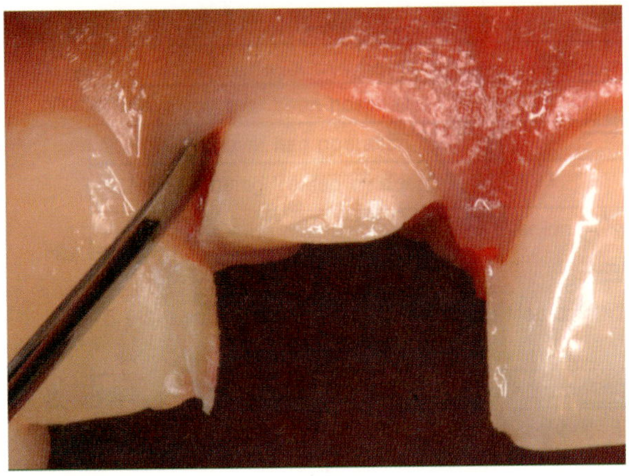

그림 4-13 Periotome

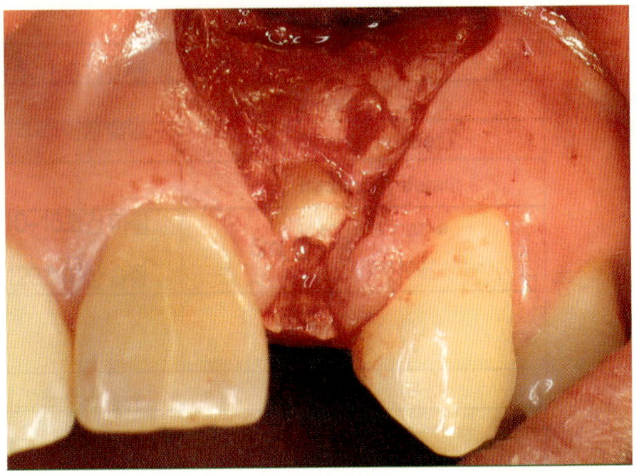

그림 4-14 상악 좌측 측절치 발거 및 임플란트 식립위해 전층판막을 거상하였다.

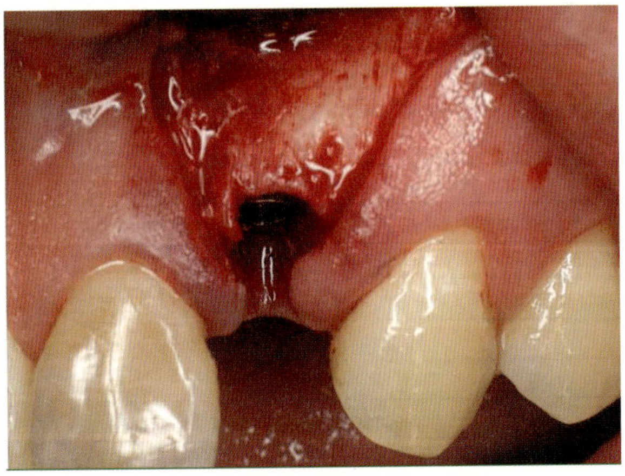

그림 4-15 발치후 통법에 따라 임플란트를 식립하였다.

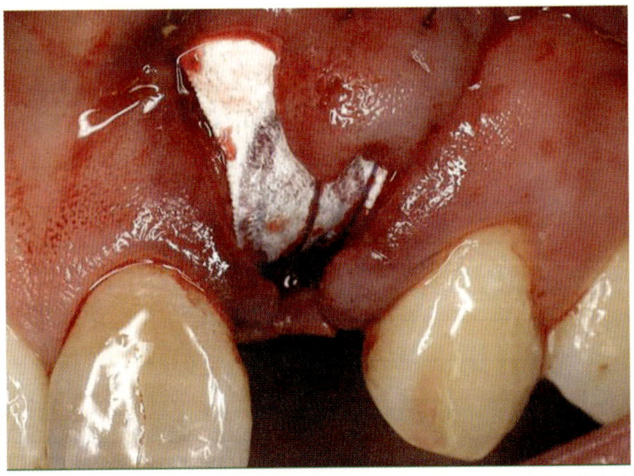

그림 4-16 임플란트와 협측골간의 간극이 있으나 골이식을 시행하지 않고 차폐막만 위치시켰다.

***차폐막의 형태 유지술식**

① Tenting 술식

- 골조직에 2~3개의 소형나사를 식립하여 공간을 확보할 수있다.

② 골이식을 시행하여 차폐막의 형태유지

- 차폐막 하방에 골이식을 시행하고 차폐막을 피개하면 차폐막의 함몰을 방지하고 신생골조직 형성을 위한 공간을 확보할 수 있다.
- 차폐막의 동요는 골재생 반응 결과에 안좋은 영향을 미치므로 고정을 원칙으로 한다. 막의 고정은 핀이나 나사를 이용할 수 있으며, 판막과 봉합사를 이용하여 고정하기도 한다.

***차폐막의 고정**

① 임플란트 cover screw를 이용하는 방법: 외과용 칼로 차폐막에 작은 구멍을 형성한 후 임플란트 cover screw부위에 적합시키고 고정한다.

② 환상봉합(circumferential suture) 고정법

③ 조직공간을 이용한 고정법: 골막하방에 수동적으로 고정하는 방법이다. 봉합을 시행하지 않아 술식이 간단한 장점이 있지만 막이 주름지면서 결손부의 피개효과가 떨어질 수 있고 치유과정 중 차폐막이 움직일 가능성이 높다.

④ 나사고정: 차폐막을 위치시킨 후 drilling하고 작은 티타늄나사로 고정한다.

• 피판 봉합

– GBR을 동반한 발치후 즉시 임플란트의 경우 일차피개를 원칙으로 해야 하나, 연조직의 양이 부족하여 완전한 일차 피개가 어려울 수 있다. 이러한 경우 발치와를 덮을 수 있는 healing abutment를 위치시켜, 이식재의 이탈을 막고 임플란트를 노출시킨 상태로 봉합을 고려할 수도 있다.

– 일차 피개시 피판에 tension이 없도록 하는 것이 가장 중요하며, 다음과 같은 방법을 사용할 수 있다.

ⓐ 전진피판

• 가장 많이 사용되며, 결손부의 근원심측에 수직절개를 길게 줘서 판막의 가동성을 높일 수 있다.

• 수직절개 시에는 반드시 점막치은경계를 지나야만 조직의 가동성을 얻을 수 있다.

• 또한 판막 내측의 골막을 교합평면에 평행하게 늘리기 위해 판막의 상방부에 iris scissor 또는 수술용 칼을 이용하여 골막이완절개를 시행한다. 이때 피판이 천공되지 않도록 주의해야 하며, 근원심의 수직절개부위를 지나야 더 많은 연장을 얻을 수 있다.

• 조직 내부를 metzenbaum이나 mosquito 등으로 하방박리하여 조직을 연장시킬 수도 있다.

ⓑ 중첩 절개(Overlapped incision)

• Langer와 Langer에 의해 제안된 방법으로 연조직의 두께가 충분할 때 사신으로 절개선을 넣어 절개부위의 면적을 크게 하여 봉합시 혈액공급을 받는 부위를 넓게 하고, 연조직 피개 범위에 여유를 부여할 수 있다.

ⓒ Remote incision

• 시술하고자 하는 골결손부보다 약 한 개 치아 정도 건너서 절개를 가하는 방법

• 이는 차폐막을 사용하는 경우 특히 비흡수성막의 사용시 절개선과 막변연부가 너무 밀접하면 치유 과정에서 감염이 발생할 수 있는데 이를 방지하는 장점이 있다. 절개는 반드시 치아의 line angle에서 시작한다.

• 차폐막의 제거

– 일반적으로 골조직이 형성되어 안정화되는 최소한의 기간은 약 6개월 정도로 잡고 있으며, 이 기간 안에 차폐막의 제거는 가능한 피하는 것이 좋다.

– 차폐막의 제거는 가급적 임플란트 2차 수술시 동반하여 시행하는 것이 추천된다.

• 차폐막의 노출

– 만약 차폐막 제거 예정시기 이전에 막이 노출되는 경우, 노출 정도가 많지 않고 다른 감염의 증상이 보이지 않는다면 chlorhexidine를 면봉에 묻혀 노출된 막 주위로 소독하고 하루 2회 chlorhexidine 구강세척을 하도록 하고, 매주 검진을 하여 감염의 증상이 보이면 바로 제거하는 것이 좋다.

• 특히 초기에 막이 노출되는 경우 가급적 약 2개월 정도는 막을 유지하도록 철저한 소독관리를 시행한다.
• 제거된 막하방의 육아조직은 그대로 놔두는 것이 좋다.

(2) 골열개와 천공 결손에서의 GBR

① 6mm이상의 협설폭을 갖는 치조제의 경우 임플란트를 식립하는데 문제가 없으나, 그보다 좁은 폭경의 치조제 경우 혹은 심미적으로 이상적인 위치에 임플란트를 식립해야 하는 경우 dehiscence 혹은 fenestration 형태의 골 결손을 보이게 된다. 이러한 경우 GBR을 통해야 결손부에 골조직 재생을 유도할 수있다.
② Shanaman 등 : FDBA와 DFDBA의 혼합 사용시 DFDBA의 골유도성과 빠른 흡수성을, FDBA에서 강화된 공간 유지력을 모두 활용할 수 있다고 보고하였다.
③ GBR 방법은 space-making defect와 non-space making defect에서 모두 노출된 임플란트의 표면을 완전히 덮을 수 있다.
④ Space-making defect에서는 이식재를 사용하지 않아도 성공적으로 치료될 수 있다.
⑤ Non-space-making defect에서는 공간을 유지하기 위해 이식재가 필요하다.
⑥ 자가골, DFDBA, FDBA가 모두 성공적으로 사용된다.
⑦ 차폐막이 조기 노출될 경우 결과에 영향을 미칠 수 있다.

• 외과적 술식
 – 절개 및 피판 박리
 위에서 기술한 것과 같은 방법으로 시행한다(그림 4-17).
 – 임플란트 식립:폭이 좁은 치조제가 노출되며, 적절한 부위에 임플란트 식립(그림 4-18)
 dilling시 드릴에 묻어나오는 자가골 입자들은 좋은 골이식재로 사용할 수 있으므로, 가급적 모아둔다. 모아둔 자가골 입자는 동종골이식재 또는 합성골이식재와 혼합하여 사용할 수 있다(그림 4-19).
 – 골이식재 이식 및 차폐막 이용한 피개:노출된 나사선부위에 골이식재 이용하여 골이식후, 차폐막을 이용하여 피개한다(그림 4-20, 4-21).
 – 봉합

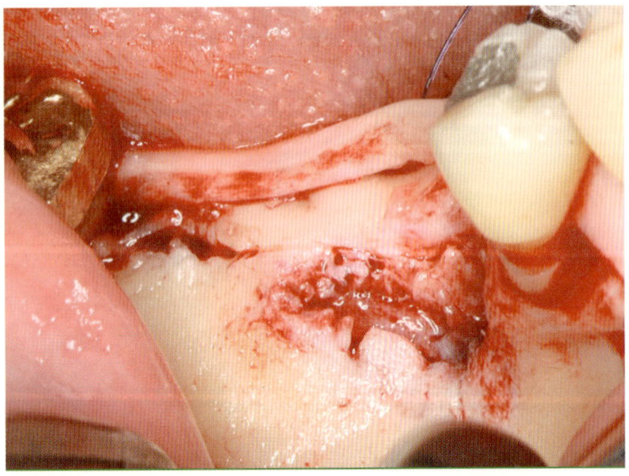

그림 4-17 임플란트 식립 예상부위에 골결손이 관찰된다.

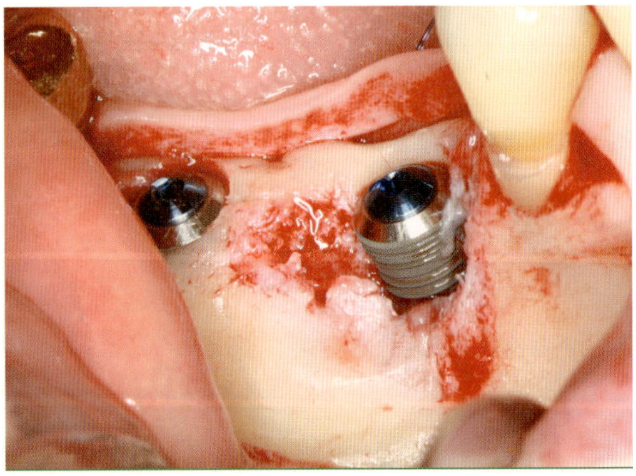

그림 4-18 임플란트 식립후 협측으로 열 개형 임플란트 주위 골결손이 형성되었다.

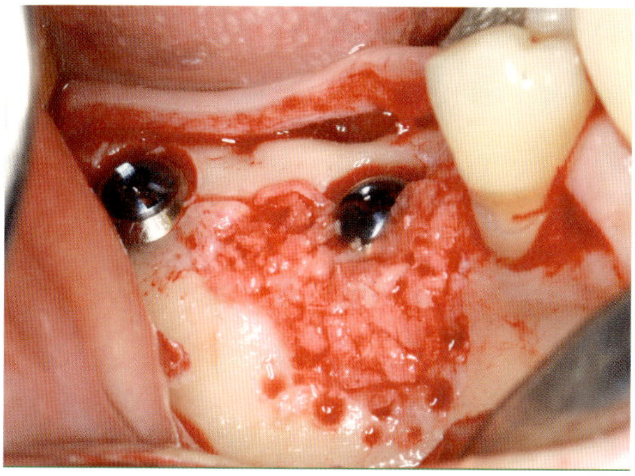

그림 4-19 주위 치조골을 채취하여 일차적으로 임플란트 협측에 이식하였다.

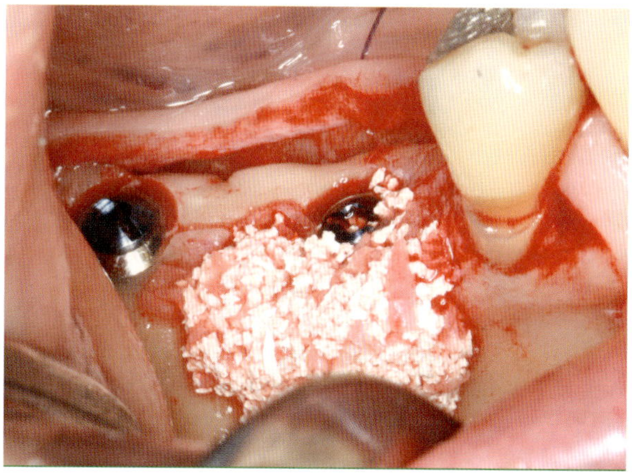

그림 4-20 합성골을 추가하여 이식하였다.

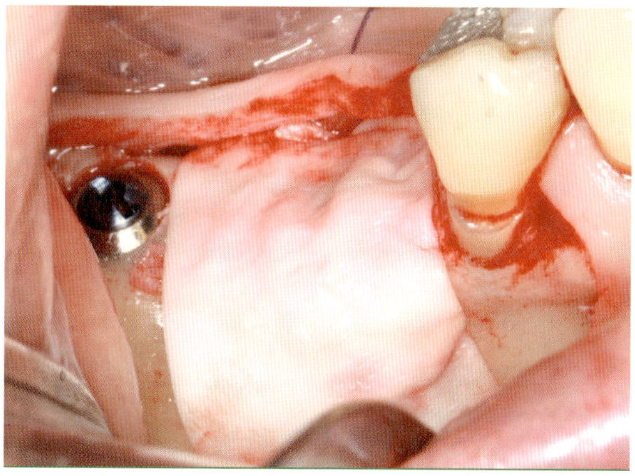

그림 4-21 흡수성 차폐막으로 이식부위를 피개하였다.

(3) 국소적 치조능 증강술(Localized ridge augmentation)

① 심한 치주질환, 치아파절, 치근단 병소, 외과적 손상 등에 의해 골조직이 흡수되는 경우 국소적 치조제의 결손이 발생할 수 있으며, 이러한 결손은 비심미적 외형을 초래할 뿐만 아니라 임플란트 식립에도 많은 영향을 준다.

② 특히 심하게 흡수된 치조제에 임플란트를 식립하고 보철을 하게 되면 심미적-기능적으로 많은 어려움을 일으키므로 GBR을 통한 손상된 치조제의 수직적 또는 수평적 증대를 통해 적절한 외형으로 복원시켜야 한다.

- 수평적 치조능 증강술
  - 치조능의 폭경을 효과적으로 증가시키기 위한 술식으로 자가골을 이용한 증강술은 입자형 골이식재를 사용하는 경우보다 치조능 폭경의 증가가 더 많았고 합병증의 발생률은 더 낮았다. 또한 수평적 치조능 증강술은 종종 차폐막과 입자형 자가골, 동종골, 이종골이식을 동반한 자가골 이식술의 사용이 요구된다.
- 수직적 치조능 증강술
  - 수직적 골증강술은 수평적 골증강술에 비해 예지성이 더 낮으며, 합병증 발생률이 더 높다. 자가골을

이용한 골증강술에서 입자형 재료를 사용한 경우보다 치조능 고경의 증가량이 더 많았다. 또한 수직적 치조능 증강술은 매우 빈번하게 차폐막과 입자형 자가골, 동종골, 이종골 이식을 동반한 자가골 이식술의 사용이 요구된다.

- 자가골 이식의 사용에도 불구하고, 합병증 발생률이 높을 수 있으며, 추가적인 이식술이 필요할 수 있다. 이식재는 임상적 상황에 필요한 생물학적, 기계적 특성에 따라 선택해야 한다. 입자형 재료의 사용시, 차폐막 사용이 요구된다.

• 골재생 유도 시기

- 발치 시: 조기에 차폐막 노출 가능성이 큰 어려움이 있으나, 발치와가 하나의 급성 창상으로 받아들여지므로 골형성에 관여하는 세포와 혈액공급이 쉽게 이루어질 수 있다.
- 발치후 4~6주: 충분한 양의 치은조직을 얻을 수 있다. 발치 후 결체조직과 골조직 사이에 혈병을 대체하려는 경쟁으로 치조정 흡수(alveolar crestal resorption)가 일어나기 시작하고, 발치와 하방은 적어도 2/3이상 woven bone으로 채워진다. 그러나 6주 정도의 미성숙 골조직은 연조직으로 오인되기도 하고, 임플란트 식립에 충분한 안정성을 제공하지 못하기도 한다.
- Carlsson 등: 골흡수는 발치후 1주일에 시작되어 첫 3주에 상당한 양의 순측치조골판이 얇아지고, 5~6주 후에는 원래의 치조골판이 완전히 흡수된다. 따라서 3~6주에 노출된 차폐막을 제거하는 일 외에 수술부위를 다시 여는 것은 좋지 않다.

• 외과적 술식(전치부의 수평적 치조골 흡수의 경우)

- 결손부 노출을 위한 전층 점막골막의 형성

ⓐ 판막을 너무 얇게 하는 것은 피해야 한다. 두터운 치은 조직은 피개를 향상시키고 시술결과와 심미를 개선시킬 수 있다. 치조제가 흡수된 무치악부에 치조정절개를 가하고, 골이식을 시행할 범위를 고려하여 절개를 연장 후, 수직 이완 절개를 가한다. 상악 전치부의 치조정절개 시 절개선을 약간 구개측에서 시행하여 차폐막의 피개를 확실하게 해주어야 한다. 수직 절개는 재료 위에 두어서는 안되며, 재료로부터 떨어져 위치해야 한다(그림 4-22).

• 육아조직의 제거 및 피질골 천공

- 직경이 작은 bur(No.1/2~2)를 이용한 피질골의 천공은 vascular channel이 자라고, 골전구세포들이 빠르게 자라도록 하기 위하여 혈행을 증가시키는 역할을 한다.
- 본 단계는 술식에 반드시 필요한 것은 아니며, 임상적 상황에 맞게 적용 여부를 결정해야 한다.

• 이식골괴의 채취

- 하악 정중부 또는 상행지부에서 골결손부에 적합한 크기의 골편을 채취한 후, 이를 이식하고자 하는 부위에 안정적으로 적합되도록 다듬는다.

• 이식골괴의 형성 및 고정(그림 4-23, 4-24)

- 채취한 자가골괴를 수혜부에 적합시킨 후, drill bit 이용하여 골편과 수혜부를 한번에 관통시켜 screw hole을 형성한다. Screw hole 형성을 용이하게하기위하여 골편을 공여부에서 채취하기전 미리 형성하여 수혜부에 이식할 수도 있다.
- screw head가 골괴에 완전히 잠길 수 있도록 round bur 이용하여 이식골괴의 screw hole 상방을 확장시켜준다.
- screw로 이식골편을 고정한다. screw를 이용한 고정시, 직경과 길이의 선택은 임상적 상황에 따라 선

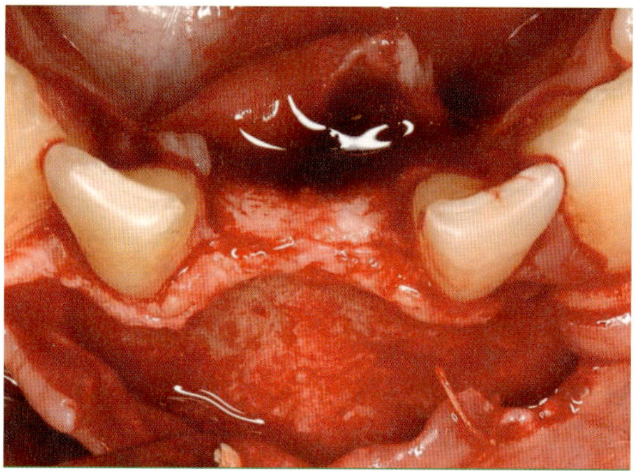

그림 4-22 하악 전치부의 협측골 흡수가 관찰되며 하악 이부에서 골편을 채취하기위해 치조정 절개 및 수직 이완절개후 전층판막으로 거상하였다.

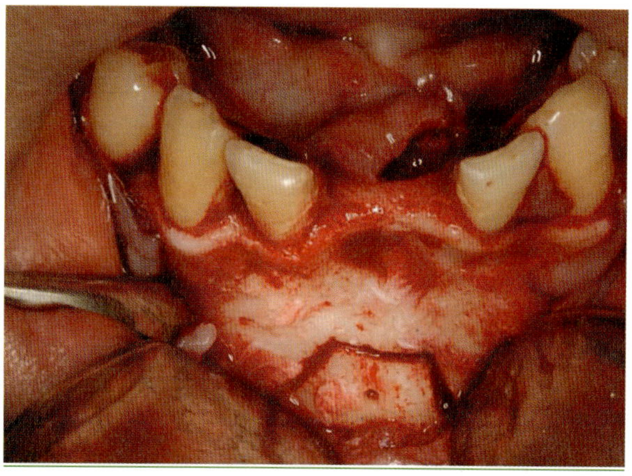

그림 4-23 인접 해부학적 구조물을 피해 블록형 골이식을 위한 골절단을 시행하였다. 수혜 부로의 골절편의 고정을 용이하게하기위하여 미리 screw hole을 형성하였다.

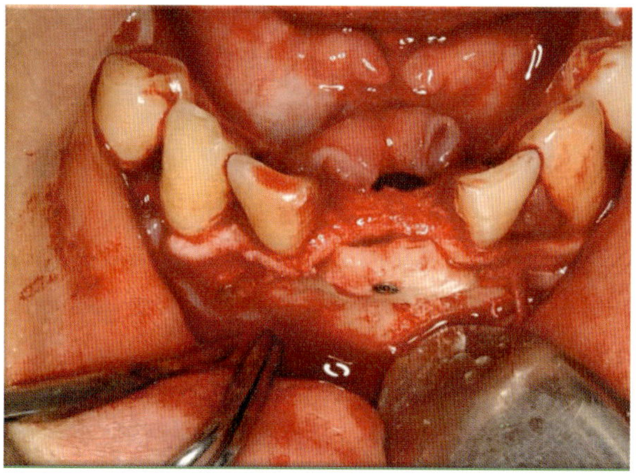

그림 4-24 채취한 골절편을 수혜부에 screw을 이용하여 고정하였다.

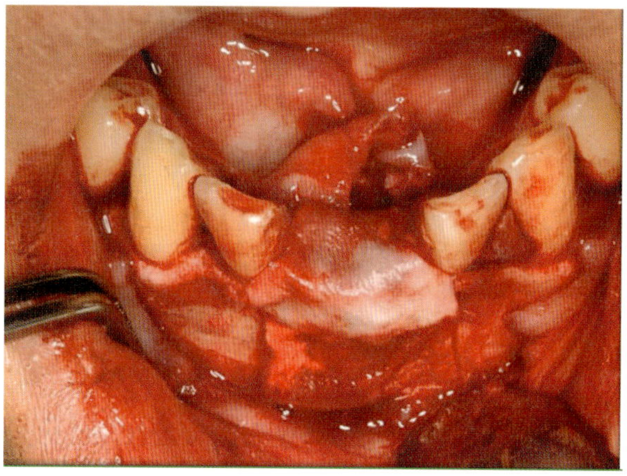

그림 4-25 흡수성 차폐막으로 이식부위를 피개하였다.

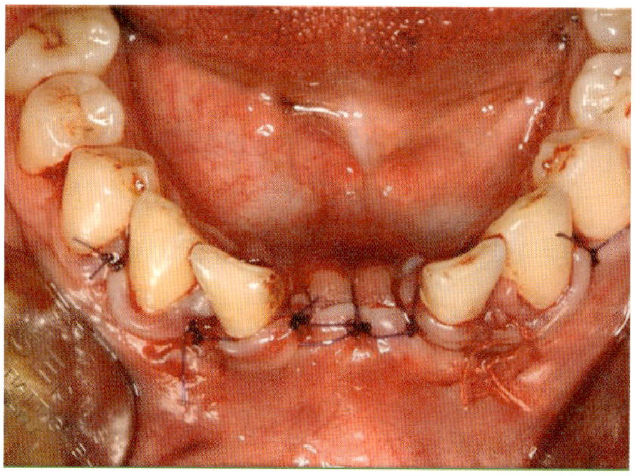

그림 4-26 이식부위가 노출되지 않게 장력없이 일차봉합을 시행하였다.

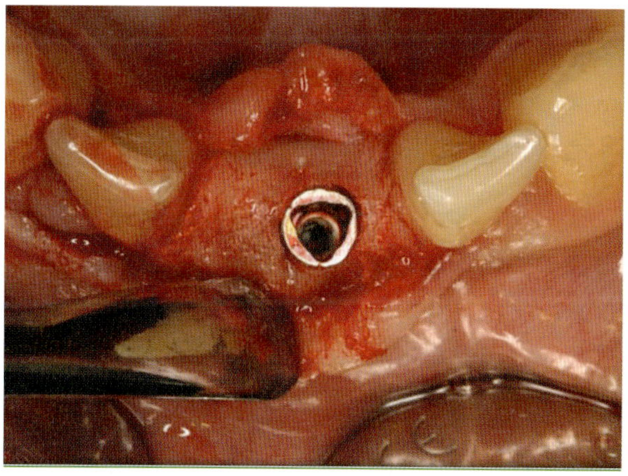

그림 4-27 약 4개월후 재생된 골을 확인 할 수 있으며 적절한 위치에 임플란트를 식립하였다.

택할 수 있지만, 중요한 것은 이식골괴가 확실히 고정되어야 한다는 것이다.

–고정한 이식골괴 주변의 결손부 및 빈 공간을 골이식재로 충전한다. 골이식재의 충전은 임상적 상황에 맞추어 선택할 수 있으며, 혼합 이식을 시행할 수도 있다.

• 차폐막 적용(그림 4-25)

–흡수성 또는 비흡수성 차폐막을 선택하고 막의 크기를 정한 후 형태를 다듬어 날카로운 모서리를 만들지 않도록 한다.

–막은 결손부 변연보다 최소 3mm 연장하며, 내면이 결손부를 덮도록 해야 한다.

–항상 차폐막은 인접치아보다 약 1mm 정도 떨어지도록 위치시킨다. 왜냐하면 치은 열구를 통해 감염이 일어날 수 있게 때문이다. 차폐막의 적합 시 차폐막이 접히지 않도록 한다.

• 이완절개 및 봉합(그림 4-26)

–피판에 골막이완절개를 가한 후, tension 없이 피개되는지 확인한다.

–골괴 이식시, 연조직이 얇은 경우 피개할 수 있는 연조직의 양이 부족할 수 있으므로 결체조직 이식술을 선행하는 것을 고려할 수 있다.

–골이식재 및 차폐막이 노출되지 않도록 완전히 봉합한다.

• 임플란트 식립 및 차폐막의 제거(그림 4-27)

–약 6개월 경과 후, 임플란트 식립을 위해 피판을 거상한 후, 비흡수성 차폐막을 사용한 경우 차폐막을 제거하고 임플란트를 식립한다.

5) 수술 후 관리

(1) 합병증 및 처치

① 차폐막이 노출되는 경우는 약 20~50%로 보고되고 있으며 차폐막이 상부 연조직을 통해 노출될 때 합병증 발생 빈도가 대단히 높아진다. 노출이 반드시 골유도재생술 실패를 의미하는 것은 아니지만 노출되었을 경우에는 노출되지 않은 경우에 비해 신생골의 양과 질이 훨씬 떨어지는 것은 확실하다(그림 4-28).

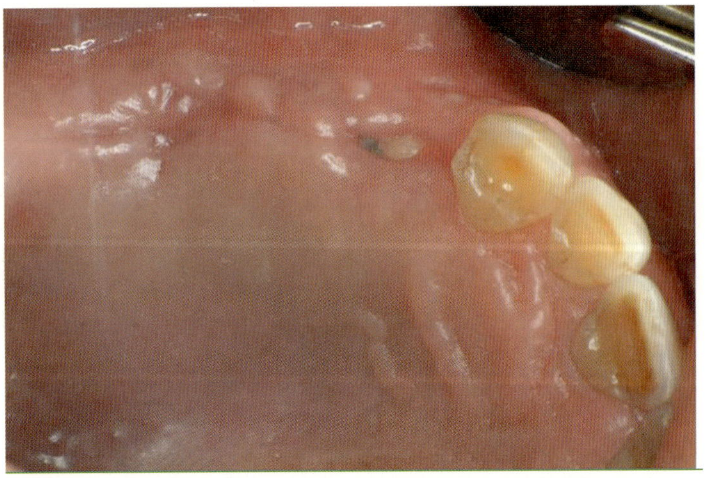

그림 4-28 비흡수성 차폐막이 노출되었으나 감염양상은 발견되지 않는다.

② 노출된 비흡수성 차폐막이 연조직으로 둘러싸이고 염증이 없고 차폐막의 유동성이 없으면서 주변의 연조직을 가볍게 누를 때 통증과 배농이 없는 경우에는 즉시 제거하지 않아도 된다. 그러나 0.1~0.2% chlorhexidine 함수 등을 통한 철저한 위생관리와 경과 관찰이 필수적이다. 최소 4주간 유지하다가 제거한다.

③ 노출된 흡수성 막은 흡수가 가속화되면서 감염을 유발하고 골유도재생 효과를 현저하게 감소 시킬 수 있기 때문에 노출된 부분을 즉시 제거하는 것이 좋다.

(2) 골유도재생술 후 2차 수술 시기

① 과립형 이식재료를 이용한 차폐막 골유도재생술을 행한 경우 이식부위의 크기와 골성벽의 수, 사용된 자가골의 양에 따라 짧게는 3, 4개월에서, 많게는 10개월까지의 시간이 소요된다. 많은 이식부위가 너무 빨리 개방됨으로 인해 성공하지 못하고 있다. 실제로 미성숙 골과 연골에 골이식재가 섞여 있는 상태로 골의 대체를 위한 골전도 과정이 완료가 되지 않은 상태이다. 그러므로 6~10개월 정도 기다리는 것이 일반적일 것이다.

② 이식재의 성숙은 이식 부위 연조직의 치유가 끝난 후에 시작된다. 만약 초기 치유기간의 몇 주 동안 골이 노출되면 골이식은 연조직이 이식할 부위 상방에서 완전하게 치유가 될 때까지 미루어져야 한다.

6) GBR 성공의 필수요건

(1) 임플란트의 안정성

① 임플란트의 안정성이 무엇보다도 중요하며, 이를 위해 골질이 나쁜 경우 길이가 길거나 직경이 큰 임플란트를 사용할 수 있으며 비강저, 상악동저의 단단한 피질골에 고정하기도 한다.

② 또한 넓은 직경의 임플란트를 사용하거나 osteotome을 사용하여 골조직을 측방 및 하방으로 압축하여 고정성을 좋게 한다.

(2) 창상의 안정성

① 차폐막을 이용하여 섬유성 결체조직의 성장은 차단하고, 혈관모세포(angioblast)와 골형성세포(osteogenic cell)가 골수에서부터 GBR부위로 방해받지 않고 성장하도록 한다.

② 차폐막은 혈병의 안정성에 중요한 역할을 하므로 치유기간 동안 움직임이 없어야 하며 또한 차폐막 상방으로 보철물에 의한 압박이 가해지지 않아야 한다.

(3) 건강한 혈관성 조직

① 골형성세포(Osteogenic cell)가 충분히 골수에서 유도될 수 있도록, 작은 bur(No.1/2~2)를 이용하여 피질박리를 시행한다.

(4) 적절한 공간확보

① Titanium reinforced 차폐막을 사용하거나 핀, 임플란트를 이용하여 차폐막을 받쳐준다. 또는 골이식 재료를 이용하여 공간을 확보한다.

(5) 감염 예방

① 수술전 후로 적절한 항생제 요법을 사용해야 하며, 보통 수술 1시간 전에 amoxicillin 등의 항생제를 경구투여하고, 술후 5~7일간 복용시킨다.

② 수술 전후 항생제 투여의 기간 및 약제의 종류, 방법은 프로토콜이 매우 다양하며, 환자의 상태 및 술자의 경험에 따라 다르게 적용할 수 있다.

(6) 연조직 피개

① 차폐막 노출시 감염의 기회가 높아지고, 창상의 안정성이 떨어지므로 연조직에 장력없이 완전히 봉합하는 게 중요하다. 이를 위해 수직 절개 및 골막이완절개를 통해 연조직 피판의 연장을 도모한다.

(7) 창상 치유

① Jones와 Triplett 등은 임플란트 식립과 골재생을 동시에 시행한 경우 흡연 환자중 80%가 후유증이나 문제점이 있었으며, 비흡연자중에서는 단 10%에서만 후유증이 나타난 것으로 보고하였다.

4. 상악동 골이식술

1) 상악동의 해부

(1) 상악동의 구조

- 외벽: 상악골 하방과 관골돌기를 형성. 안와하 동맥과 후상 치조동맥의 내골성 문합을 포함한다.
- 하벽: 상악동저라고도 하며, 상악 구치부의 치근단과 연관. 치아가 상악동 바닥을 관통하거나 내면에 직접 접촉되기도 한다. 약 30%정도에서 유치악 상악에서 골격벽에 존재하며 75%이상 소구치부에 존재한다.
- 전벽: 안와 가장자리에서 소구치 치근단 바로 위로 이어지는 얇고 밀도 있는 뼈로 이루어져 있음. 안와하 신경은 상악동의 지붕을 지나 안와하공까지 주행한다.
- 내벽: 비강의 외측으로 내벽의 아래 부분은 하비도나 비와의 바닥에 해당하며, 위쪽은 중비도에 해당한다. 소공이 내벽의 윗부분에 존재한다.
- 후벽: 측두하와에서부터 상악동을 분리하는 익상악 부분에 해당한다. 익상악와 부분에는 내상악동맥, 익돌근 정맥총, 접구개신경절, 대구개신경 등이 포함한다.

(2) 상악동의 혈액공급과 신경 분포

- 외경동맥에서 분지되는 상악동맥에 의해 직접적으로 공급받는다.
- 후상 치조동맥과 안와하 동맥으로 가지를 내며 주로 이 혈관에 의하여 혈액을 공급받고 내골성 문합 또는 외골성 문합을 형성한다.
- 후상 치조동맥의 내골성 분지는 상악동저에서부터 5~10mm 사이에 관찰이 되며, 측방으로의 접근시 파열 가능성이 있어 많은 출혈을 야기할 수 있다.
- 파열로 인한 출혈시 수술 시야를 방해하며, 상악골내로의 혈류공급을 줄여 골이식에 좋지 않은 영향을 미친다.
- 상악동 점막의 내측과 후방은 후외비동맥을 통해 혈액공급을 받는다.
- 나이가 증가할수록 상악골의 혈관의 크기와 숫자가 점점 줄어들어 골이식 후골의 치유와 재생을 느리게 한다. 또한 골흡수가 증가할수록 피질골이 얇아져서 혈액 공급의 감소를 유발한다.
- 상악동의 정맥 분포는 상악동 소공에 있는 정맥총에서 비롯되며, 이 망상 조직은 전방으로는 안면 정맥에, 후방으로는 상악정맥과 경정맥까지 분포한다.
- 측방 접근법을 이용한 상악동 골이식술에서 상악동 외벽의 상방에 존재하는 안와하공으로 안와하신경이 나오기 때문에 손상의 가능성이 존재한다.

(3) 상악동 점막

- 상악동의 상피는 위중층 상피와 섬모원주 상피로 분류된다.
- 섬모원주상피세포, 비섬모 원주세포, 기저 세포, 술잔 세포, 장정 세포가 분포한다.
- 섬모세포는 상악동에서의 점액을 자연공을 통해 코로 배출한다.
- 세균에 의한 감염, 오염, 알레르기, 약물 치료 등은 섬모의 수를 줄게 하기도 하며, 그 운동을 느리게하여 점액의 흐름이 적어질 수 있다.

- 상악동공의 개통성과 크기의 변화로 섬모의 활동이 영향받아 점액의 흐름이 변화한다.
- 상악동 점막의 두께는 일반적으로 0.3~0.8mm이며, 흡연자의 경우 굉장히 얇아서 거의 존재하지 않거나 편평상피와 함께 굉장히 두껍게 존재하기도 한다.

(4) 상악동의 방사선학적 평가

- 임상 및 방사선검사를 통하여 상악동염 및 기타 질환이 존재하는지 평가하여야 하며, 상악동염이 존재하는 경우 적절한 치료를 통하여 질환을 치료한 이후에 골이식술을 시행하여야 한다.
- 전산화단층영상은 상악동의 질환을 평가하는데 매우 유용하며, 임플란트 식립에 필요한 잔존 치조골 높이, 폭경, 골질등을 평가할 수 있고, 상악동의 크기 및 형태, 상악동내 격벽, 후상치조 동맥의 내골성 분지, 점막의 건전성 등을 확인할 수 있다.
- 파노라마방사선영상은 상악 구치부의 사전 준비용 평가에 유용하지만 잔존 골에서 약 5~10mm의 골높이가 상의 변형에 의하여 영향을 받을 수 있고, 왜곡 및 상의 중복, 허상 등에 의하여 상악동의 평가가 어려울 수 있다.

2) 치조정 접근법을 통한 상악동 골이식술

① 충분한 치조골의 폭경, 잔존골의 높이 5mm이상, 상대적으로 상악동저의 형태가 편평한 경우, 치조 접근법을 통한 상악동저 거상술이 추천될 수 있다.

② 이 술식을 시행하기 위한 전제 조건은 임플란트의 일차 안정을 얻을 수 있어야 한다는 것이다.

③ 이 술식의 주된 단점은 상악동 막의 천공이 발생했을 시 처치하기 어렵다는 것이다. 따라서 치조 접근법은 측방 접근법을 통한 상악동저 거상술이 가능한 임상가가 시술해야 한다.

④ Osteotome을 치조골에서 제거할 때는 비틀어서 제거하지 않는데, 이것은 임플란트 삽입 부위의 폭경이 증가될 수 있기 때문이다.

⑤ 눈으로 보면서 하지 않는 외과적 기법이기 때문에 상악동막의 천공 위험이 크며, 상악동 점막이 천공되면 이식재가 상악동 내에 유출되어 수술 후 감염의 위험이 커진다.

⑥ 상악동 폭경이 좁거나 주위에 상악동격벽이 존재하는 경우 막의 천공 위험성이 크므로 측방 접근법을 통한 상악동 골이식이 추천된다.

⑦ Osteotome을 이용하지 않고 안전하게 치조정을 통하여 상악동저를 삭제할 수 있는 다양한 기구가 출시되었으며, 각 제조회사의 프로토콜을 따라 상악동저를 거상할 수 있다.

(1) 술식

상악동저 거상시 골이식재 삽입 후 osteotome을 사용하는 방법과 osteotome으로 상악동저를 완전히 거상한 후 골이식재를 넣는 방법, 이식재를 이식하지 않고 임플란트를 식립하는 방법 등이 있으나 본 술식에서는 osteotome으로 상악동저를 거상 한 후 골이식재를 넣고 임플란트를 식립하는 방법을 기준으로 설명한다.

(2) 마취 및 절개

- 후상치조신경, 중상치조신경, 대구개신경 전달마취를 시행한다.
- 무치악 상악 후방부의 상악결절에서부터 견치의 원심부까지 무치악 치조제 융선에서 전층 판막의 절개를 시행한다.
- 임플란트 한 개당 대략 5mm 이상의 능선 절개를 시행하며, 필요에 따라 원위부나 앞부분에 수직 또는 외측의 긴장을 완화시키는 사선 절개를 시행한다.
- 부착치은이 적다면 초기 절개는 각화가 더 많이 된 구개부쪽으로 이동시켜 이루어진다.
- 치아가 존재한다면 절개선을 최소한 한 개의 치아까지 연장한다.

(3) 피판의 형성 및 박리

- 대구개동맥이 손상받지 않도록 조심스럽게 구개측 피판을 박리한다.
- 무치악 치조제로부터 협측 점막을 박리한다. 이 부위는 피질골이 적기 때문에 박리시 손상받지 않도록 주의한다.

(4) 골삭제(일반적인 접근법)

- 최근에는 상악동저 거상을 위한 전용 drill kit가 다양하게 개발되어 사용되고 있으며, 사용법은 각 제조사의 술식 기준에 따른다. 이로 인하여 경험이 부족한 술자들도 안전하게 상악동막으로의 접근 및 거상이 가능하다.
- 치조정 접근법은 모든 술식에서 골삭제를 위해 라운드버를 이용하여 임플란트 식립 부위를 표시하고, 피질골을 천공시킨다.
- 각 임플란트 시스템에 따른 초기 drilling 버로 상악동 저에서 1~2mm정도 쌁게 골삭제를 시행한다.
- 골확장에 사용되는 osteotome을 이용하지 않는다면, 각 시스템의 drilling 순서에 따라 드릴을 사용한다.
- 임플란트 식립을 위한 최종 drilling 버를 상악동저에서 1~2mm 더 짧게 골삭제를 시행한다.

(5) Osteotome사용 술식(그림 4-29)

- 최종 drilling 버와 같은 직경의 osteotome을 선택하며, 끝이 편평하거나 오목한 모양이어야 한다. 골확장에 사용되는 osteotome과는 끝모양이 다르다.
- 최종적으로 drilling된 위치까지 도달할 때까지 천천히 malleting하면서 삽입한다.
- malleting으로 원하는 위치까지 삽입되지 못하거나 malleting을 위한 큰 힘이 요구되는 경우에는, 드릴링 버를 이용하여 0.5~1mm 더 삭제한 후 다시 osteotome을 천천히 malleting하면서 삽입한다.
- Osteotome을 상악동저를 불완전 골절시키기 위하여 짧고 강하게 적절하게 malleting한다.
- 상악동저가 골절된 것으로 느껴지면 즉시 malleting을 멈추고 osteotome을 제거한다.
- 상악동저가 골절된 것을 확인하고, 막이 천공되었는지 확인한 후 다시 osteotome을 삽입한다.
- 한번에 0.5~1mm씩 malletting하여 막을 거상시킨다. 막이 천공되지 않도록 조심스럽게 확인하면서 시행하여야 한다.

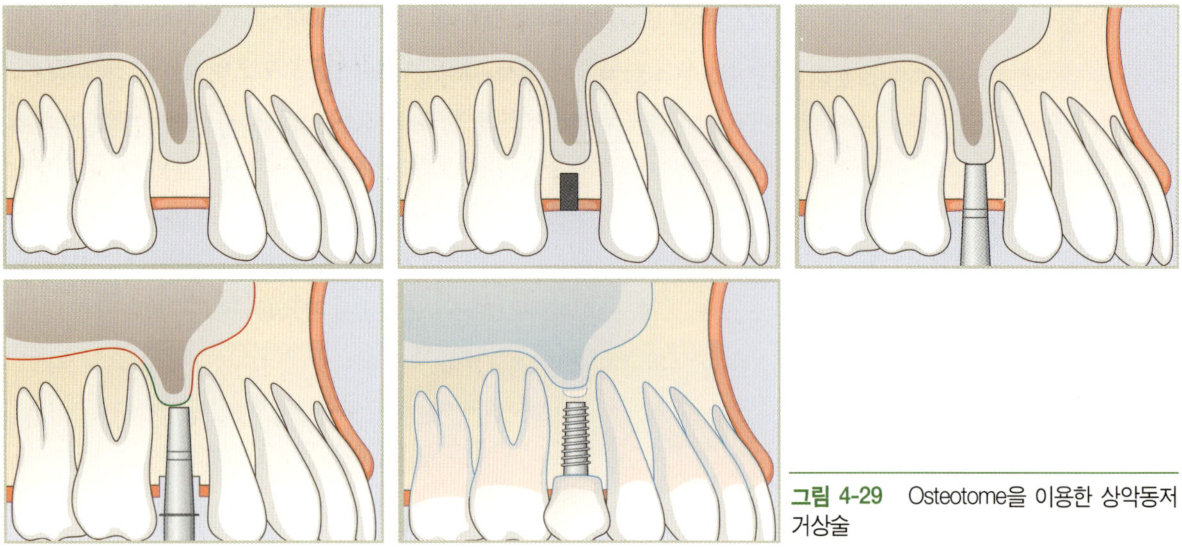

그림 4-29 Osteotome을 이용한 상악동저 거상술

(6) 골이식재 충전

- 원하는 위치까지 거상되면 osteotome을 제거하고 점막의 천공을 확인한 후 문제가 없으면 골이식재를 삽입한 후에 osteotome을 천천히 malleting하여 골이식재를 상악동막 하방으로 밀어 올린다. 거상된 막에 의하여 새롭게 형성된 공간에 비하여 골이식재를 많이 넣게되면 막이 천공될 수 있다. 급하게 많은 양의 골이식재를 넣는 것보다는 수회에 걸쳐 골이식재를 충전하고 osteotome을 이용하여 원하는 높이까지 이식된 골로 싸여져있는 이식와를 형성하여 임플란트를 삽입 시 발생하는 회전력에 의한 천공가능을 감소시킨다.
- 골이식재가 원하는 만큼 삽입되면 임플란트를 각 시스템에 따라 식립한다.

(7) 봉합

- 전층 판막을 재위치 시킨 후 봉합하며, 혈종이 우려될 시 배농관을 사용할 수 있다.
- 발사는 연조직의 치유 상태를 관찰한 후 7~10일 후 시행한다.

(8) 임플란트 2차수술 시기

- 임플란트의 노출은 식립 후 6~9개월 뒤에 시행한다.
- 치유기간은 이식재의 양, 중격의 수, 환자의 전신상태에 좌우 된다.
- 보통 자가골은 4~6개월, DFDBA는 6~10개월, 골전도물질은 12~16개월, 상악동 점막이 천공된 경우에는 9~12개월 후 시행한다.

3) 측방 접근법을 통한 상악동 골이식술

① 잔존골량이 5mm 이하이거나, 임플란트의 일차 안정을 얻기에 부적절할 때, 치조정 접근법이 숙련되지 않았을 때, 측방 접근법을 통한 상악동 골이식술이 사용될 수 있다.

② 더 쉽고, 안전한 방법으로 윈도우를 형성하고, 상악동막을 거상시킬 수 있는 다양한 기구가 출시되고 있으며, 각 제조회사 별로 기구의 조작법이 다름을 알고, 프로토콜에 따라 시술하여야 한다.

③ 건강한 상악동 점막의 경우 회청색을 띄지만 상습적인 흡연자의 경우 점막이 많이 퇴축되거나 약해서 접촉에 의해 찢어지기 쉽다. 따라서 수술 전에 흡연 여부에 대해서 철저히 조사해야 한다.

(1) 술식

① 마취 및 절개

- 후상치조신경, 중상치조신경, 대구개신경 전달마취를 시행한다.
- 상악 결절에서 상악동 전벽 한 개 앞 치아까지 상악 후방부 무치악 치조제 능선상에 절개를 시행한다. 치조제의 흡수가 협측에서 진행되므로 대구개 동맥이 치조제 능선에 가깝게 존재할 수 있음을 고려한다.
- 수직 이완절개는 상악동의 전방 수직벽에 최소한 10mm정도로 시행한다.

② 피판의 형성 및 박리

- 협측의 연조직 피판은 치조능 부위보다 전정부를 더 높게 하는것과 같이 적절한 혈액공급을 유지할 수 있도록 디자인한다.
- 협측의 피판을 상악골의 측벽을 드러낼 정도로 박리를 시행한다. 안와하공이 보이지 않을 정도로만 박리를 시행해야 하며, 기구 조작을 편하게 하기 위하여 피판을 협점막에 임시로 봉합할 수 있다.
- 모든 섬유성 연조직은 골이식재의 연조직 오염을 피하기 위하여 제거되어야 한다.

③ 윈도우의 형성

- 최근 상악동 벽 윈도우 형성을 위한 특수 버들이 개발되어 시용되고 있으며, 인진하고 편리하게 상악동막에 접근이 가능하다. 사용법은 각 제조사의 가이드라인에 따른다.
- 측방 접근 윈도우의 디자인은 상악동의 측벽, 치조제의 정상에서 상악동저의 위치, 치근과의 위치, 격벽의 존재 및 위치에 따라서 결정되어야 한다.
- 중격이 상악동저 하방에 위치한 경우에는 door를 정상적인 형태로 형성하고, 중격이 상악동저보다 상방에 위치한 경우에는 door를 W자 모양이나 2개의 trap door로 형성한다. 즉 중격의 위치가 낮은 경우에는 수술 시 큰 문제가 되지 않는다. 상악동에 중격이 존재하는 양상은 16~58% 정도로 보고되고 있다.
- 원형태, U자형, 사각형태 등으로 윈도우를 형성할 수 있고, 경첩창, 분리창, 삭제형으로 윈도우를 처리할 수 있다.
- 일반적인 윈도우 형성법은 No. 6 라운드 버를 이용하여 전반적인 윈도우의 크기를 디자인한 후에 No. 4 라운드 버를 이용하여 뼈의 홈을 없애고 다듬는다. 일반적으로 냉각 식염수 주수 하에서 500~2,000RPM으로 시행해야 상악동막에 버가 접촉이 되어도 쉽게 찢어지지 않는다. 회전 속도는 상악동 측벽의 골질에 따라 조절하도록 한다. 카바이드 버는 점막에 접촉시 쉽게 찢어지게 하는 경향이 있으므로 숙련되지 못한 술자는 다이아몬드 버를 사용하는 것이 좋다.
- 윈도우의 하연은 상악동저 상방 약 2~5mm 정도에 형성하는 것이 편리하다. 너무 상방으로 접근시 상악동저의 막을 거상하는 것이 어려우며, 천공의 위험이 크다.

- 윈도우의 크기는 직경 8~10mm정도로 형성하며, 술자의 숙련도에 따라 조절될 수 있다. 윈도우를 크게 형성하면 직접 이식위치를 볼 수 있는 이점과 점막 거상시 막의 긴장이 적어지도록 하게 하는 이점이 있다. 그러나 너무 크면 측벽에서 이식재로 골형성이 이루어지는 것을 막는다.
- 윈도우 형성시 모서리를 각지게 형성하게 되면 내상방으로 골절시킬 때 점막의손상이 발생할 가능성이 크다.
- 협측 피판을 거상시키는 retractor가 윈도우 내로 들어가 점막을 손상시키지 않도록 주의한다.
- 윈도우의 근원심 위치는 골이식이 필요한 부위에 따라 변화되며, 상악동의 전방 수직벽에서 약 5mm정도는 원심에 위치하도록 한다.
- 측벽에는 후상치조동맥의 내골성 분지가 존재한다. 무치악 환자에서는 크기가 감소하나 크기가 큰 경우 천공시 출혈을 야기하며, 상악골과 점막에 혈행을 좋지 않게 한다. 상악동저에서 5~10mm 상방으로 주행하며, 제1대구치부에서 가장 낮게 존재한다.
- 골삭제시 막의 파란 색상 또는 출혈이 보이기 시작하면, 점막에 접근하였다는 표시이다. 점막 거상용 기구로 조심스럽게 확인하면서 골삭제를 진행해야 한다.

④ **상악동 점막의 박리 및 거상**(그림 4-30)

- 원하는 만큼의 윈도우가 형성되면 경첩창 형태인 경우 조심스럽게 내측으로 골절시키며, 골절이 일어나지 않으면 윈도우의 주변부를 두드리고, 여전히 골절이 되지않는다면 예정된 골절선을 따라 두드리도록 한다. 또한 최근에는 경첩장보다는 창문의 전체 벽을 드릴 등으로 점막까지 삭제하여 창문이 움직이도록 하는 방법을 사용하고 있다.
- 윈도우의 삭제형인 경우 상악동막의 거상을 시작한다.
- 상악동 점막 거상을 위한 다양한 기구가 있으며, 구부러진 부분은 윈도우에 대고 날카로운 날부분은 상악동 점막과 상악동 내벽의 변연에 2~4mm의 깊이로 댄다. 골변연에 날카로운 뼈 부분이 남아 있으면, 기구로 쳐서 없애도록 한다. 상악동 점막은 골벽에서 쉽게 떨어져 나가는데, 이것은 탄력 섬유가 적고 피질골막에 접착되어 있지 않기 때문이다.
- 상악동저, 후방, 상방, 전방, 내벽 순으로 점막을 거상시킨다. 기구는 골면에 대고 밀듯이 조작하면 점막이 쉽게 거상된다. 전방부는 시야가 좋지 못하므로, 접근이 어려울때는 윈도우를 앞쪽으로 연장하여야 한다.
- 치조능에서부터 임플란트의 식립에 필요하다고 결정되는 높이까지 점막을 젖혀야한다. 단 20mm를 넘지 않도록한다.

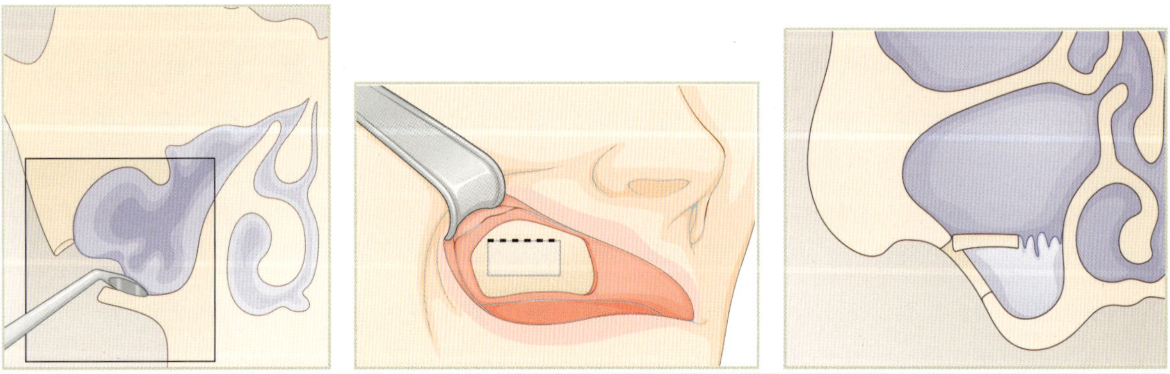

그림 4-30 Lateral window technique을 이용한 상악동 점막 박리의 거상

- 이식재의 공간은 상악동저를 바닥으로 하고, 후전벽, 내전벽, 전측 전벽을 그 측벽으로 하며, 접근 윈도우와 상악동 점막을 그 상벽으로 한다.

⑤ **골이식재 충전**

- 점막이 성공적으로 거상되었다면 자가골, 탈회 동결건조 동종골, 탈단백 이종골, B-TCP와 HA, 탄산칼슘으로 구성된 합성골, 그리고 이것들의 모든 조합이 골이식재로써 사용될 수 있다.
- 상악동 전체의 용적은 평균 15cc이고, 상악동저 거상량과 필요한 이식골량과의 관계는 5mm 거상을 위해서는 0.69±0.46cc의 뼈가, 10mm 거상을 위해서는 1.9±0.82cc의 뼈가, 15mm 거상을 위해서는 4.01±1.41cc의 뼈가, 20mm 의 거상을 위해서는 6.14±1.75cc의 뼈가 필요하다고 알려져 있다.
- 새롭게 이식된 골은 이식 부위 주위 둘러싸고 있는 벽으로부터 형성되는데, 일반적으로 골이식의 성숙 기간은 4~10개월이며 이식 재료의 종류와 이식 부위의 내외측, 전후방 길이에 영향을 받는다.
- 자가골은 하악지, 하악골 정중부, 골융기, 상악 결절, 골 drilling 시 부산물 등에서 얻을 수 있다.
- 골이식재의 충전을 위해 시판되고 있는 전용 제품을 사용할 수 있다.
- 너무 단단하게 이식재를 충전하게 되면 골형성에 방해가 될 수 있으며, 점막이 천공되지 않도록 과도하지 않은 적절한 힘을 가한다.
- PRF, CGF 또는 PRP 등이 조직 치유를 위한 성장인자 증가를 위하여 사용될 수 있으나 효과에 관한 논란이 아직 존재한다.
- 접근 윈도우에는 흡수성 막이나 비흡수성 막이 사용될 수 있으나, 비흡수성 막은 수술 후 상악동 감염의 원인이 될 수 있는 세균의 침착과 증식을 증가시킬 수 있다. 막에 의한 윈도우의 폐쇄는 섬유조직의 개입을 늦추고, 측면 골벽의 재생을 향상시키는 장점이 있지만, 골막에서의 혈행이 차단되는 단점이 있다.
- 상악동을 거상함과 동시에 임플란트를 식립하기 위한 이상적인 상태는 (1) 약 5mm이상의 치조골 높이 (2) 치조골 폭경 6mm이상 (3) D3나 그 이상의 골질 (4) 상악동에 병적 상태가 없을 것 (5) 상악동염의 과거 병력이 없을 것 (6) 상대적 금기증 흡연, 전신질환 등이 없을 것 (7) 상악동막의 천공이 없거나 작을 것 (8) 유동성 연조직에 parafunction이 작용하지 않을 것 등이 있다. 이상의 상태를 만족시키지 못할 경우에는 그의 개선을 위하여 술식을 개선하여 동시에 임플란트를 식립할 수 있다.

⑥ **봉합**

- 전층 판막을 재위치 시킨 후 봉합하며, 일반적으로 4~0 silk, nylon, 또는 합성polyamide가 사용된다. 혈종이 우려될 시 배농관을 사용할 수 있다.
- 발사는 연조직의 치유 상태를 관찰한 후 7~10일 후 시행한다.

⑦ **임플란트 2차수술 시기**

- 임플란트의 노출은 식립 후 6~9개월 뒤에 시행한다.
- 치유기간은 이식재의 양, 중격의 수, 환자의 전신상태에 좌우 된다.
- 보통 자가골은 4~6개월, DFDBA는 6~10개월, 골전도물질(osteoconductive material)은 12~16개월, 상악동 점막이 천공된 경우에는 9~12개월 후 시행한다.

4) 상악동 수술 관리

(1) 상악동 거상술의 금기증

① **절대적 금기증**

- 내과적 질환, 비조절성 전신 질환을 가진 환자
- 상악골에 고선량의 방사선 치료를 받고 있는 환자
- 정신 장애가 있는 환자
- 패혈증
- 심한 흡연가
- 지나친 알코올 및 약물 남용

② **상대적 금기증**

- 국소의 경조직 및 연조직에 병변이 존재하는 경우
- 상악동 감염
- 급성 치성 감염
- 상악동의 병리적인 상태: 상악동 낭종 혹은 종양, 폴립
- 과도한 비강의 병리적인 상태: 심한 알러지성 비염
- 이전에 상악동 수술을 받은 경우

(2) 상악동 수술 후 주의사항

① **상악동내에 음압이 발생되지 않도록 주의 시킨다.**

- 코를 풀지 못하게 하며, 빨대로 음료수를 마시지 못하게 한다.
- 재채기를 할 경우에는 입을 벌리고 하도록 한다.
- 잘 때 코를 골지 않도록 주위 사람에게 부탁한다.

② **약 7일간 적절한 투약을 시행한다(일반적인 내용이며, 필요에 따라 가감).**

- 충혈 제거제(decongestant): 비점막의 충혈을 방지함으로써 ostium의 폐쇄를 억제한다.
- 항생제: 통상적으로 페니실린 계통 혹은 세팔로스포린 계통의 항생제 처방, 진통 소염제, 스테로이드, 항히스타민제재 등이 부종 방지, 코막힘 방지를 위해 사용 가능하다.

③ **약간의 피가 콧물에 섞여 나올 수 있으므로 앞쪽으로 흘러나올 때는 휴지로 닦고, 목 뒤로 콧물이나 피가 흘러나올 때는 입으로 살살 뱉어 내도록 한다.**

④ **음주, 흡연은 절대 피하도록 하며, 감기에 걸리지 않도록 조심한다.**

⑤ **머리를 높인 위치로 자도록 하며, 뜨거운 식사는 피한다.**

(3) 수술 중, 수술 후 합병증

① **상악동막의 천공, 치조골 골절, ostium의 폐쇄, 출혈 및 인접치아의 손상 등**

② **상악동막의 천공**

- 술식의 10~35%에서 발생 가능한 매우 흔한 합병증이며, 다음의 폐쇄하는 일반적인 방법들을 경우에 따라 사용한다.
- 크기가 작을 경우
  - 교원질 막이나 흡수성 차폐막을 천공 부위에 적용한다.
  - 5~0 vicryl로 봉합한다. 난이도가 높아서 시행하기 어렵다.
  - 거상된 점막이 천공된 부위에서 접히면 특별한 처치를 시행하지 않고 놔두어도 큰 문제가 없는 경우가 많다.
- 크기가 클 경우
  - 수술을 중단하고 약 2~4개월 후 재수술을 고려한다.
  - Fibrin glue를 천공부위에 적용하고, 흡수성 차폐막이나 교원질막 등으로 피개한다. 블록형 자가골을 사용하여 폐쇄 가능하다.

③ **창상 열개**

- 창상 열개를 방지하기 위해선 봉합시 장력이 가해지지 않도록 해야 하며, 필요하면 수직이완절개를 더 길게 연장하거나 이완절개(releasing incision)를 시행하기도 함.
- 연조직이 어느정도 치유되는 2주간은 가능한 어떠한 보철물도 피하며, 유동식을 섭취하도록 한다.
- 창상이 벌어진다면, 대개는 이차 치유를 유도하기 위하여 식염수로 세척하고 구강내 위생을 적절히 유지 시키도록 한다. 또한 보철물이 닿지 않도록 조정하거나 사용하지 않도록 한다.

- 이식된 골까지 노출이 되면 감염된 이식골을 제거하거나, 필요하다면 모든 이식골을 제거하고 3개월 이후에 재수술을 계획한다.

④ **상악동염**

- 자주 발생하는 합병증의 하나이다.
- 소공이 폐쇄되거나 점막 섬모 운동에 장애가 발생하면 상악동의 분비물이나 기타 감염원이 제거되지 못하므로 상악동내에 술 후 감염을 일으킨다.
- 항생제, 항히스타민, 충혈 제거제, 소염제 투여로 치유가 되는 경우도 있으나 만약 그렇지 못하다면 절개 및 배농술이 필요할 수있고, 이식재 및 임플란트를 완전히 제거 해야 하는 경우도 있다.

Chapter 05 보철치료

목 차

1. 임플란트 인상채득법의 선택

인상재는 정확성 면에서 Polyether와 addition type silicone의 차이가 없다. 그러나 Polyether는 반드시 개인용 트레이가 필요하다.

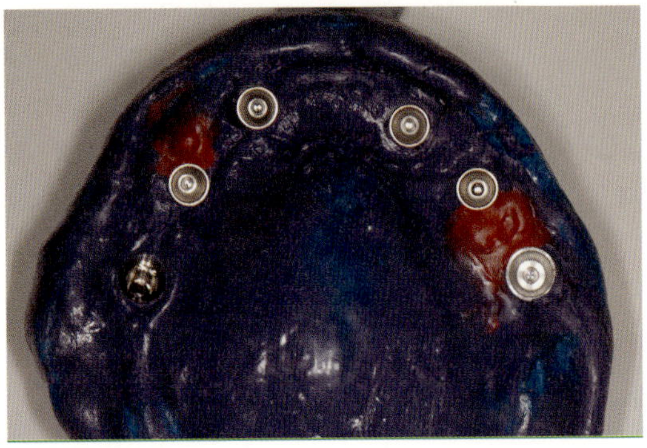

그림 5-1 Polyether

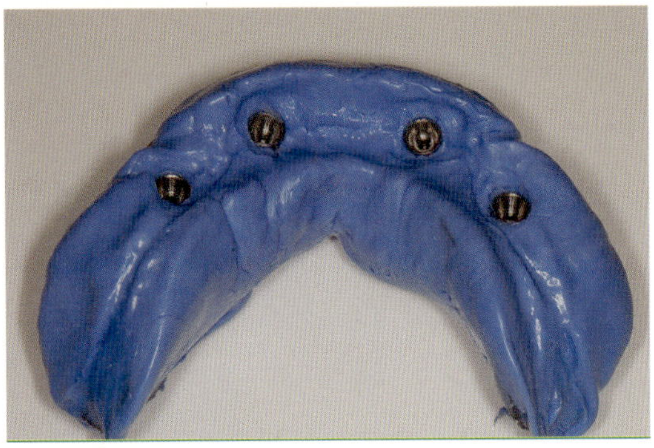

그림 5-2 Silicone rubber

Polyether는 경화 후 고유의 단단한 성질 때문에, 실리콘은 putty의 경화 후 강도 때문에 각각 치주질환이 있는 환자의 치간공극(embrasure space)으로 들어갈 경우 인상체 제거가 어려워진다. 치간공극을 utility wax등으로 미리 메운 후 인상을 뜨는 것이 제거시 변형을 일으키지 않아 좋다. 실리콘의 경우 double mix 방법 보다는 wash법으로 채득하는 것이 좋다. Wash 법은 비닐로 putty를 덮은 채 구강에 적합하여 위치를 잡은 다음 그 위에 light, medium body silicone을 뿌려 경화시키는 방법을 말한다.

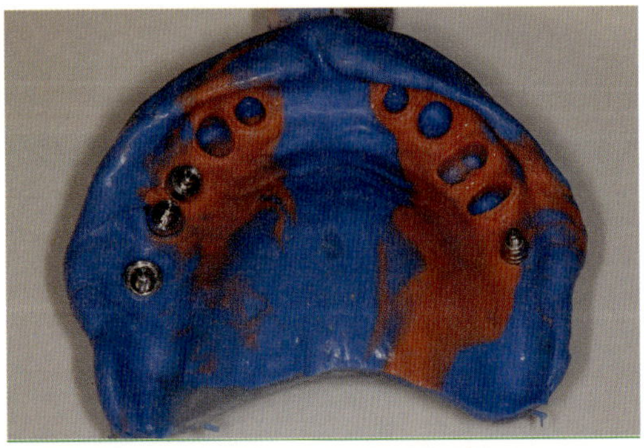

그림 5-3 Double mix method with silicone rubber

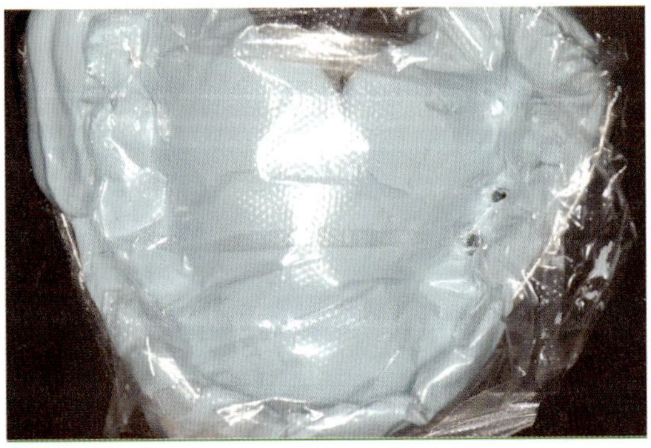

그림 5-4 Wash method

Tray는 개인용 트레이(individual tray)를 쓰는 것이 좋으나 미리 준비를 하여야 하는 점이 불편하기 때문에 기성 트레이를 변형하여 사용하기도 한다. 여러 개를 채득하여야 하는 경우에는 개인용 트레이가 편리하다.

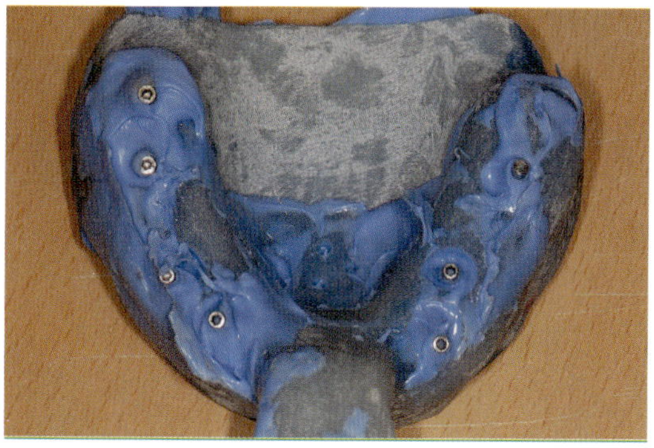

그림 5-5 Individual tray for multiple implant

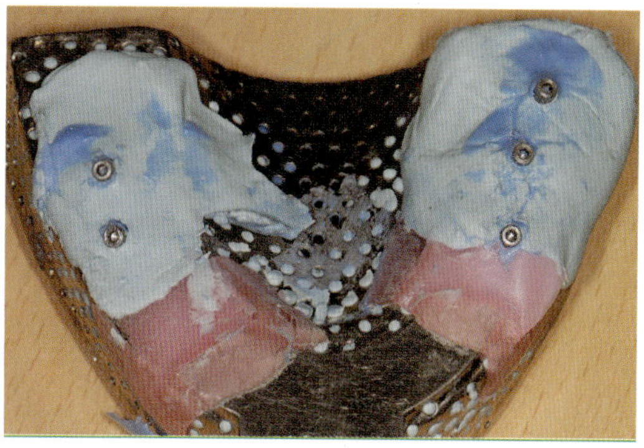

그림 5-6 Sock tray modification

개인용 트레이의 준비가 안되었을 경우 가이드핀을 위한 위치를 마음대로 바꿀 수 있는 특수 트레이를 이용하기도 한다.

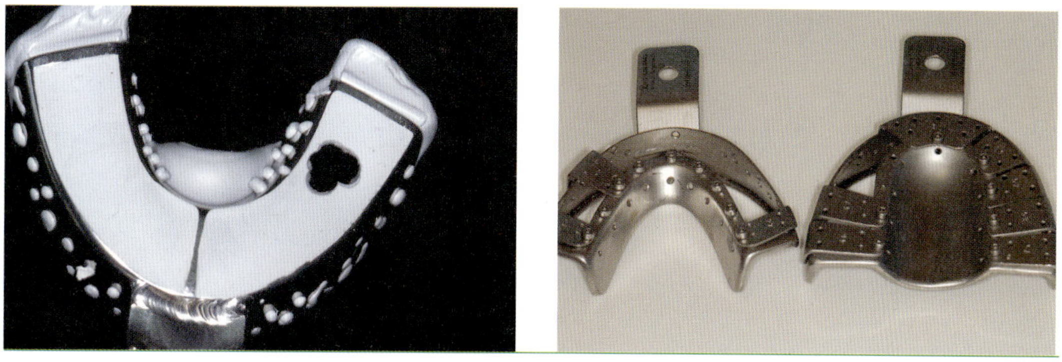

그림 5-7 Special tray for adequate location of impression copings

혹은 수술 시 사용하였던 스텐트를 이용하여 인상을 채득하기도 한다.

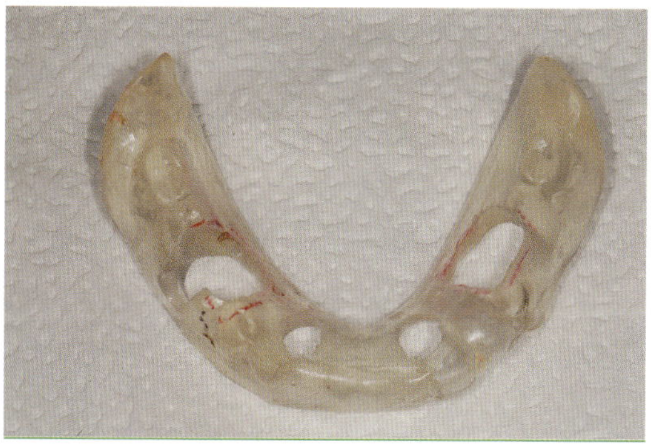

그림 5-8 Stent modification

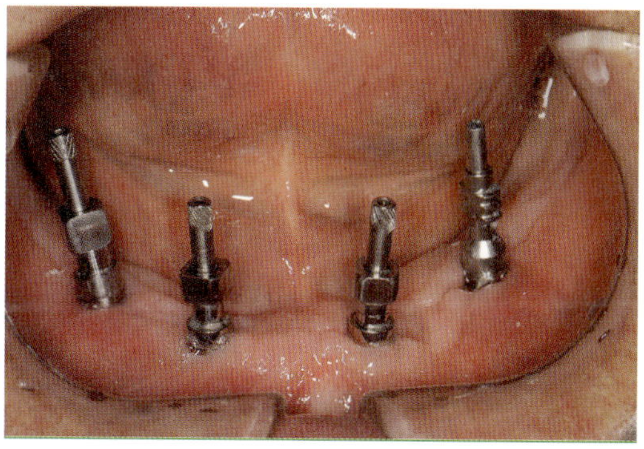

그림 5-9 Impression coping connection

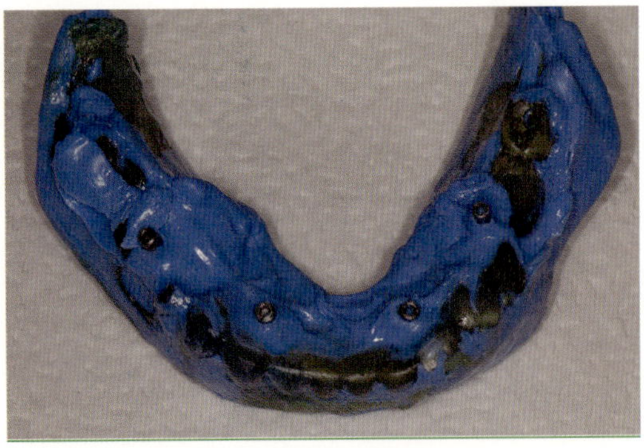

그림 5-10 Silicone impression outside

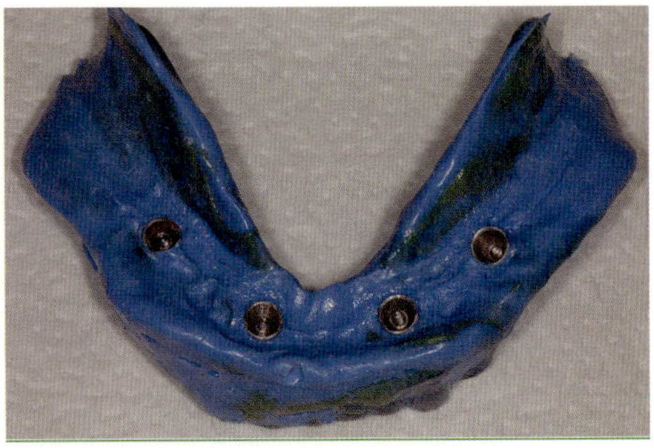

그림 5-11 Silicone impression inside

Pick up type 인상용 코핑을 이용하여 여러 개를 동시에 연결하여 채득할 경우 코핑을 패턴레진 등으로 고정하는 것을 추천하기도 했지만 레진의 수축으로 오히려 정확성이 떨어지기도 한다. 반드시 구강내에서 서로 분리한 후 다시 연결하는 과정을 거쳐야 레진수축에 따른 스트레스를 없앨 수 있다.

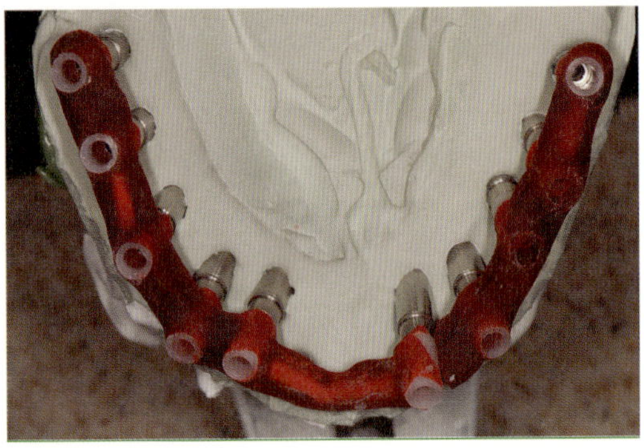

그림 5-12 Pattern resin connection of impression coping

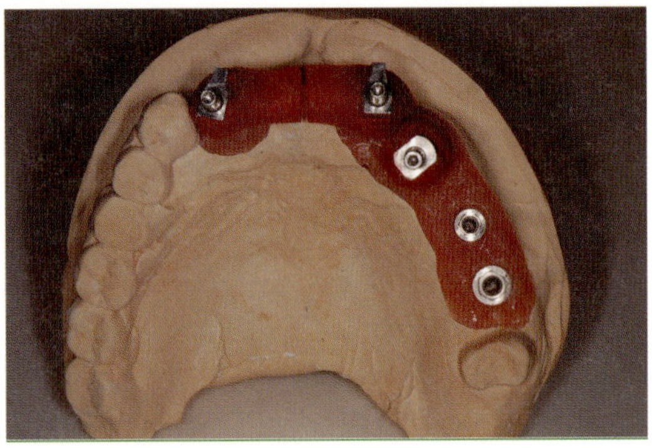

그림 5-13 Cut pattern resin

Pick up type 인상용 코핑이 transfer type 코핑에 비해 더 정확하다고 할 수는 없다. 단, 개수가 많거나 각도가 서로 다르면 유리한 점이 있다.

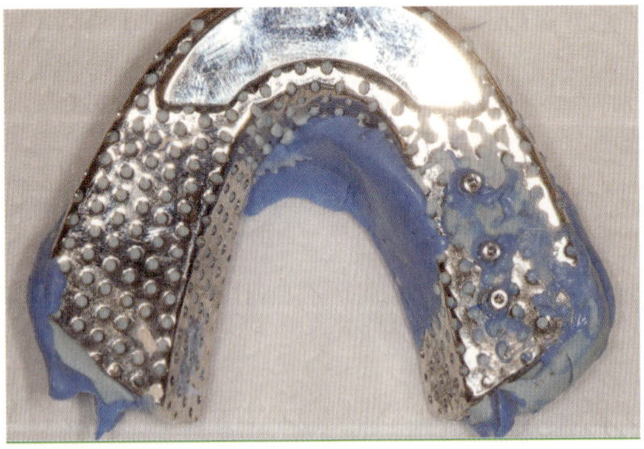

그림 5-14 Stock tray modified for pick up impression coping

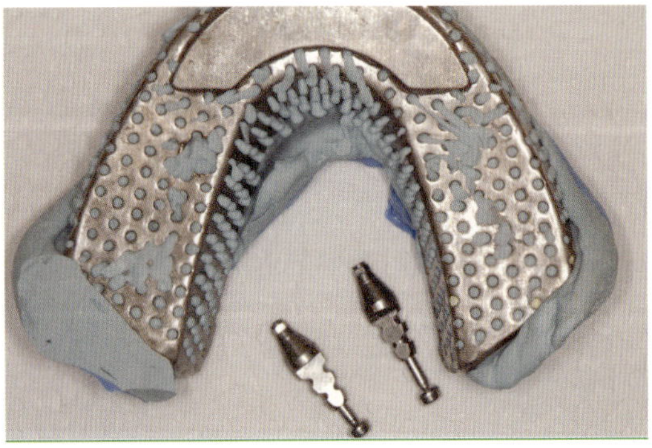

그림 5-15 Stock tray for transfer impression coping

인상을 고정체(fixture)수준에서 채득하느냐, 지대주(abutment) 연결 후 지대주 수준에서 채득하느냐는 정확성면에서 차이가 없는 것 같다. 그러나 구강내에서 지대주를 짧은 시간에 선택하는 것은 매우 어렵다. 지대주에 따라 최종 수복치의 출현윤곽(emergence profile)이 달라지기 때문에 보조적으로 지대주를 선택하는데 참고할 수 있는 부품을 사용하기도 한다.

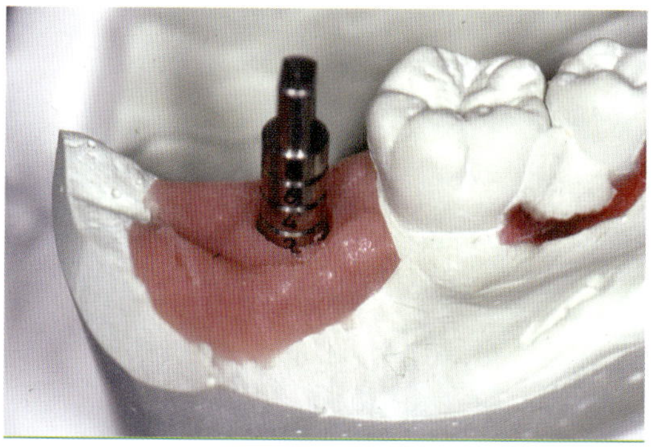

그림 5-16 Tissue depth gauge

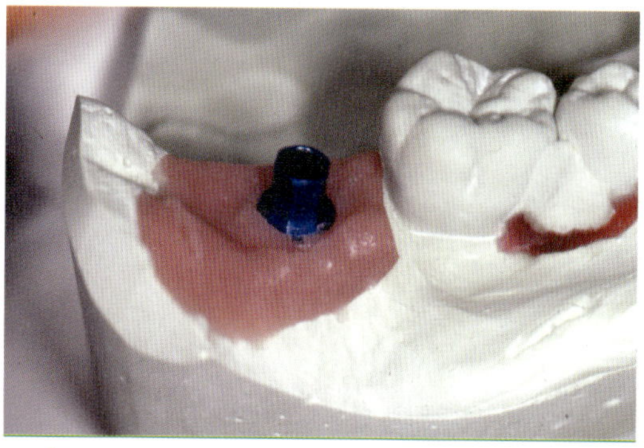

그림 5-17 Dummy for abutment selction

세밀한 형태와 개개인의 특성이 필요한 전치부의 경우 치은 성숙과 형태조정을 위해 맞춤형지대주와 임시치관을 사용하는 경우가 많다. 최종수복물을 위해 임시치관에 사용하였던 지대주를 제거하기 어려운 상황에서 자연치에서처럼 압배사(gingival cord)를 꽂은 후 인상을 채득하기도 하지만 치은하 변연 경계가 불분명해져 적합도가 떨어질 염려가 있다. 이 경우 미리 임시치관과 함께 bonnet을 만들어 놓았다가 임시치관에 의한 치은 성숙과 조정이 끝났다고 판단되면 임시치관을 제거하고 bonnet을 지대주에 끼워 pick up 인상을 뜨면 편리하다. 이 bonnet은 최종수복물 외관의 일부가 된다.

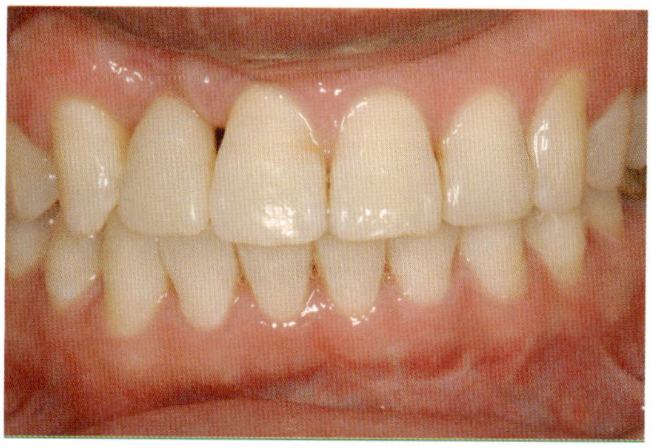

그림 5-18 Provisional crown for evaluation & gingival maturation

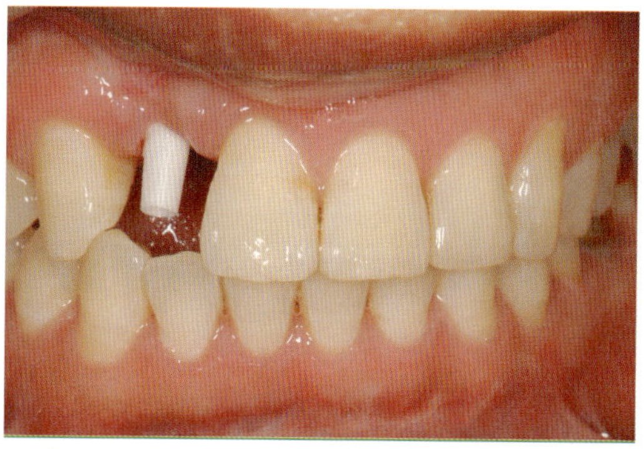

그림 5-19 Zirconia abutment

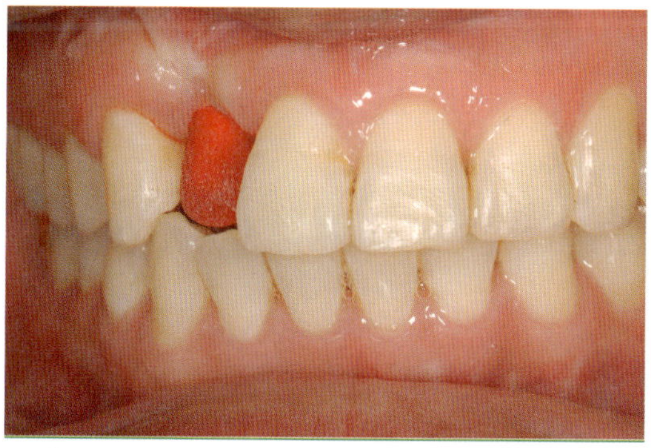

그림 5-20 Bonnet onto the abutment

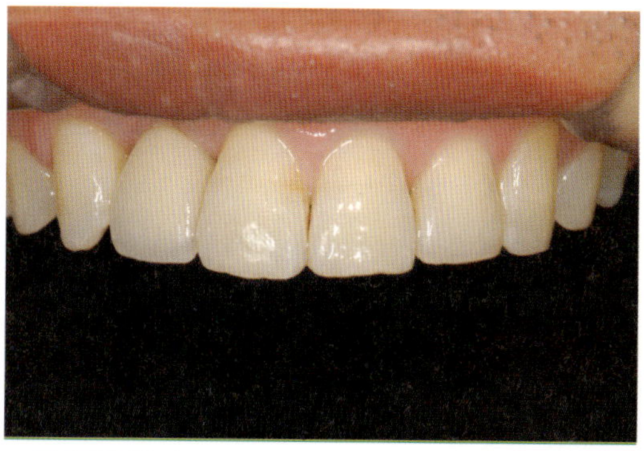

그림 5-21 Final crown without abutment disconnection

2. 임플란트 하중시기의 선택

1) 임시 수복물

임플란트 치료과정 중에 사용되는 임시 수복물은 무치악부위의 기능상 회복 외에도 여러 장점이 있다. 시기에 따라 크게 세가지로 나눌 수 있다. 임플란트 식립 전 사용되는 임시 수복물, 임플란트 식립 후 부하를 가하기 전에 사용되는 임시 수복물, 임플란트 식립후 부하를 가하는 목적으로 사용되는 임시수복물로 분류될 수 있다. 임플란트 식립전 사용되는 임시 수복물은 주로 가철성 의치이다. 최종 보철물의 위치와 외형을 가늠해 볼 수 있게 하는데 도움을 준다. 전치부에서 발치후 즉시 무치악 부위에 위치된 임시 수복물은 연조직의 외형을 유지하는데 도움을 주어 최종적으로 보다 심미적인 수복물을 만들 수 있도록 도와준다. 또한 임시 수복물을 통하여 발음이나 심미적인 부분을 평가하는 것은 매우 중요한 일이라 할 수 있다.

임플란트 식립 후 부하를 가하기 전에 사용되는 임시 수복물은 대합치가 정출 되어 최종 보철물이 위치될 수직공간이 침범 당하는 것을 막아주는 역할을 하게 된다. 하지만 이러한 수복물은 주로 아크릴릭 레진을 이용한 연조직 지지 임시 의치인 경우가 대부분이고 이는 임플란트에 조절되지 않은 부하를 가하게 되어 임플란트가 노출 될 수 있고, 주변골 손실 및 임플란트 실패 같은 결과로 이어지기도 하므로 매우 신중하게 사용되어야 한다.

마지막으로 임플란트 식립후 부하를 가할 목적으로 사용되는 임시수복물이다 (그림 1). 일부에서는 이 임시 수복물을 이용하여 점진적 하중을 가하는 방법에 대해서 주장하고 있지만 과학적인 근거는 부족한 주장이다. 이 임시 수복물은 적용되는 시기에 따라서 여러가지로 나뉠 수 있다. 또한 임시수복물을 거치지 않고 최종 보철물을 적용하는 경우도 있다. 임시 수복물을 통해 즉시 부하, 조기 부하, 일반적인 방법의 부하, 지연 부하를 가하는 방법이 있다.

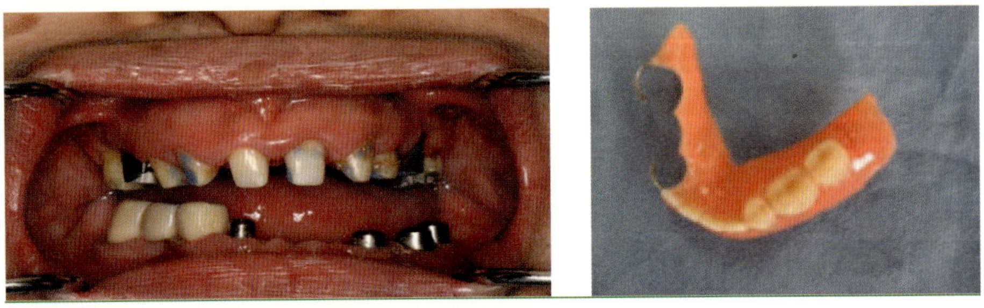

그림 5-22 주로 사용되는 무치악 부위를 위한 가철성 임시수복물

참고 문헌

- Cho SC, Shetty S, Froum S, Elian N, Tarnow D. Fixed and removable provisiona dentistry: a clinical report. Int J Oral Maxillofac Implants. 1996. May-Jun;11(3):395-9.
- Moscovitch MS, Saba S. The use of a provisional restoration in implant. Nov;28(11):604-8; quiz 609, 624. Review.
- options for patients undergoing implant treatment. Compend Contin Educ Dent. 2007.
- Santosa RE. Provisional restoration options in implant dentistry. Aust Dent J. Sep;52(3):234-42;2007.

2) 교합양식

여러 가지 요소들이 다양한 부하 방법에 영향을 미칠 수 있다는 것이 알려져 왔다. 이러한 요소들은 다음과 같은 것을 포함한다. 치주상태, 교합상태, 기능, 이상 습관의 존재, 임플란트 식립 부위의 특징, 임플란트 크기와 형태, 임플란트 재료와 표면성질, 임플란트 식립방법과 시기, 임플란트 초기고정 등이다.

부하 방법(Loading protocol)의 정의: 2008년 ITI consensus meeting에서는 2003년에 만들어진 정의를 그대로 쓰기로 하였다. 2003년에 이뤄진 정의는 다음과 같다(표 5-1).

표 5-1 2008 ITI Consensus

종류	부하시기	교합면 접촉
즉시 수복	48시간 이내	X
즉시 부하	48시간 이내	O
조기 부하	48시간~3개월	O
일반적인 부하	3~6개월	O
지연 부하	6개월 이상	O

① **즉시수복(Immediate restoration)**

임플란트 식립 후 48시간 이내에 수복물을 만들어주지만 교합면 접촉이 없는 경우

② **즉시부하(Immediate loading)**

임플란트 식립 후 48시간 이내에 수복물을 만들어주는 것

③ **조기부하(Early loading)**

임플란트 식립 후 48시간에서 3개월 내에 수복물을 만들어 주는 것

④ **일반적인 방법의 부하(Conventional loading)**

3~6개월 이후에 수복물을 만들어 주는 것

⑤ **지연 부하(Delayed loading)**

일반적인 방법보다 늦게 수복물을 만들어 주는 것

그밖에 부하에 대한 다양한 분류가 존재한다. 2006 EAO에서 내린 정의에 의하면, 즉시 부하는 식립후 72시간 이내에 가하는 부하라고 정의하였고 일반적인 부하 방법은 3~6개월 후에 가해지는 부하라고 하였다. 특이하게 기능을 하지 않는 즉시부하(Nonfunctional immediate loading)라는 정의가 있는데 이는 72시간 이내에 수복물을 장착하지만 대합치와 교합이 안되게 해 놓는 것으로 정의된다.

Cochran(2007)의 정의에 의하면 즉시부하는 식립 후 1주일 내에 부하를 가하는 것이라 하였고, 조기 부하는 1

주일에서 2개월 사이에 부하를 가하는 것이라 하였으며, 일반적인 부하방법은 식립 후 2개월후 부하를 가하는 것이라 하였다.

3) 부위에 따른 하중의 선택(표 5-2)

표 5-2 문헌을 통해 살펴 본 즉시 부하의 가능성 (Espasito M. COIR 2006)

부위	문헌을 통해 본 즉시 부하의 가능성
상악 완전 무치악	추천 되지 않음
하악 완전 무치악	O (익숙한 술자의 경우)
상악 구치부 부분 무치악	추천 되지 않음
하악 구치부 부분 무치악	O (익숙한 술자의 경우)
심미적 부위의 부분 무치악	O (익숙한 술자의 경우)

(1) 상하악 무치악부위

현존하는 문헌들은 미세한 거친 표면의 임플란트의 경우는 식립후 6~8주 사이에 부하를 가하고 이어 상하악에는 고정성 또는 가철성 보철물을 만들어주고, 상악에는 고정성 보철물을 만들어 줄 것을 지지한다. 6~8주 사이에 상악 overdenture로 부하를 가하는 방법을 지지할 수 있는 증거 수준(level of evidence)은 매우 낮다. 완전 무치악의 경우에서 임플란트 식립후 2~6주 사이에 loading을 가할 수 있는 증거는 없다. 하악 완전무치악의 경우는 microroughened implant와 함께 고정성 혹은 가철성 보철물에 즉시부하를 가하는 방법이 문헌들에 의해서 지지를 받는다. 이러한 모든 내용들은 술자가 적절한 교육, 경험 및 기술을 갖추었다는 것을 전제로 한다. 무치악부위에 치조정증대술, 상악동 거상술을 시행할 경우 그리고 환자가 parafunctional habit을 가지고 있는 경우는 상하악 완전무치악에서 일반적인 부하방법을 사용하는 것이 추천된다.

(2) 상악 무치악부위

Microroughened implant와 고정성 보철물을 함께 사용하여 즉시 부하를 가하는 방법이 문헌을 통해 지지된다. 그러나 이 치료 방법이 매우 복잡하다는 것을 이해 해야 하고 적절한 교육과 경험과 기술을 갖고 있는 술자에게만 유용한 치료방법이 될 것이다. Overdenture로 상악에 즉시 부하를 가하는 방법을 지지할 근거는 부족하다.

(3) 상하악 구치부 부분 무치악부위

특별히 고려해야 할 사항이 없다면 microroughened 임플란트 식립 후 6~8주 사이에 loading을 가할 수 있다. 일반적인 방법(임플란트 식립 6개월 후)으로 loading을 가해야 하는 경우는 다음과 같다. 조기 또는 즉시 부하를 가하기에 초기 고정이 적절하지 않을 때, 특수한 상황이 존재할 때(환자의 전신적 문제, 임플란트 식립부위가 좋은 상태가 아닐 때, parafunction의 습관을 갖고 있을 때, 다른 부위 임플란트에 complication이 있는 경우, 상악동 거상술이나 치조정 증대술의 필요가 있을 때) 등이다.

(4) 하악 구치부 부분 무치악 부위

Microroughened implant를 이용한 즉시부하를 가하는 술식은 가치 있는 치료방법으로 고려될 수 있다. 그렇지만 문헌상에 나타나는 적응증, 비적응증, inclusion criteria, exclusion criteria은 일관성이 전혀 없다. 단 모든 문헌들에서는 경험이 많고 교육을 잘 받은 기술있는 임상가가 임플란트를 식립하였다는 전제가 있다.

(5) 상악 구치부 부분 무치악 부위

이 부위에 즉시 부하를 가하는 방법을 지지할 만한 근거는 부족하다.

(6) 심미적 부위의 부분 무치악 부위

심미적 부위에서 부분무치악의 임플란트 생존율은 loading protocol에 의해 영향을 받는 것 같지는 않다. 그렇지만 성공기준과 환자중심의 치료결과는 loading protocol에 영향을 받을 것이다. 이러한 양상들을 평가할 수 있는 어떠한 자료도 존재하지 않기 때문에 clinical trial이 추천된다. 심미적 부위에서 microroughened implant로 6~8주 사이에 부하를 가하는 것은 통상적으로 행해지는 방법으로 고려될 수 있다. 즉시 부하를 가하는 방법도 가치있는 치료방법으로 고려될 수 있다. 하지만 이 술식은 매우 복잡하고 어려워서 오직 적절한 교육을 받고 많은 경험과 기술을 갖춘 임상의들만이 시행할 수 있다. 일반적인 방법의 부하(임플란트 식립 2개월 이상 지난 후 loading)를 가해야 할 경우는 다음과 같다. 초기고정이 좋지 않을 때, 특수한 임상적 상황이 존재할 때(환자의 전신적 문제, 임플란트 식립부위가 좋은 상태가 아닐 때, 악습관을 갖고 있을 때, 다른 부위 임플란트에 합병증이 있는 경우, 상악동 거상술이나 치조정 증대술의 필요가 있을 때) 등이다.

참고 문헌

- Cochran DL, Morton D, Weber HP. Consensus statements and recommended clinical procedures regarding loading protocols for endosseous dental implants. Int J Oral Maxillofac Implants 2004; 19(suppl): 109-113.
- Espasito M, Grusovin MG, Willings M, Coulthard P, Worthington HV. Interventions for replacing missing teeth: different times for loading dental implants. Cochrane Database of Systematic Reviews 2007, issue2. Chichester, UK: Wiley.
- Nkenke E, Fenner M. Indications for immediate loading of implants and implant success. Clin Oral Implant Res 2006; 17(suppl): 19-34.
- Weber HP, Morton D, Gallucci GO, Roccuzzo M, Cordaro L, Grutter L. Consensus statements and recommended clinical procedures regarding loading protocols. Int J Oral Maxillofac Implants. 2009;24 Suppl:180-3.

3. 심미적인 임플란트 치료를 위한 고려사항

여러 방면의 많은 노력을 통한 발전으로 인하여 임플란트를 이용한 전치부 심미적 수복은 과거에 비해 매우 예지성 있는 치료방법이 되었고 장기간의 결과에서도 심미적으로 높은 만족도와 완성도를 보이고 있다. 하지만 심미적인 결과를 얻기 어려운 경우가 여전히 남아 있고 치료계획 수립 및 환자 상담 단계에서 이에 대한 언급과 설명이 반드시 시행되어야 한다. 주로 많은 치아가 결손된 경우, 무치악 부위에 골과 연조직의 양이 부족할 경우에는 임플란트를 이용한 심미적 수복이 어려움을 겪게 된다.

1) 무치악 부위의 종류에 따른 고려사항

(1) 전치부 단일치 결손

가장 예지력이 결여된 연조직 결과는 인접 자연치에서 치간골이 소실되었을 때(그림5-23) 나타나게 된다. 이는 인접골이 치간유두의 높이를 결정하기 때문이다. 이 경우에서 다른 치료방법으로 생각할 수 있는 것이 연조직 이식 후 인접치아 삭제를 통한 고정성 보철물을 만드는 것이다. 문헌을 통해 보면 연조직 이식과 고정성 보철물을 이용한 치료방법이 임플란트를 이용한 경우보다 더 높은 치간 유두를 갖게되어 보다 심미적인 보철물을 만들고 있음을 밝히고 있다.

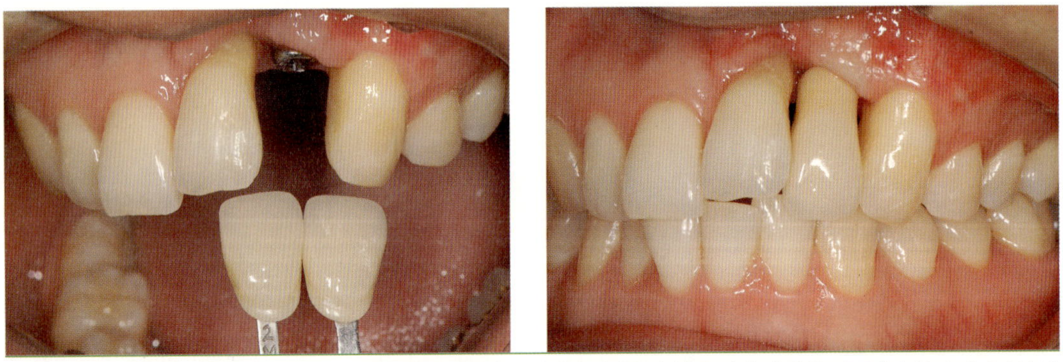

그림 5-23 상악 좌측 견치에 비해서 상악 좌측 중절치에서는 원심면 치간골 소실로 인해 더 많은 연조직 소실이 나타나서 비심미적인 결과를 보이게 됨

(2) 전치부 다수 치아 결손(그림 5-24)

다수의 전치부 치아가 결손된 경우에서, 연조직의 상태는 골과 연조직의 반응에 따라 다양한 개인차를 나타내게 된다. 자연치에서 백악법랑 경계부는 순면에서 보았을 때 조개모양(Scallop)이다. 하방치조골도 조개모양(Osseous Scallop)으로 순면에서는 치조골이 치근단쪽으로 내려가있고 인접면에서는 치관쪽으로 올라가 있다. 상부에 존재하는 연조직도 치조골의 모양에 따라 조개모양(Gingival Scallop)을 나타낸다. 평균적으로 이 연조직의 높이는 하방치조골에서부터 3mm이다. 그러나 특이하게도 자연치 사이에 존재하는 치간유두에서는 4.5mm이다. 임플란트와 인접자연치 사이에 존재하는 치간유두의 높이도 4.5mm이다. 그러나 임플란트와 임플란트 사이의 치간유두 높이는 3~3.5mm 이다. 이로 인해 주변 치간유두에 비해 임플란트 사이의 치간유두가 보다 치근단쪽으로 위치되어 심미적으로 바람직하지 않은 결과를 초래하게 된다. 게다가 수술 중 두 개의 임플란트 사이

의 거리가 3mm이하로 위치되거나 (그림 5-25) 예상치 못했던 순측의 골과 동반되어 임플란트 사이의 골이 소실된다면 보다 나쁜 심미적인 결과를 초래하게 된다.

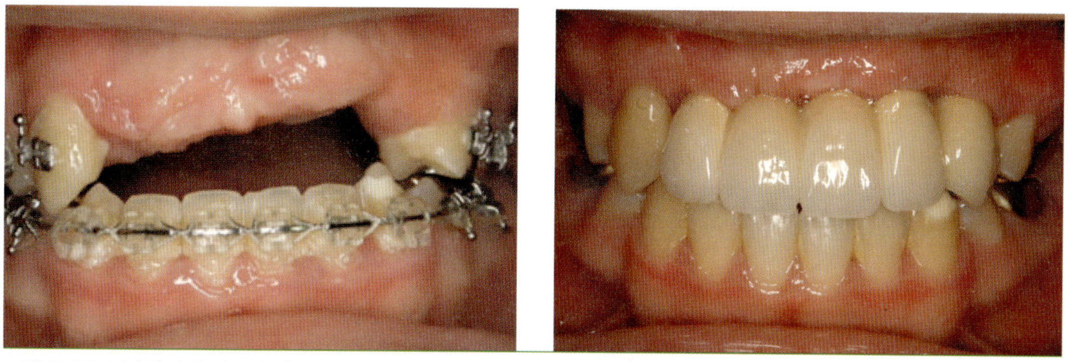

그림 5-24 전반적인 수평골 소실로 인해서 비심미적인 결과를 보이는 증례(연세대 수련의 증례)

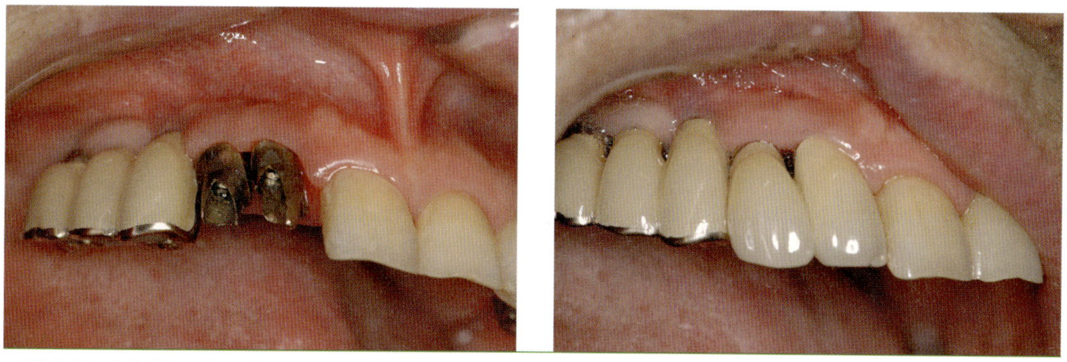

그림 5-25 수술 중 두개의 임플란트 사이 거리가 가까워서(3mm 이하) 비심미적인 결과를 보임

2) 적절한 결정을 내리는데 고려해야할 점

(1) 발치해야 할 치아가 존재하고 치주염이 없는 경우(그림 5-26)

이 경우에서 가장 심미적으로 이상적인 결과를 낼 수 있다. 이때 가장 중요한 것은 임플란트를 이용한 수복이 나을지 아니면 고정성 보철로 치료하는 것이 나을지 결정하는 것이다. 만약 임플란트를 이용한 수복이 결정되었다면 몇 개의 임플란트를 어디에 식립할지를 결정하는 것이 중요하다. 예를 들어 상악 중절치 두개가 발치 되어야 하고 그 부위에 두개의 임플란트를 식립하는 경우를 살펴보면, 이 경우에는 건강한 치주조직을 갖는 측절치들이 존재하기 때문에 좋은 심미적인 결과를 예측할 수 있다. 식립할 때 반드시 두 개 임플란트 사이 거리는 3mm가 확보 되어야 하며 이를 통해 임플란트 사이의 치조골 흡수를 최소화할 수 있다.

치간 유두의 높이는 주변과 비교하였을 때 1.0~2.0mm 내에서 치근단 쪽으로 위치된다면 심미적인 결과를 얻을 수 있다. 그 이상 치근단 쪽으로 위치된다면 심미적인 결과를 얻기 어렵다. 다른 예로 인접해 있는 상악 중절치와 측절치가 발치되어야 할 경우, 또는 인접해 있는 측절치와 견치가 발치되어야 하는 경우는 다른 경우보다 심미적으로 수복하기가 매우 어렵다. 이때 발치된 치아의 개수만큼 임플란트를 식립한다면 임플란트 사이에 3mm 거리를 확보하기 어렵게 되고 결국은 임플란트 사이의 골소실이 발생하여서 그에 따른 치간유두 및 연조직의 퇴축으로 인해 심미적으로 매우 안 좋은 결과를 초래할 가능성이 많다. 문헌에 의하면 정상 치주조직을 갖는 자연치가 반대쪽에 존재하기 때문에 임플란트 사이의 치간유두가 소실되면 확연하게 비교가 되어서 매우 비심미적인 결과를 초래한다고 한다. 이는 중절치 두개가 발치된 후 식립된 두개의 임플란트에서 발생하는 연조직 퇴축보다 보다 더 비심미적이다. 그러므로 발치된 치아의 개수만큼 임플란트를 식립하기 보다는 중절치나 견치에 임플란트를 식립한 후 나머지 무치악 부위는 cantilever로 처리하는 것이 심미적으로 가장 바람직한 결과를 초래하게 된다(그림 5-27) (인용 J Am Dent Assoc. 2009 Sep;140(9):1160-6).

하지만 상실된 치아의 개수보다 적은 수의 임플란트가 식립되므로 기능상으로는 단점이 있는 디자인임을 감안 해야 한다. 3~4개의 치아가 발치되어야 하는 경우에도 1~2개 정도의 ovate pontic으로 처리함으로 심미적으로 더 우수한 결과를 얻게 된다. Pontic하방 부위는 연조직 이식으로 보다 심미적인 모습을 만들어 줄 수 있다.

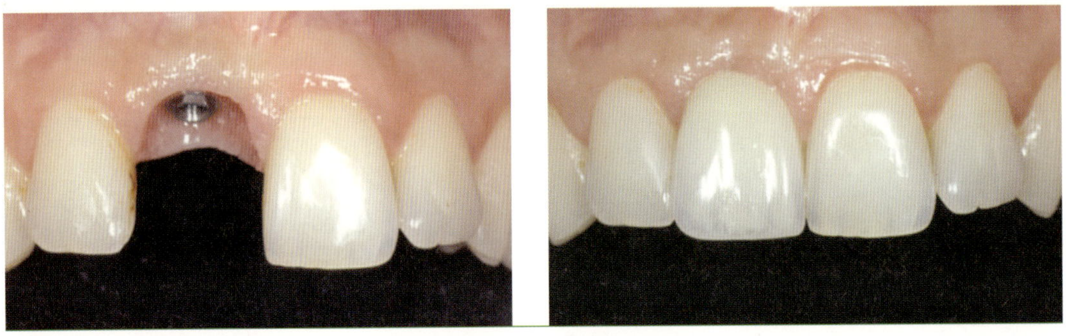

그림 5-26 5A 발치된 치아의 치주조직 상태가 양호하여 우수한 결과를 보인 증례

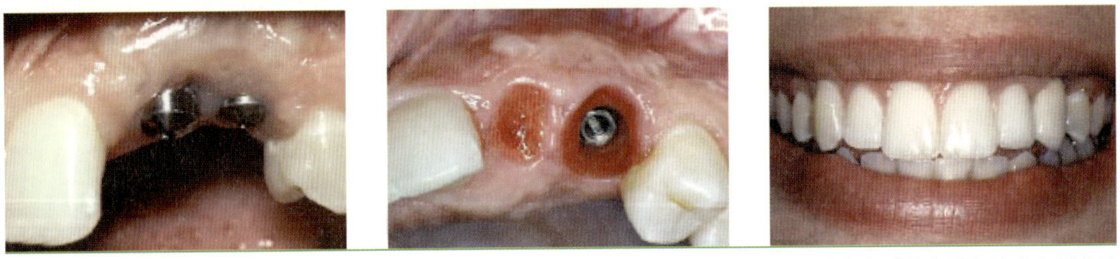

그림 5-27 임플란트 사이의 거리가 3mm가 확보가 되지 않는다면 보다 심미적인 결과를 위해서 임플란트를 하나만 식립하고 인접 무치악 부위를 cantilever로 처리하는 것도 가능하다(spear FM.J. Am Dent Assoc 2009 인용)

(2) 발치해야 할 치아가 존재하고 치주염이 있는 경우

이미 언급된 내용을 모두 고려해야 하며 추가적으로 이 경우는 치주염이 존재하여 치조골 소실이 이미 있고, 특히 치아를 발치한 후 치간유두의 높이가 어떻게 될지 예측하기가 어렵다. 정상치주를 가진 경우보다 더 많은 양의 치조골과 치간유두의 높이가 소실되게 된다. 연조직의 높이를 유지하기에는 고정성 보철물이 더 좋으므로 연조직 이식 후 고정성 보철물을 제작하는 것이 임플란트에 의한 수복보다 더욱 심미적인 결과를 낼 수 있다. 또는 교정력을 이용하여 발치할 치아들을 서서히 맹출시켜서 발치 후 치조골의 소실을 최소화 한다면 임플란트를 이용하여 보다 심미적인 결과를 만들 수 있다. 무엇보다 중요한 것은 치료 시작 전에 반드시 환자에게 이 경우에서는 심미적으로 이상적인 결과를 만들기가 불가능하다는 것을 주지시키는 것이다. 이 과정을 생략하고 치료를 진행했을 때 환자가 최종 보철물에 만족하지 못한다면 의사와 환자 사이에 큰 문제가 생길 수 있다.

(3) 이미 치아가 발치되어 있고 연조직과 치조골이 평평하게(Flattening)되어 있는 경우(그림 5-28)

이미 여러 개의 치아가 발치되어 연조직과 치조골이 평평해져 있을 때는 사실상 임플란트를 이용한 심미적 수복이 쉽지 않다. 손실된 치조골을 수직적으로 재건해야 하는데 이 수직적인 골 이식은 매우 어렵고 결과 자체도 예지력이 떨어진다. 치료 전에 환자에게 보다 심미적인 결과는 연조직 이식을 이용한 고정성 보철물이라는 것을 설명해 주어야 한다.

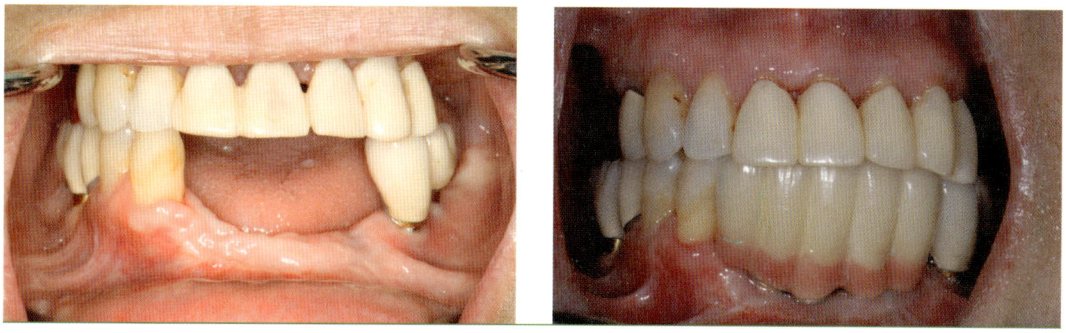

그림 5-28 전반적인 치주염으로 인해 수평적 골 소실이 존재하여 비 심미적인 결과를 보인 증례

참고 문헌

- Kan JY, Rungcharassaeng K, Umezu K, Kois JC. Dimensions of peri-implant mucosa: an evaluation of maxillary anterior single implants in humans. J Periodontol 2003; 74(4): 557-562.
- Spear FM,. Implant or Pontics: Decision making for anterior tooth replacement. J Am DentAssoc 2009; 140; 1160-1166.
- Spear FM, Maintenance of the interdental papillae following anterior tooth removal. Pract Procedure Aesthet Dent 1999;11(1): 21-28.
- Tarnow DP, Magner AW, Fletcher P. The effect of the distance from the contact point to the crest of bone on the presence or absence of the interproximal dental papilla. J Periodontol 1992; 63(12): 995-996.
- Tarnow DP, Cho SC, Wallace SS. The effect of inter-implant distance on the height of inter-implant distance on the height of inter-implant bone crest. J Periodontol 2000;71(4):56-549.

4. 부분무치악 환자의 임플란트 보철치료

1) 자연치와 임플란트를 연결하는 치료법

경제적인 이유 등으로 자연 치아와 임플란트를 연결하여 수복하는 것이 불가피할 경우에는 자연 치아의 압입(intrusion)과 생물학적 실패, 임플란트로의 응력 집중, 그로 인한 골소실과 골유착 실패등의 부작용을 고려하여야 한다.

구치부에서 압입현상은 주로 임플란트와 연결고정된 자연치에서 흔하게 발생하는데 disuse atrpohy, debris impaction, impaired rebound memory, mechanical binding 때문이라고 설명되고 있다. 압입을 방지하기 위해서 고정성 연결 장치(rigid connector)를 사용하는 설계를 고려한다.

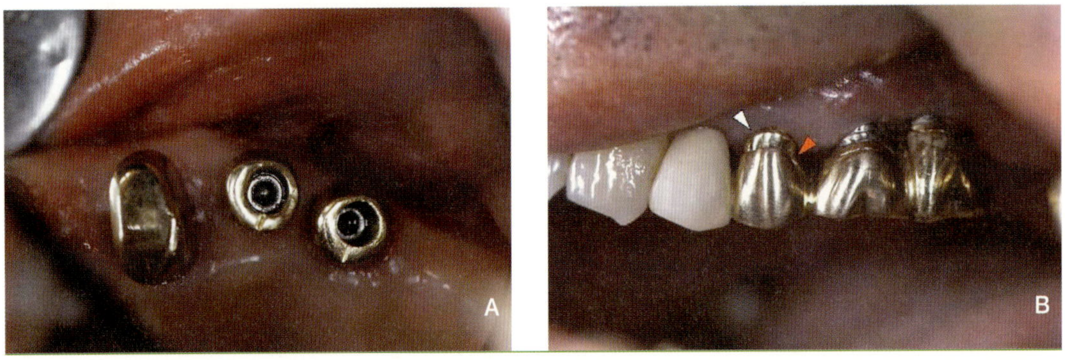

그림 5-29 A. 자연치를 Konus inner crown 형태로 연결하여 고정성 bridge 수복을 계획하였다. B. 몇 개월 후 임시합착재가 녹으면서 자연치의 압입이 발생하였다.

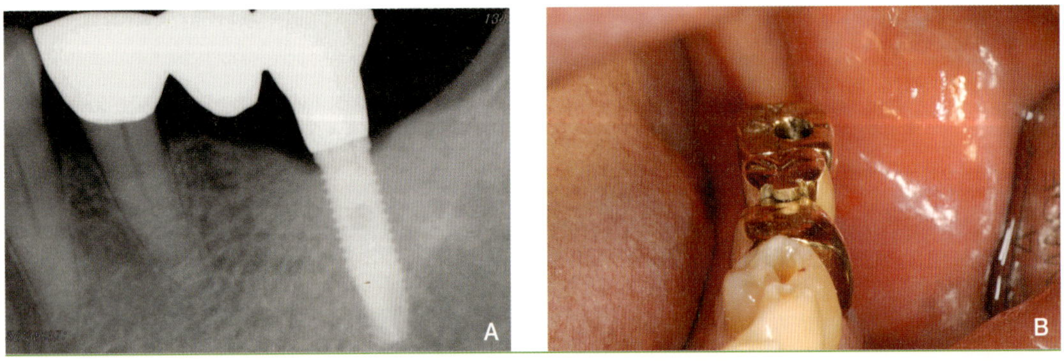

그림 5-30 A. 하악 좌측 구치부의 연결. 7년간 문제없이 사용하고 있었으나 최근 임플란트 나사가 풀려 내원하였다. B. Nonrigid connector방식으로 연결되어 있었다. 다행히 문제가 없었지만 nonrigid 방식은 자연치의 압입현상이 간혹 보고되어 추천되지는 않는다.

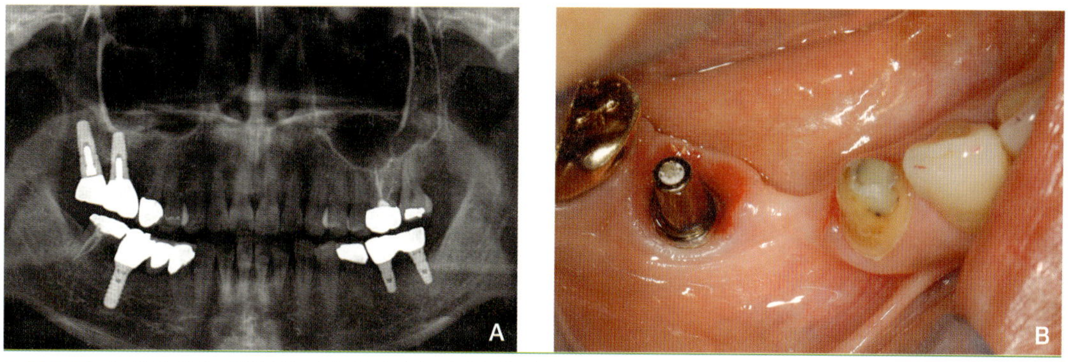

그림 5-31 A. 하악 우측 구치부의 연결 B. 4년간 임시합착 상태로 지냈다. 탈락으로 내원하였고 문제가 없음을 확인하고 영구 접착하여 사용 중이다.

특히 구치부와 달리 전치부에서는 자연치의 수평동요가 매우 크므로 임플란트와 전치의 연결은 신중하게 고려하여야 한다. 자연치와의 연결은 지지구조가 좋은 구치부에서 일정한 길이의 pontic을 사이에 두고 조심스럽게 시도하여야 한다. 길이가 길어질수록 이론적으로 자연치와 임플란트의 침하량 차이가 상쇄되기 때문이다. 그러나 생역학적으로 일정 길이 이상 길어질 수는 없다.

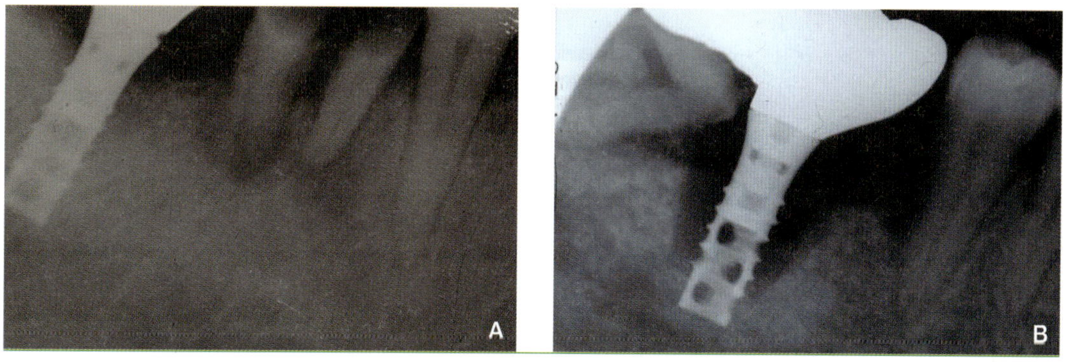

그림 5-32 바로 인접한 자연치와의 연결은 금기에 해당한다. A. 제1대구치와 최후방 임플란트를 연결 후 자연치에 2차 우식이 생긴 증례 B. 제2대구치와 연결하였다가 임플란트 파절 및 자연치 압입이 생긴 증례.

장기간의 연구에서 자연치와 임플란트 연결 수복 성공률은 임플란트끼리의 연결 수복에 비해 떨어진다. 임플란트와 달리 자연치에서는 생물학적인 문제(치아우식, 치주염, 치근단염)로 인한 실패율이 추가되기 때문이다.

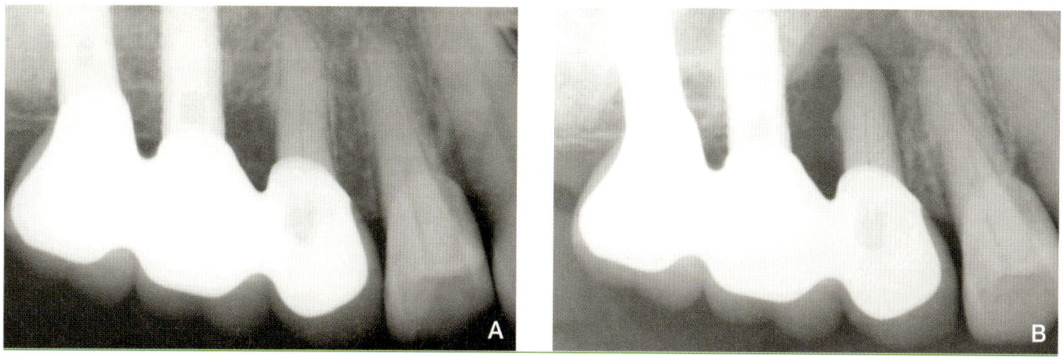

그림 5-33 A. 자연치는 생역학적 위험뿐 아니라 생물학적 위험에도 노출되어 있다. B. 2년 6개월 후의 급격한 병소발생으로 인한 제2소구치 발치

표 5-3 Pjetursson et al. Clin Oral Implants Res 2007에서 발췌

Meta analysis	5년생존추정률	10년생존추정률
브릿지	94.4%	89.2%
캔티레버브릿지	90.5%	80.3%
치아-임플란트브릿지	93.4%	77.8%
임플란트브릿지	96.8%	86.7%
임플란트단일치	95.5%	89.4%

참고 문헌

- Chee WW, Cho GC. A rationale for not connecting implants to natural teeth. J Prosthodont 1997;6:7-10.
- da Silva EF, Pellizzer EP, Quinelli Mazaro JV, Garcia Júior IR. Influence of the Connector and Implant Design on the Implant-Tooth-Connected Prostheses. Clin Implant Dent Relat Res 2009 [Epub ahead of print]
- Misch CE. Dental implant prosthetics. China: Elsevier Mosby, 2005.
- Pjetursson BE, Brägger U, Lang NP, Zwahlen M. Comparison of survivaland complication rates of tooth-supported fixed dental prostheses(FDPs) and implant-supported FDPs and single crowns(SCs). Clin Oral Implants Res. 2007 Jun;18 Suppl 3:97-113.
- Schlumberger TL, Bowley JF, Maze GI. Intrusion phenomenon in combination tooth-implant restorations: a review of the literature. J Prosthet Dent 1998;80:199-203.

2) 임플란트에서 pontic을 채용한 bridge 형식의 채택

임플란트의 향상된 표면처리, 강한 지대주 연결부위, 나사 조임력의 개선으로 응력의 분산이 안정화되면서 2개의 임플란트 지지에 의한 3-unit bridge 수복은 즉시 기능의 임시수복치에서조차 성공적으로 사용될 수 있음이 보고되고 있다.

상실치 하나 당 한 개의 임플란트를 식립하는 것은 위험요소를 줄이는 방법임에 틀림없으나 이런 방법은 하나의 제안일 뿐 반드시 지켜야 하는 원칙은 아니다. 하지만 직선 배열에서 임플란트의 수가 줄어들면 더 큰 굽힘 모멘트(bending moment)를 받게 되고 나사풀림, 파절 등과 같은 합병증의 비율이 커질 수 있다.

정리하자면, 임플란트 주위골이 담당할 수 있는 능력은 수학적 계산이나 컴퓨터 분석치보다는 큰 것 같으며, 점진적인 시스템의 발전에 따라 2개 지지 임플란트의 3-unit bridge 수복은 단단한 골질을 중심으로 성공적 적용이 가능할 것 같다. 단 기계적 합병증의 발생이 클 확률은 여전히 남아 있다.

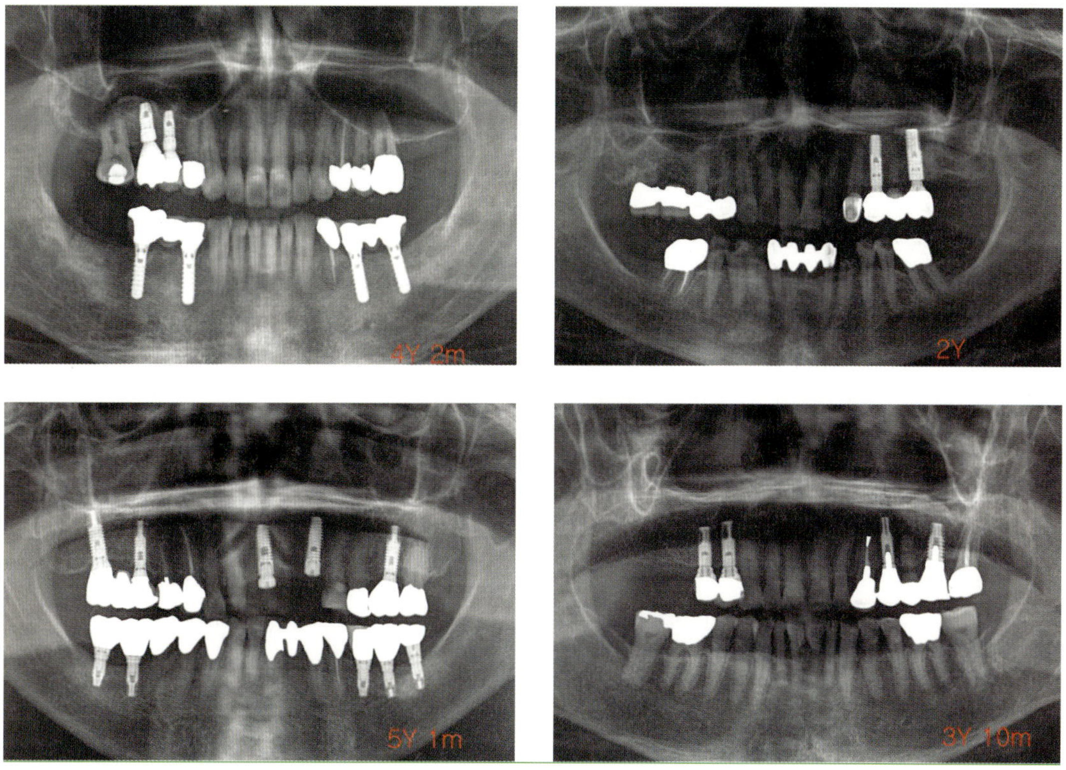

그림 5-34 하악은 물론 상악에서도 골질이 양호한 경우 장기간 성공적인 결과를 보이고 있다.

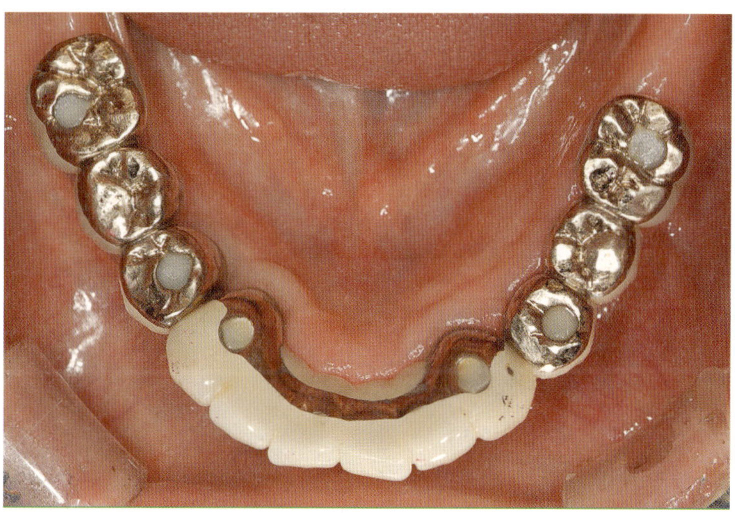

그림 5-35 Shortened arch concept으로 제 2대구치를 생략하고 3개의 bridge로 분리하여 임플란트 6개로 무치악 하악을 전악 수복한 증례(Dr.차민상 증례).

참고 문헌

- 김영균, 이양진, 윤필영 등. 임프란트의 모든 것 Q&A로 배운다(II). 한국퀸테센스출판사. 2010;370-372.
- 김영균, 황정원. 치과임플란트와 관련된 다양한 논쟁. 군자출판사. 2004; 375,417.
- Cornelini R, Cangini F, Covani U, et al. Immediate loading of implants with 3-unit fixed partial dentures: a 12-month clinical study. Int J Oral Maxillofac Implants. 2006;21(6):914-8.
- Eliasson A, Eriksson T, Johansson A, Wennerberg A. Fixed partial prostheses supported by 2 or 3 implants: a retrospective study up to 18 years. Int J Oral Maxillofac Implants. 2006;21(4):567-74.
- Glantz PO, Nilner K. Biomechanical aspects of prosthetic implant-borne reconstructions. Periodontol 2000. 1998;17:119-24.
- Gunne J, Jemt T, Linden B. Implant treatment in partially edentulous patients: a report on prostheses after 3 years. Int J Prosthodont. 1994;7(2):143-8.
- Lekholm U, van Steenberghe D, Hermann I, et al. Osseointegrated implants in the treatment of partially edentulous jaws: A prospective 5-year multicenter study. Int J Oral Maxillofac Implants. 1994;9:627-635.
- Rangert BR, Sullivan RM, Jemt TM. Load factor control for implants in the posterior partially edentulous segment. Int J Oral Maxillofac Implants. 1997;12(3):360-70.

3) 상부구조물 보철 시 연결고정(splinting)의 필요성

구치부 단일치 임플란트의 성공률에서 알 수 있듯이 다수의 임플란트를 개개 치아별로 수복하는 것이 실패의 원인이 될 수는 없다. 여러 연구 결과를 종합하여 분석한 연구(meta analysis) 결과도 연결고정군과 단일치 수복군간에 유의성 있는 차이가 없다고 보고되고 있다.

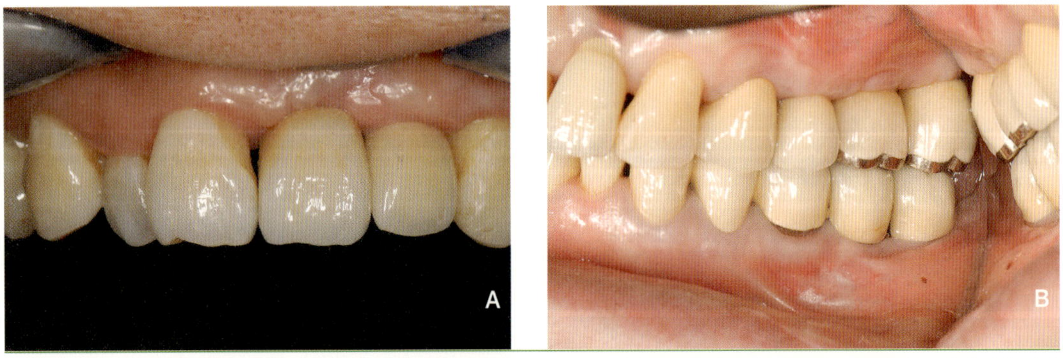

그림 5-36 **A.** 전치의 치아별 수복은 자연스러운 치아형태를 가능하게 한다. **B.** 구치부의 경우에도 골질과 골량이 양호하다면 상하악 모두 개별 수복하여도 된다고 본다(상악 제2소구치~제2대구치 하악 제1, 2 대구치 개별수복 증례).

그러나 임플란트를 개별 수복하는 경우 의외의 불편감을 호소하는 경우가 있다. 자연치는 인대에 비해 인접치간 접촉점이 정확하지 않아도 치아 이동으로 불편감이 보상되나 임플란트의 경우 유동성이 별로 없어 치간접촉점이 정확하지 않으면 저작불편을 호소한다.

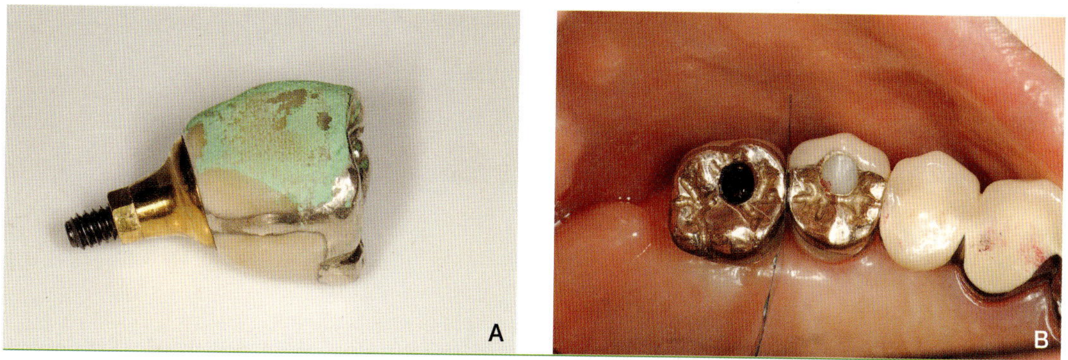

그림 5-37 A. 저작불편감을 호소한 상악 구치부 개별수복 증례. 인접치간 접촉점이 너무 빡빡하거나 과도한 힘이 가해질 경우 불편감을 호소하는 것 같다. 신중한 조절이 필요하다. B. 몇 달간 불편감을 호소하다 결국 shimstock이 자유롭게 통과할 정도로 조정하고서야 불편감이 사라졌다. 상악의 골질에 기인한 탄성과도 관련 있을 것 같다.

하지만 연결고정(splinting)이 장축방향의 하중(axial load)하에서는 뚜렷한 응력 차이를 나타내지 않아도 경사 식립된(off-axis) 임플란트에 대하여는 주위골 응력을 분산시키는 것이 사실이며 엉성한 해면골(spongy bone)에서 특히 그 효과가 뚜렷하므로 골질이 좋지 않은 부위에 경사지게 식립된 임플란트는 연결고정하는 것이 좋다.

참고 문헌

- 김영균, 이양진, 윤필영 등. 임프란트의 모든 것 Q&A로 배운다(II). 한국퀸테센스출판사. 2010;366-369.
- Bergkvist G, Simonsson K, Rydberg K, et al. A finite element analysis of stress distribution in bone tissue surrounding uncoupled or splinted dental implants. Clin Implant Dent Relat Res. 2008;10(1):40-6.
- Guichet DL, Yoshinobu D, Caputo AA. Effect of splinting and interproximal contact tightness on load transfer by implant restorations. J Prosthet Dent. 2002;87(5):528-35.
- Korioth TW, Hannam AG. Deformation of the human mandible during simulated tooth clenching. J Dent Res. 1994;73(1):56-66.
- Lindh T, Gunne J, Tillberg A, Molin M. A meta-analysis of implants in partial edentulism. Clin Oral Implants Res. 1998;9(2):80-90.
- Matsuzaka K, Nakajima Y, Soejima Y, et al. Effect on the amount of bone-implant contact when splinting immediate-loaded dental implants. Implant Dent. 200716(3):309-16.
- Norton MR. Multiple single-tooth implant restorations in the posterior jaws: maintenance of marginal bone levels with reference to the implant-abutment microgap. Int J Oral Maxillofac Implants.2006;21(5):777-84.
- Solnit GS, Schneider RL. An alternative to splinting multiple implants: use of the ITI system. J Prosthodont. 19987(2):114-9.
- Wang TM, Leu LJ, Wang J, Lin LD. Effects of prosthesis materials and prosthesis splinting on peri-implant bone stress around implants in poor-quality bone: a numeric analysis. Int J Oral Maxillofac Implants. 2002;17(2):231-7.

4) 국소의치와 혼용여부

임플란트를 이용한 국소의치 제작은 다수 치아 임플란트 유지 국소의치 방법 외에도, 임플란트 1개 지대주를 이용한 국소의치를 비롯하여 적절하지 못한 분포의 자연치와 바나 telescope crown으로 연결하여 같이 쓰는 경우, 고정성 수복으로 계획하였으나 실패하여 가철성으로 전환한 경우, 자연치를 지대주로 쓰거나 쓰지 않고 소수의 임플란트를 식립하여 제작한 국소의치 피개의치, 무치악 유리단(free end)의 의치상 하방에 1개의 임플란트를 식립하여 국소의치를 지지하게 설계한 경우 등에 대한 다양한 증례 보고가 있다. 그러나 대부분이 증례보고이고 장기간의 연구는 부족하다. 소수의 임플란트를 이용하여 자연치와 함께 수복한 국소의치의 7년간 연구(1997~2004년)가 가장 장기간의 관찰이다. 임플란트 지지 국소의치는 치조골 흡수를 동반하므로 주기적인 이장을 하지 않으면 교합이 달라지며 자연치에서보다 확연하게 임플란트에 부담스러운 힘이 가해질 가능성이 높다. 장기적인 관찰이 필요할 것이다.

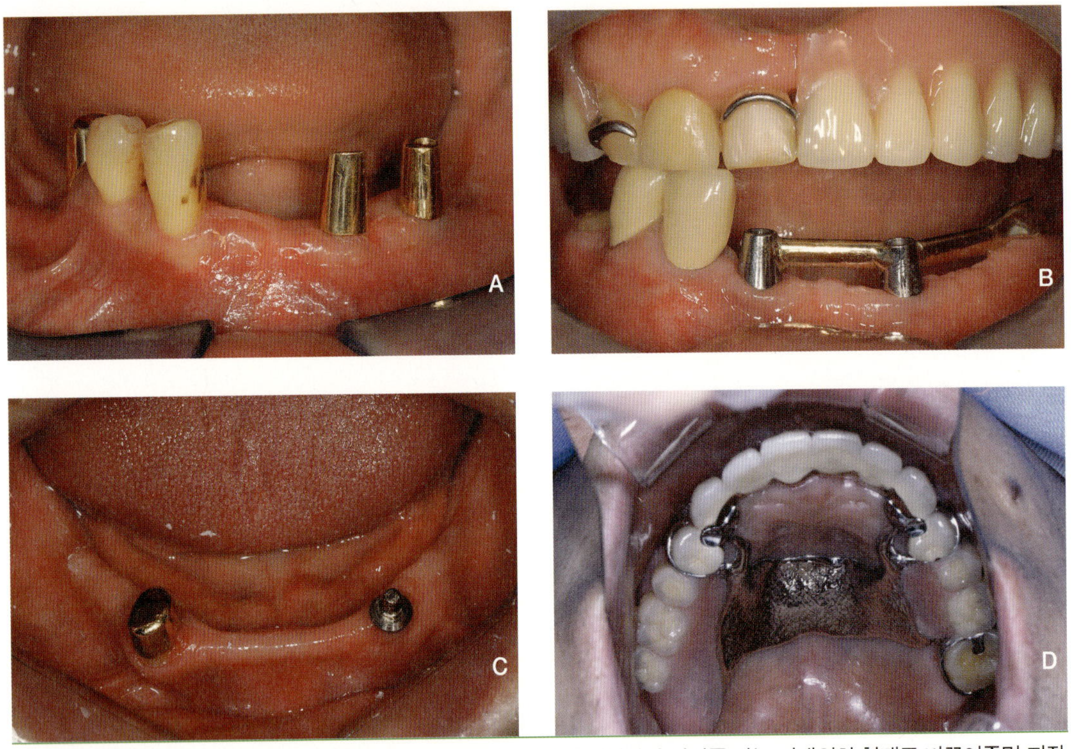

그림 5-38 잔존치가 있는 경우 무치악 부위에 1-2개의 임플란트를 식립하여 지지를 받는 피개의치 형태로 바꾸어주면 저작력 향상은 물론 편안감, 골소실 방지등의 역할을 기대할 수 있다. 모두 수년간 잘 기능하고 있다. **A.** Konus형태로 응용. **B.** Bar 형태로 응용. **C.** Stud 형태로 응용. **D.** 무치악을 임플란트 bridge로 수복한 후 conventional clasp RPD로 수복한 경우 (Prof. 박원희 증례).

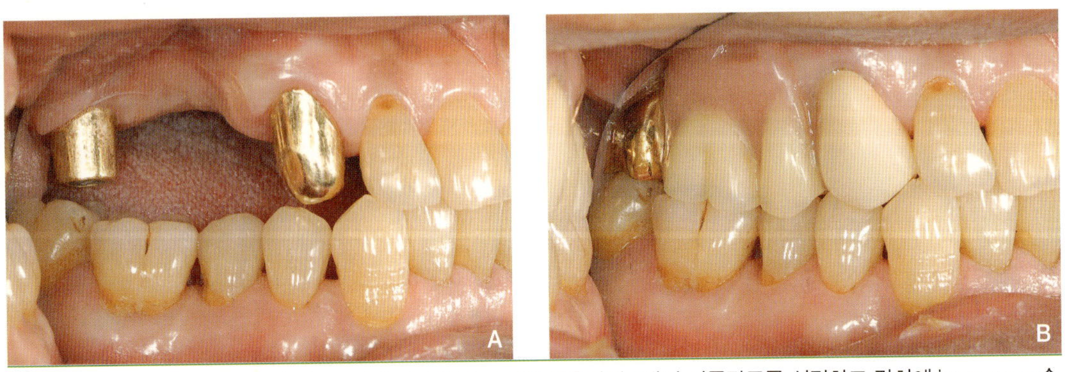

그림 5-39 **A.** Oroantral fistula와 감염으로 추가 식립이 어려워 최후방에 1개의 임플란트를 식립하고 견치에 inner crown수복 **B.** 편측성 Konus partial denture로 수복. 골 소실 없이 수년간 잘 기능하고 있다.

참고 문헌

- 김영균, 이양진, 윤필영 등. 임프란트의 모든 것 Q&A로 배운다(II). 한국퀸테센스출판사. 2010;405-406.
- 박원희. 임프란트 지지 국소의치의 임상적 연구. 대한치과의사협회지. 2009;4:184-190.
- Chikunov I, Doan P, Vahidi F. Implant-retained partial overdenture with resilient attachments. J Prosthodont.2008 Feb;17(2):141-8.
- Chronopoulos V, Sarafianou A, Kourtis S. The use of dental implants in combination with removable partial dentures: a case report. J Esthet Restor Dent. 2008;20(6):355-64; discussion 365.
- Mijiritsky E. Implants in conjunction with removable partial dentures: a literature review. Implant Dent. 2007;16(2):146-54.
- Ohkubo C, Kobayashi M, Suzuki Y, Hosoi T. Effect of implant support on distal-extension removable partial dentures: in vivo assessment. Int J Oral Maxillofac Implants. 2008;23(6):1095-101.
- Pellecchia M, Pellecchia R, Emtiaz S. Distal extension mandibular removable partial denture connected to an anterior fixed implant-supported prosthesis: a clinical report. J Prosthet Dent. 2000;83(6):607-12.

5) 고정체와 상부구조의 연결 양식: 나사유지형 지대주와 시멘트유지형 지대주의 선택

나사유지형 지대주 사용의 가장 큰 장점은 보철물에 문제가 생겼을 경우 쉽게 제거할 수 있다는 점이다.

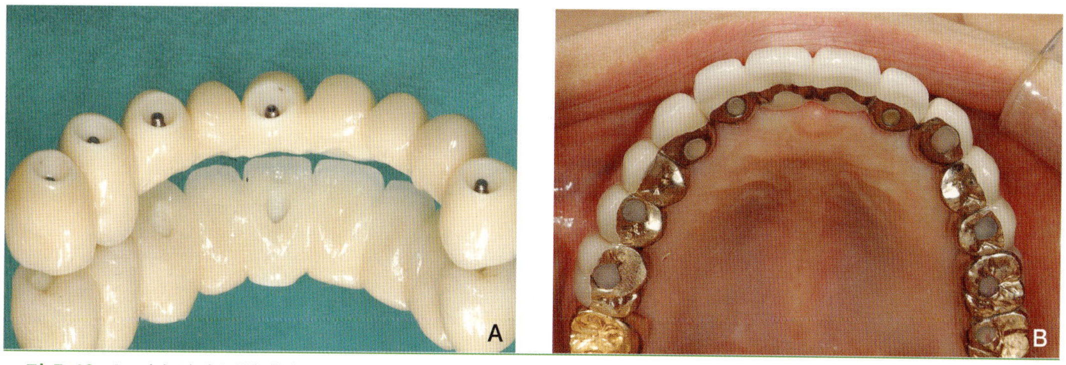

그림 5-40 A. 다수치아 보철에서 retrievability의 확보는 complication 해결 측면에서 매우 중요하다. 9-unit zirconia bridge. B. 무치악상태의 전악 보철에서는 치조골 흡수형태로 나사유지형 수복이 비교적 쉽다.

그러나 제거를 위해서는 나사구멍이 교합면에 있어야 하므로 교합측면에서 충분한 접촉점을 형성하지 못한다는 주장도 있다. 또 부품 수가 늘어나므로 비용이 많이 들고 과정이 복잡해질 수 있으며 무엇보다 대합치와의 충분한 거리가 확보되지 못한 위치에서 사용할 경우 출현윤곽(emergence profile)이 자연스럽게 형성되지 못하거나 심지어 공간 자체가 부족하기도 하다.

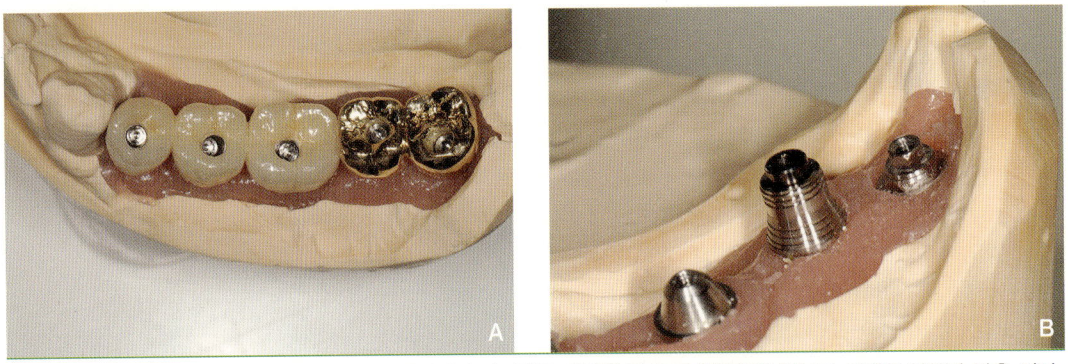

그림 5-41 A. 소구치와 같이 교합면이 작은 치아에서 나사형을 선택할 경우 교합접촉면 확보가 어려운 경우가 간혹 있다. B. 나사유지형 수복물에서 대합치와의 공간 확보가 어려운 경우가 많다. Cylinder의 높이는 의외로 공간을 차지한다.

전치부에서 적절한 각도로 식립되지 않았을 경우에는 나사 구멍이 순측에 형성되어 비심미적이므로 경사지대주(angled abutment)를 사용하여야 하나 나사유지형 경사지대주는 매우 제한적으로 공급되고 있다.

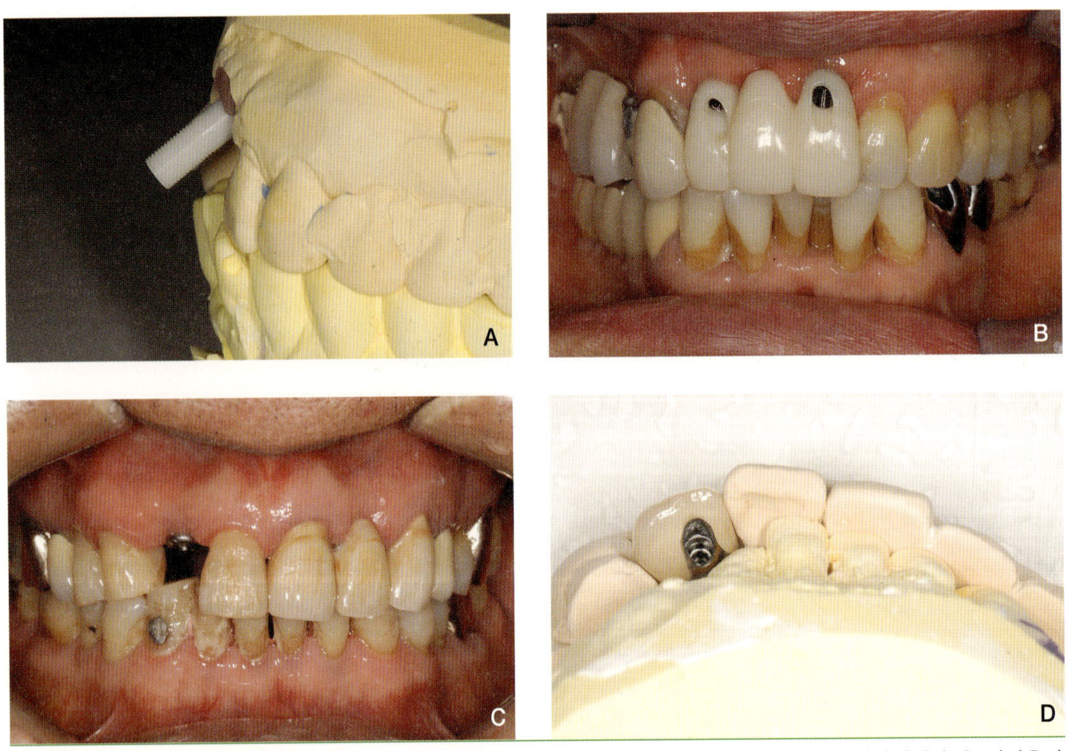

그림 5-42 A. 순측으로 심하게 경사진 전치부 임플란트 모형 B. 순측으로 나사구멍이 생기므로 비심미적이다. C. 나사유지형 수복 가능성을 가늠하기 어려운 경우가 많다. D. 나사유지형 수복을 위해서 전치가 순측으로 치우쳐 비심미적이 된 경우

시멘트유지형의 가장 큰 장점은 지대주와 치관의 적합도가 약간 떨어져도 시멘트가 공간을 메우므로 문제가 없다는 점이다. 또 부품이 적게 들고 비용이 싸지며 임플란트가 경사져 식립되었을 경우라도 교합면과 출현 윤곽을 자연치와 유사하게 제작할 수 있어 심미적이다. 반면 제거를 위해서는 약한 시멘트를 써야 하는데 불시에 탈락하는 위험이 있으며 대개는 제거 자체가 어렵다.

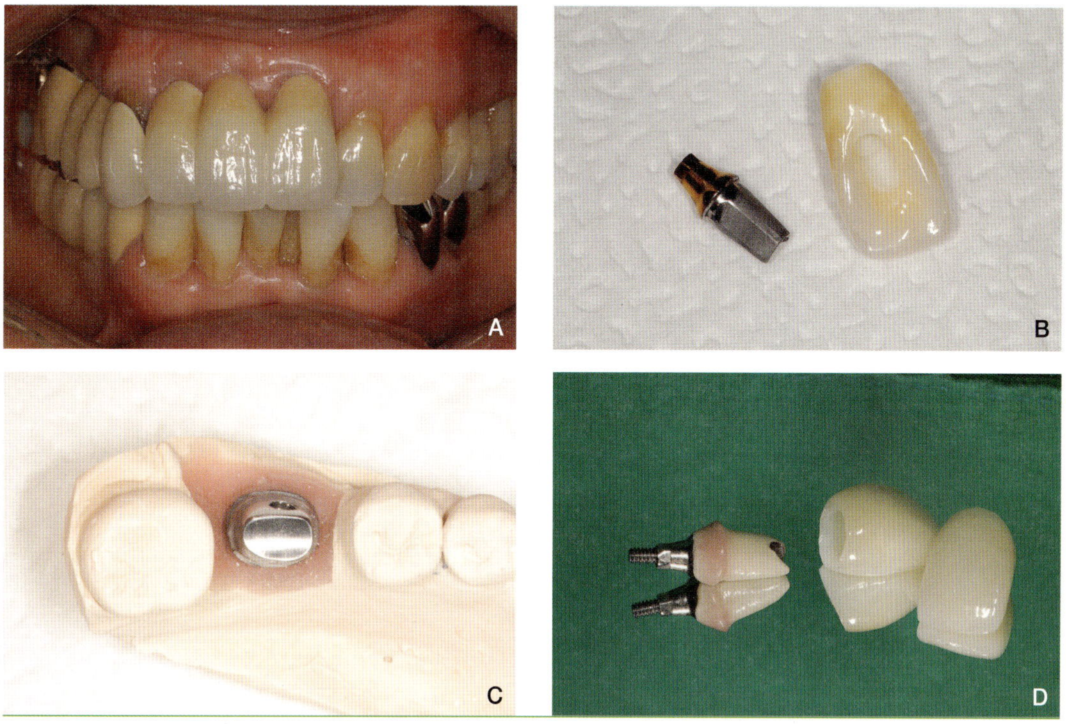

그림 5-43 시멘트유지형은 지대주의 각도 및 재료 선택의 폭이 넓어진다. **A.** 위 증례의 시멘트유지형 PFG 최종수복물 **B.** 시멘트유지형은 부품수가 줄어들고 개념이 단순하다. **C.** 구치부에서 경사져 식립되어 CAD-CAM으로 제작한 지대주. 지대주의 각도는 물론 치은 이행부형태, 상부 형태의 임의조정이 가능하다. **D.** 시멘트유지형 맞춤지대주와 완전도재관

지대주를 선택해야 하는 경우 대합치와의 거리를 살피고 연조직 깊이를 측정한 후 출현윤곽과 지대주 collar(cuff)의 길이를 동시에 고려하여 선택한다.

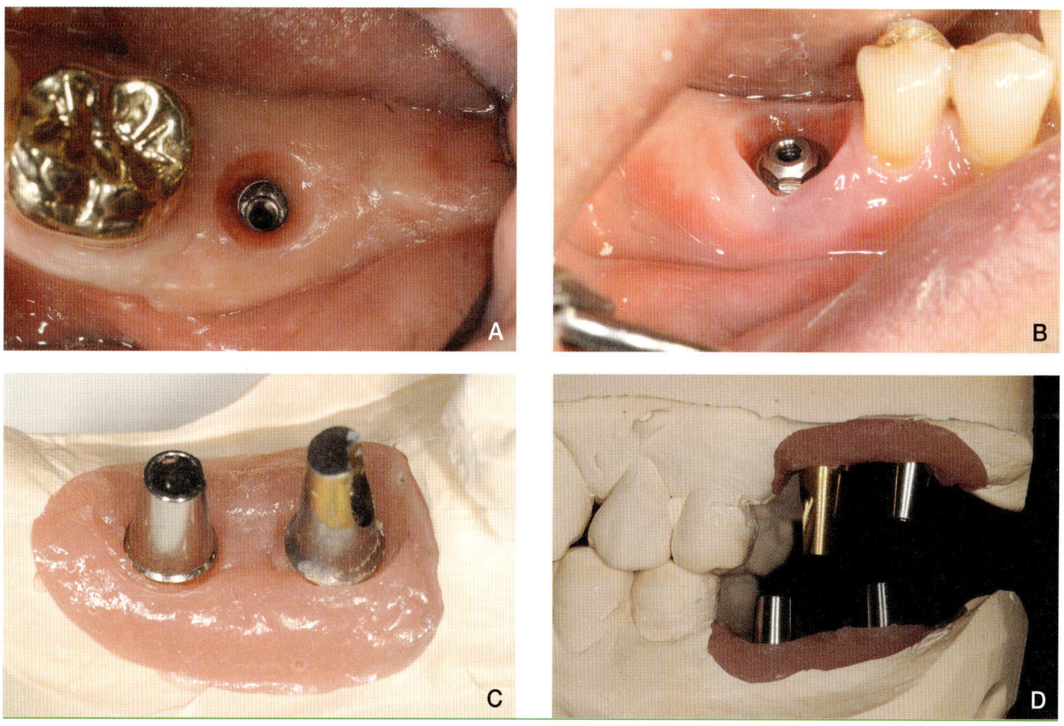

그림 5-44 **A.** 치은이행부 연조직의 깊이는 지대주 선택에 매우 중요한 요소이다. **B.** 나사유지형의 경우 깊은 abutment-crown junction이 아무런 문제를 일으키지 않는다. **C.** 시멘트유지형의 경우 깊이 위치한 abutment-crown junction은 시멘트 제거에 어려움이 있을 수 있다. **D.** 상악 구치의 경우 치관이 길어질 수밖에 없는 구조이며 따라서 출현윤곽이 자연스럽게 형성된다. 이 경우 구태여 깊은 abutment-crown junction을 설정할 필요가 없다. 하악에서는 치관이 짧은 경우가 많으므로 출현윤곽을 위한 치관길이 확보를 위해 연조직 깊이를 잘 활용해야만 한다.

지대주 상부와 변연치은 간 거리가 너무 얕거나(전치부의 경우 치은퇴축이 일어날 경우 비심미적이며, 좁은 임플란트 직경에서 자연스러운 치아형태로 넓어지기 위해 출현윤곽이 급경사가 되어 심미성 저하와 식편저류의 원인이 된다) 너무 깊지(나사유지형은 상관없으나 시멘트유지형의 경우 치관 접착시 시멘트 제거가 어려워 임플란트 주위염의 원인이 된다. 하지만 대합치와의 거리가 충분히 확보되어 자연스러운 출현윤곽을 만들 수 있다) 않은 지대주를 선택하며 제거가능성을 염두에 둔 선택을 하여야 한다.

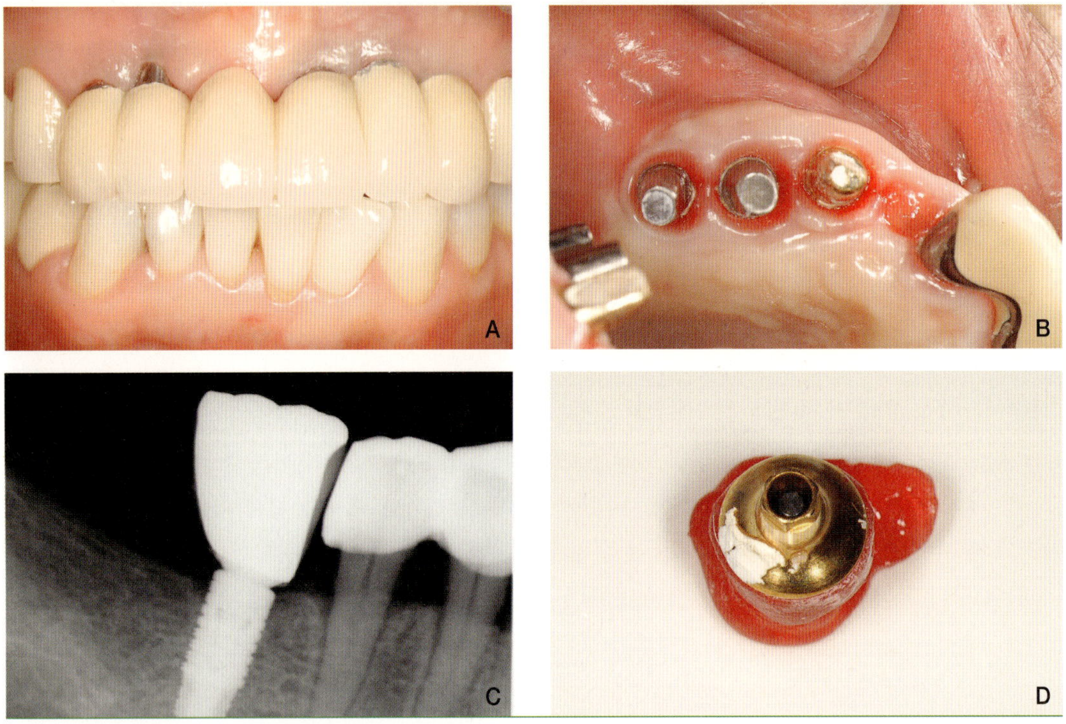

그림 5-45 **A**.장기적 관찰에서 전치부 순측의 치조골 흡수에 따라 순측 치은이 퇴축하게 된다. 지대주 collar(cuff)의 길이에 신경 써야 하는 이유가 여기에 있다. **B.** 그러나 너무 깊은 abutment-crown junction은 시멘트 제거를 어렵게 하며 염증상태가 지속된다. **C.** 시멘트유지형 수복 직후 x-ray 확인이 꼭 필요하다. **D.** 실제로 지대주 하방으로 침투한 임시합착재

참고 문헌

- Misch CE. Dental implant prosthetics. China: Elsevier Mosby, 2005.
- Thomas GW. The positive relationship between excess cement and peri-implant disease: a prospective clinical endoscopic study. J Periodontol. 2009;80(9):1388-92.

5. 완전무치악 환자의 임플란트 보철치료

무치악 환자를 임플란트를 이용하여 치료하는 경우는 의치 접촉부에 통증을 느끼거나 구토반사가 심한 경우 등 총의치 사용에 문제가 있는 경우와 무치악 치조제의 치조골 급격한 소실이 예상되거나 치조골높이를 장기간 유지하고자 할 때이다. 그 밖에 치조골의 흡수가 심하여 총의치의 안정성 등 여러 문제를 야기하는 경우, 대합치가 자연치열을 가지고 있는 경우, 정신적 문제로 환자가 의치를 싫어하는 경우 등 상황에서 임플란트의 사용이 추천된다.

임플란트를 사용하는 경우 보철물의 안정과 유지를 증가시켜 저작과 심미기능을 증진시키고 환자의 정신적 안정감과 확신을 주는 장점이 있다. 또한 임플란트의 식립으로 잔존치조제의 흡수를 지연시킬 수 있다.

무치악 환자에서 잔존골의 양과 질이 악 당 4개 이하의 임플란트를 식립할 수 없는 경우, 피개의치가 흔히 적응증이 되지만 더 많은 수의 임플란트를 식립할 수 있는 경우 고정성과 가철성 보철물 중에서 선택을 해야 한다(표5-4).

표 5-4 무치악 환자를 위한 치료 계획시 보철물 선택의 고려사항

	고정성 국소 의치	가철성 국소의치
보철물 형태	나사유지형 또는 시멘트유지형	보통 피개의치와 같이 플랜지가 완전한 형태 협측, 순측 또는 구개측 플랜지가 없거나 줄어든 형태
임플란트 갯수	악 당 일반적으로 6-10개	일반적으로 2-4 임플란트가 사용되나 플랜지를 없애거나 줄이기 위해서는 6-8개의 임플란트가 사용된다.
임플란트 간 거리	임플란트 직경에 따라 다르나 대개 7mm 간격으로 식립이 기준	유지장치에 따라 달라질 수 있으나 대개 10-14mm 기준

임플란트를 이용하여 무치악 치조제를 피개의치로 치료할 것인지 고정성 보철물로 치료할 것인지 또는 혼합된 형태로 할 것인지는 치료계획시의 항목을 가지고 종합적으로 판단해야 한다. 의치에 의해 점막이 덮이는 것을 방지할 수 있어서 무치악 환자들이 고정성 보철물로 치료를 선호할 것으로 예상되지만 발음, 구강위생의 어려움, 캔틸레버와 같은 생역학적인 문제 등이 있기 때문에 결정에 신중해야 하며, 환자들은 고정성 보철물에 비해 가철성 보철물에 더 만족했다는 연구가 다수 존재한다. 최종 보철치료가 고정성 보철물로 할 것인지 또는 가철성 보철물로 할 것인지를 정하는 것은 치료의 복잡성, 치료비, 유지관리비, 성공률, 위생관리의 편의성, 저작 및 발음 기능, 심미성, 잔존골의 보존, 즉시부하의 가능성 여부, 환자의 선호도 등을 고려하여 결정해야 한다. 일반적으로 임플란트를 사용한 경우 피개의치가 고정성 보철물보다 제작이 더 간편하고, 치료비가 적게들며, 위생관리가 쉬우나, 저작기능면에서 떨어지고, 잔존골의 보존면에서 불리하며, 즉시부하가 더 쉽지 않은 것으로 알려져 있다. 이런 항목들을 환자와의 상담시에 환자와 상의하고, 환자에게 충분한 정보를 주어 최종 결정을 내리도록 돕는 것이 추천된다. 무치악 환자가 임플란트를 이용하여 보철치료에 관심이 있을 경우 임플란트로 치료가 가능할 지, 또한 치료를 한다면 고정성 보철물이 가능할 지 빠르게 판단하는 것이 중요하다. 어떤 연구자들은 최종보철물이 완성될 때 까지 고정성인지 가철성 보철물인지 환자에게 알리지 말라고 하지만, 치료시작 전에 미리 구체적인 계획을 알려주지 않거나, 치료계획이 중간에 변경되는 경우는 환자의 신뢰를 잃을 수 있으므로 가능한

빨리 고정성 보철물 또는 가철성 보철물로 치료가 가능한 지 알려주는 것이 좋다. 반대의 결과를 보여주는 연구도 있지만 대부분의 환자들은 고정성 보철물을 선호하고 사용해오던 가철성 보철물을 더 이상 사용하지 않기를 원한다고 알려져 있다.

무치악 환자의 임플란트를 사용한 보철치료는 문진, 구강 외 검사, 구강 내 검사, 방사선 검사 등의 순으로 진행하는 것이 좋다. 환자와의 대화시 환자의 병력에 대해 점검해야 할 사항은 대개 다음과 같다(표 5-5).

표 5-5 보철물 선택 시 환자와의 대화에서 점검해야 할 사항

	고정성 국소 의치	가철성 국소의치
환자의 선호도	대개 환자가 원함	대개 환자가 고정성 보철물을 원함
발음	향후 문제가 발생 가능	문제 있는 경우 상대적으로 적다.
구토 반사 등 부작용	상대적으로 적다	향후 문제가 발생 가능
구강위생술식	상대적으로 어렵다	쉽다
경제적인 면	고비용	상대적으로 저비용

구강 외 검사에서는 입술선, 미소선 등을 이용하여 개구량, 심미성, 상하악관계 등을 평가한다.

표 5-6 구강 외 검사시 점검해야 할 사항

	고정성 국소 의치	가철성 국소의치
보철물에 의한 안면지지	필요없는 경우	필요한 경우
악간관계	Class I, II 의 경우 무난	Class III의 경우 추천됨
입술지지	치아로만 가능한 경우	치아로 불충분한 경우
미소선	낮은 경우 유리	중간이나 높은 경우 추천
상순의 길이	중간(21-25mm)이나 긴(26-30mm)경우 추천	짧은 경우도 가능(6-20mm)

구강 내 검사에서는 점막의 질과 양, 잔존치조골의 양과 형태, 치관과 치조골 간의 관계, 악간 공간, 발음에 관계된 곳 등을 평가한다.

표 5-7

	고정성 국소 의치	가철성 국소의치
점막의 질	각화되어 있고 고정된 점막이 유리	비각화 되고 운동성있어도 가능
점막의 양	두꺼운 경우 치간유두 형태를 만드는데 유리	얇아도 가능
잔존골의 양 ? 치조제	협측으로 볼록하고 넓고 둥근 치조제 유리	협측으로 오목하고 얇고 날카로운 치조제도 가능
잔존골의 양 ? 치간유두	구개측에 위치 하는 경우 많음	치조정이나 협측에 위치하는 경우 많음
치아-치조골 관계(악간거리)	골흡수가 적은 최적의 상태	골흡수로 긴 형태의 치아가 예상되는 경우

진단 모형으로 임플란트를 이용한 보철치료에 충분한 공간이 있는 지 평가하고 보철물 설계가 적절한 지 등을 평가한다

구강 외 와 구강 내의 검사시 협측 지지, 구순 지지 등의 심미성, 식립 후의 발음기능의 예상 등을 올바르게 평가하기 위해서는 시적의치를 제작하여 협측 플랜지를 제거하고 시적을 해보는 것이 필수적이다(그림5-46).

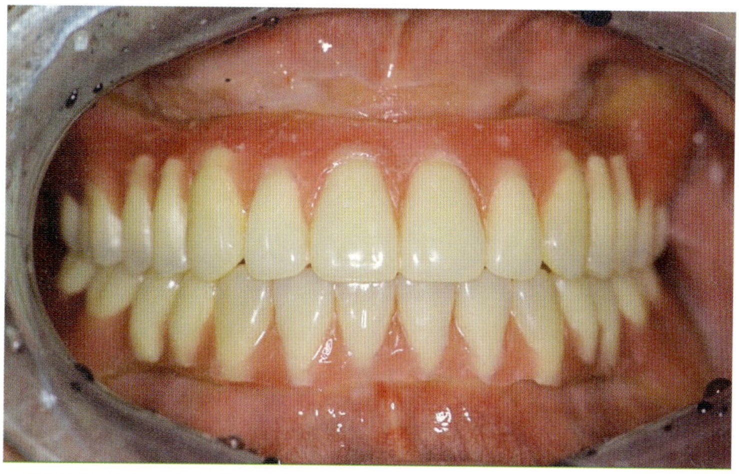

그림 5-46 협측과 순측 플랜지가 없는 시적의치

또한 파노라마방사선영상 등을 가지고 전반적인 치아와 치조골의 상태, 해부학적 구조물 등을 평가할 수 있고 많은 경우 CT 의 사용이 추천된다.

이런 검사들을 통해 필요한 임플란트 개수를 정할 수 있다. 진단 납형 또는 시적의치는 쉽게 수술용 또는 방사선 스텐트로 전환될 수 있다. 진단용 납형 또는 시적의치는 무치악 환지를 고정성 의치로 치료할지 가철성 의치로 치료할 지의 결정도 도와주고, 보철치료시 재료의 선택에도 정보를 줄 수 있다. 임플란트 치료를 위한 평가가 종료되고 환자가 치료에 동의하면, 환자에게 치료과정, 발생 가능한 문제점, 다른 치료방법의 장단점, 수립된 계획 등을 종합적으로 설명하고 동의서를 받는다.

참고 문헌

- DeBoer J. Edentulous implants: overdenture versus fixed. J Prosthet Dent 1993;69:396-90.
- Zitzmann NU, Marinello CP. Treatment outcomes of fixed or removable implant-supported prostehses in the edentulou maxilla.
- Part I: Patients' assessments.J Prosthet Dent 2000;83:424-33.
- Zitzmann NU, Marinello CP. Treatment outcomes of fixed or removable implant-supported prostehses in the edentulou maxilla. Part II: Clinical findings. J Prosthet Dent 2000;83:434-42.

1) 피개의치

(1) 식립개수

임플란트 개수는 환자의 만족도와 기능과는 관계없다고 알려져 있다. 임플란트 생존율을 조사한 연구에 따르면 상악에서는 4개 이상 임플란트를 식립이 추천된다. 무치악 하악에서 전치부에는 임플란트 식립에 필요한 골의 깊이와 폭이 남아있게 되는 경우가 많이 있다. 무치악 하악에 임플란트 유지 피개 의치 치료에 필요한 임플란트의 개수는 2개 또는 4개가 많이 사용된다. 연구에 따라 결과는 상이하지만, 유한요소분석을 이용한 실험실 연구에서 2개와 4개의 임플란트 개수 간에 영향이 없는 것으로 보고되었고, 다수의 임상 연구에서도 임플란트의건강도의 차이가 없고, 저작력의 차이가 없고, 유지력의 차이도 미비한 것으로 보고되었다. 또한 많은 수의 연구

가 하악에서 2개만의 임플란트를 사용하여 피개의치를 제작했을 때의 장기간의 좋은 결과를 보여주었다. 2002년 McGill consensus conference에서도 하악의 경우 2개의 임플란트를 사용하는 피개의치를 표준적인 치료로 보고하였다. 이상의 종합해 볼 때, 하악 무치악환자에서 사용되는 임플란트 유지 피개의치에서는 4개의 임플란트를 사용할 이유는 없어 보인다. 그러나, 상악이 자연치열일 경우, 매우 짧거나 얇은 임플란트가 사용될 수 밖에 없을 때, 높은 근육부착부가 있을 때, 날카로운 잔존치조제나 악설골근 융기가 존재할 때, 또는 특별히 높은 유지력을 환자가 원할 때 등 상황에서는 더 많은 수의 임플란트 식립이 고려된다. 임플란트에 의해 지지되는 피개의치의 경우 일반적으로 상하악 모두에서 4개 이상의 임플란트가 사용된다. 그러나 임플란트의 전후방 분포, 잔존치조제의 형태, 악간관계 등 많은 변수가 있을 수 있어 임플란트의 정확한 숫자를 일반화시키기는 어렵다. 상악에서는 고정성 보철물에 필요한 만큼의 임플란트 개수가 요구되는 경우도 많다.

참고 문헌

- Mericske-Stern R, Steinlin Schaffner T, Marti P, Geering AH. Peri-implant mucosal aspects of ITI implants supporting overdentures. A five-year longitudinal study. Clin Oral Iimpalnts Res 1994;5:9-18
- Jempt T, Chai J, Harnett J, Heath MR, Hutton JE, Hohns RB, et al. A 5-year prospective ulticenter follow-up report on
- overdentures supported by osseointegrated implants. Int J Oral Maxillofac implants 1996;11:291-8
- Meijer HJ, Starmans FJ, Steen WH, Bosman F. A three-dimensional finite element study on two versus four implants in an edentulous mandible. Int J Prosthodont 1994;7:271-9
- Naert I, Gizani S, Vuylsteke M, van Steenberghe D. A 5-year randomized clinical trial on the influence of splinted and unsplinted oral implants in mandibular overdenture therapy. Part I: Peri-implant outcome. Clin Oral Implants Res 1998;9:170-177
- Wismeyer D, van Waas MAJ, Vermeeren JIJF. Overdentures supported by ITI implant: A 6.5-year evaluation of patient satisfaction and rosthetic aftercare. Int J Oral maxillofac Implants 199510:744-749

(2) 피개의치 유지장치

하악의 피개의치에 사용되는 2개의 임플란트는 연결될 수도 있고 독립적으로 사용될 수도 있는데 이에 대해 현재까지 보고된 결과는 다양하다. 특히 생역학적인 부분에 있어서는 대개 2개의 임플란트를 바를 이용하여 연결 고정한 경우는 임플란트 주위에 응력이 더 발생하였다는 보고들도 있는 반면 바 형태가 외력을 더 잘 분산하였다는 연구도 있다. 다수의 임상연구에 따르면 상하악 모두에서 연결고정된 바 형태와 독립적으로 사용되는 유

지장치간에는 임플란트의 생존율, 임플란트 주위조직의 건강도, 임플란트 주변 골 흡수정도 등에는 차이가 없다고 보고되어 있다. 독립적으로 사용되는 유지장치는 비용이 덜 들고, 테크닉 의존도가 덜하고, 청결을 유지하기 쉽다고 알려져 있다. 바 유지장치는 유지력 면에서는 가장 뛰어나다고 알려져 있다. 독립적으로 사용되는 유지장치 중 자석을 이용한 장치가 가장 유지력이 낮다고 알려져 있다. 여러 연구를 종합해 볼 때, 임플란트를 연결시키는 바 형태의 유지장치와 독립적인 유지장치간에 어느 것이 낫다고 할 만한 증거는 불충분하다.

	바 형태 유지장치	독립적 형태 유지장치
임플란트 생존율	높다	높다
임플란트 주위 골 흡수량	작다	작다
유지력	독립적 형태 유지장치보다 높다	바 형태 유지장치보다 낮다
위생관리	상대적으로 어렵다	상대적으로 쉽다
비용	상대적으로 높다	상대적으로 낮다
제작 난이도	상대적으로 어렵다	상대적으로 쉽다

참고 문헌

- Menicucci G, Lorenzetti M, Pera P, Preti G. Mandibular implant-retained overdenture: finite element analysis of two anchorage systems. Int J Oral Maxillofac Impalnts 1998;13:369-376.
- Gotfredsen K, Holm B. Implant-supported mandibular overdenture retained with ball or bar attachments: A randomized prospective 5-year study. Int J Prosthodont 2000;13:125-130.
- Naert I, Quirynen M, Hooghe M, van Steenberghe D. A comparative prospective study of splinted an dunsplinted Branema가 implants in mandibular overdenture therapy: A preliminary report. J Prosthet Dent 1994;7:486-492.
- Naert I, Gizani S, Vuylsteke M, van Steenberghe D. A 5-year randomized clinical trial on the influence of splinted and unsplinted oral implants in mandibular overdenture therapy. Part I: Peri-implant outcome. Clin Oral Implants Res 1998;9:170-177.
- Bergendal T, Engqist B. Implant-supported overdenture: A longitudinal prospective study. Int J Oral Maxillofac Implants 1998;1:253-262.

(3) 피개의치 제작방법

다음은 임플란트 식립 후 부터의 피개의치 제작방법에 대한 설명이다. 진단과 치료계획에 대한 부분은 생략되어 있지만, 임플란트 식립 전 환자의 평가와 상담, 그리고 치료계획를 세우는 일이 성공적인 보철치료에 필수적이다. 피개의치 제작에은 여러가지 방법이 있다. 전반적인 과정을 이해한 뒤에는 제작방법에 대한 술자의 변형이 가능하다.

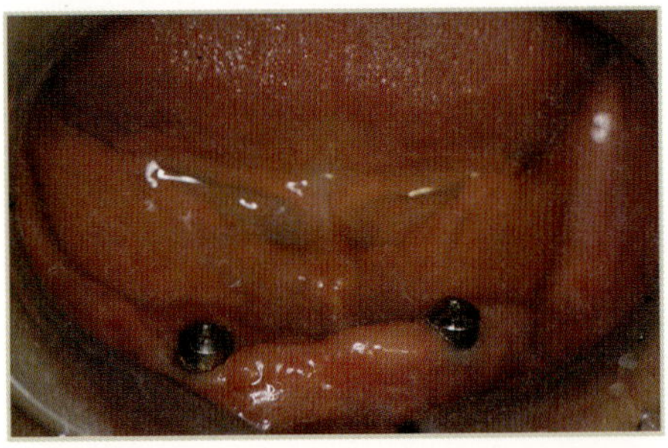

보철 치료 전에 바 형태의 유지장치가 계획된 경우 임플란트 간 거리가 20mm 정도 되는 것이 좋다.

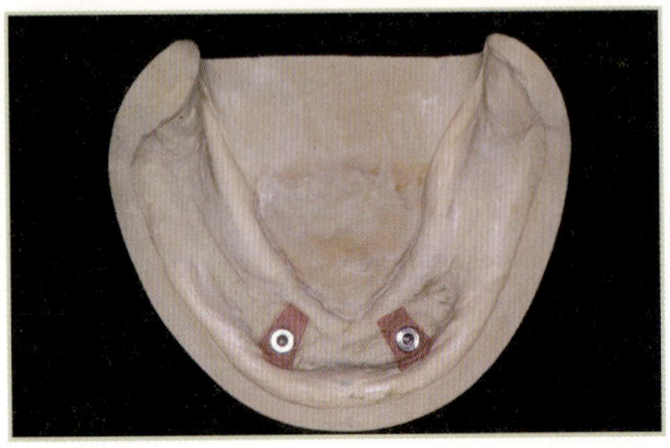

임플란트 인상용 코핑과 개인용 트레이를 이용하여 인상을 채득하고 주모형을 제작한다.

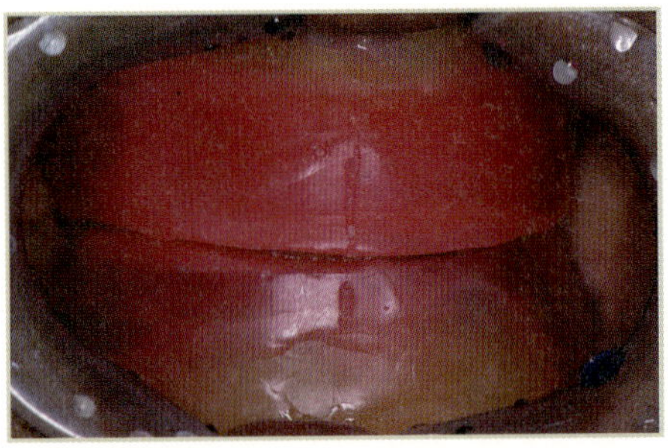

주모형 상에 기록상과 교합제를 제작하고 총의치를 제작하는 통상적인 방법을 따라 악간관계를 기록한다.

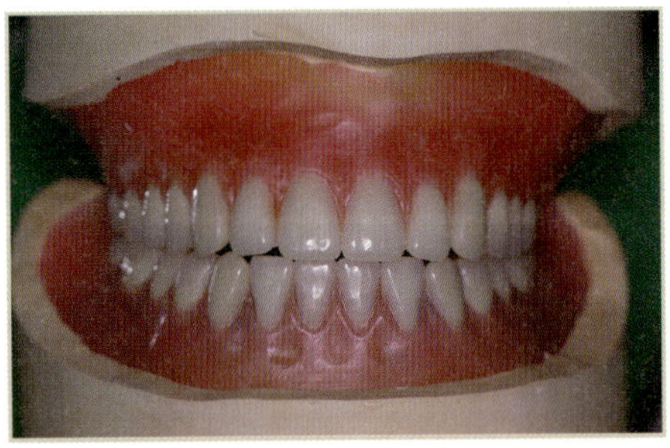

기록상에 치아를 배열하고, 환자에 시적을 한다. 이 과정은 바 유지장치가 제작되기 전에 행해져야 최종의치의 형태에 맞도록 바 유지장치를 제작할 수 있다.

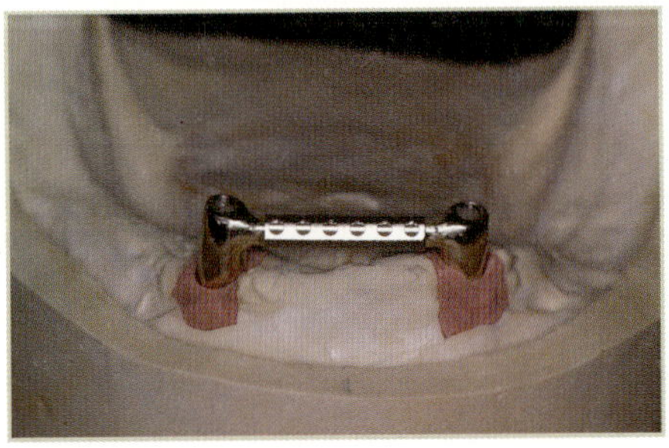

시적 후 환자가 심미적인 면에서 만족을 하면, 인공치아의 위치를 기록해 놓고, 바 유지장치의 제작을 완성한다. 사진의 바 유지장치는 돌더 바 이다. 돌더 바는 바 전체를 클립 부분이 사용할 수 있어 유지력이 좋고 안정성을 많이 부여해 주며, 유지를 담당하는 부분이 미리 제작되어 있는 것이기 때문에 정밀하고, 마모 등 면에서 유리하다.

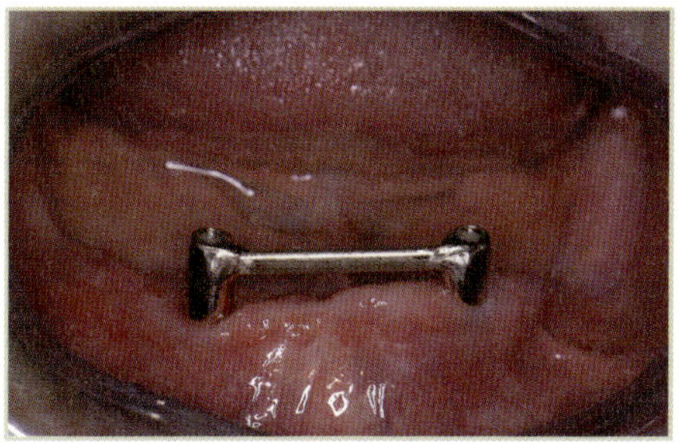

구강 내에 바 유지장치를 위치시킨다.

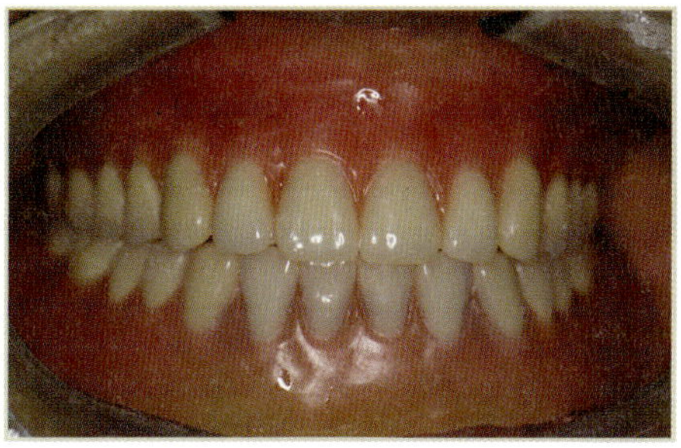

다시 한 번 납의치를 시적해 본다. 이 과정은 생략될 수도 있다.

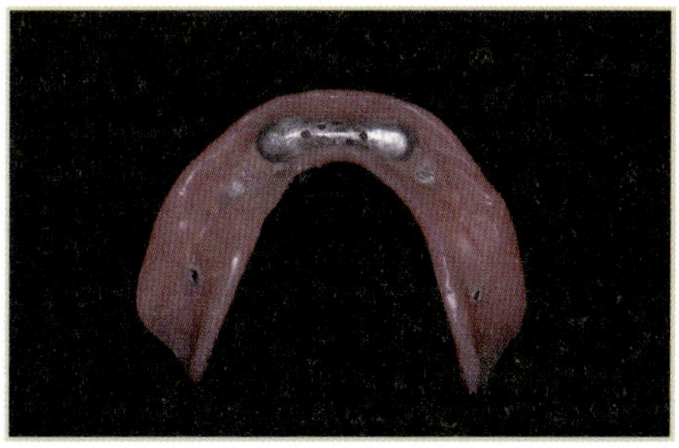

최종의치를 완성한다. 바와 연결되는 클립 유지장치는 의치의 완성시 부착할 수도 있고, 의치 완성 후 구강 내에서 부착할 수도 있는데, 의치 장착 후 구강내에서 교합 등 여러가지 원인으로 의치의 위치 이동이 있을 수 있으므로 구강 내 부착이 추천된다.

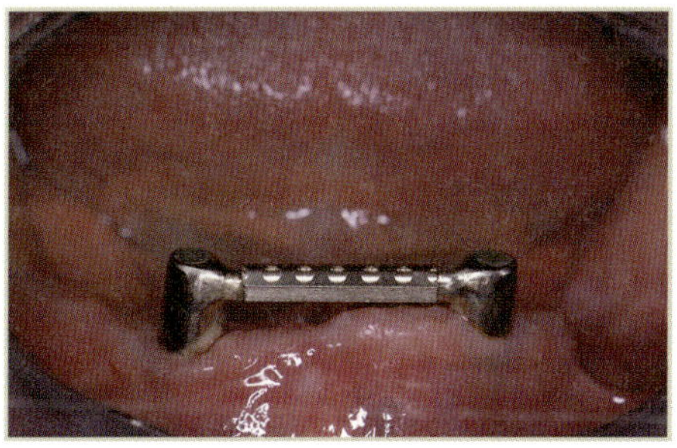

클립의 구강 내 부착은 의치 장착 후 즉시 할 수도 있고 1-2 주 의치 사용 후에 할 수 있는데, 의치를 유지장치 없이 사용하게 하고 의치 장착 후 발생하는 불편감들을 어느 정도 해결한 후 나서 클립을 부착하면 환자의 유지장치의 효과를 잘 느낄 수 있어 임플란트-유지 피개의치의 만족도가 높아질 수 있다.

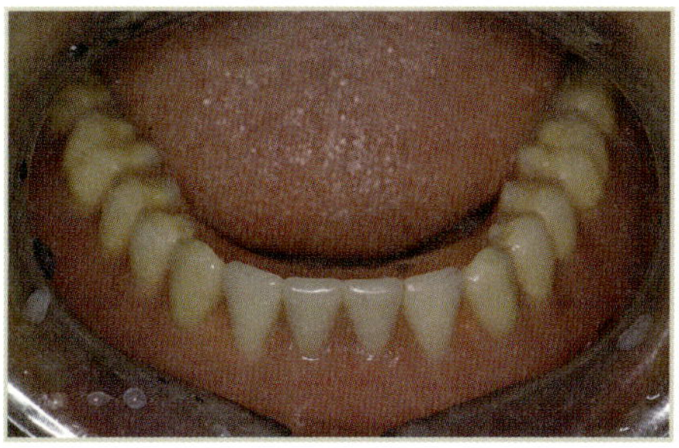

클립을 바에 위치시키고 클립의 유지부에 자가중합형 레진을 소량 위치시키고 피개의치를 위치시킨 다음 환자에게 교합을 시켜 레진 온성 후 구강 밖으로 의치를 꺼내어 레진이 닿지 않는 클립의 유지부에 레진을 보강한다.

2) 고정성 보철물

(1) 고정성 보철치료 시 고려사항

많은 경우에 치조골의 흡수가 적고 악간관계가 정상적일 때 적용된다. 도재를 사용한 고정성 보철물의 형태와 인공치아와 의치상용 레진을 이용한 fixed detachable hybrid 보철물이 많이 사용된다. 고정성 보철물의 선택은 환자의 선호도와 골흡수 양에 따라 많이 결정되지만, 최종 결정 전에 심미적인 면과 발음 등 기능면에서 많은 고려가 있어야 한다.

고정성 보철물인 경우 필요한 임플란트 숫자와 보철물 형태에 대해 절대적인 기준은 없는 것으로 보인다. 대부분의 연구는 임플란트의 성공률을 보고하고 있다. 그러나 충분한 개수를 식립했을 때 캔틸레버를 없앨 수 있고, 과부하를 방지할 수 있으며, 보철물을 몇 개의 짧은 고정성보철물로 나누어 제작할 수 있는 이점이 있다. 임플란트의 숫자를 줄일 경우 짧은 악궁(shortened dental arch) 개념을 사용하여 구치부의 치아를 생략하는 방법이 많이 보고되고 있다. Fixed detachable hybrid 보철물은 임플란트를 가지고 무치악환자의 보철치료를 처음 시작할 때부터 사용된 방법이며 여러문헌에서 안정성이 증명되어 있다고 보여진다. 총의치에서 사용되는 재료와 방법이 사용되어 치과의사에게 편안한 방법이고, 하악 이공사이에 4~6개의 임플란트를 식립하고 후방은캔틸레버를 이용하여 고정성 보철물을 제작한다. 상악에서는 성공률이 하악보다는 약간 낮다고 보고되고 있고, 발음, 심미성의 문제 및 시간 경과에 따른 레진파절 등의 문제로 대합치가 자연치아나 임플란트 보철물인 경우 사용상의 주의가 필요하다. 도재를 이용한 고정성 보철물의 경우 임플란트의 식립위치가 수복하려는 치아와 일치하는 것이 심미 및 유지 관리 면에서의 보철치료 예후에 중요하다.

(2) 임플랜트-지지 고정성 보철치료 방법

다음은 무치악환자를 고정성 임플랜트-지지 고정성 보철물로 보철치료를 하는 과정을 설명한 것이다. 치료과정은 환자에 따라 약간씩 달라질 수 있으며, 기본 원리를 이해하면 술자가 어느 단계라도 과정을 변경시켜 치료를 완성할 수 있다.

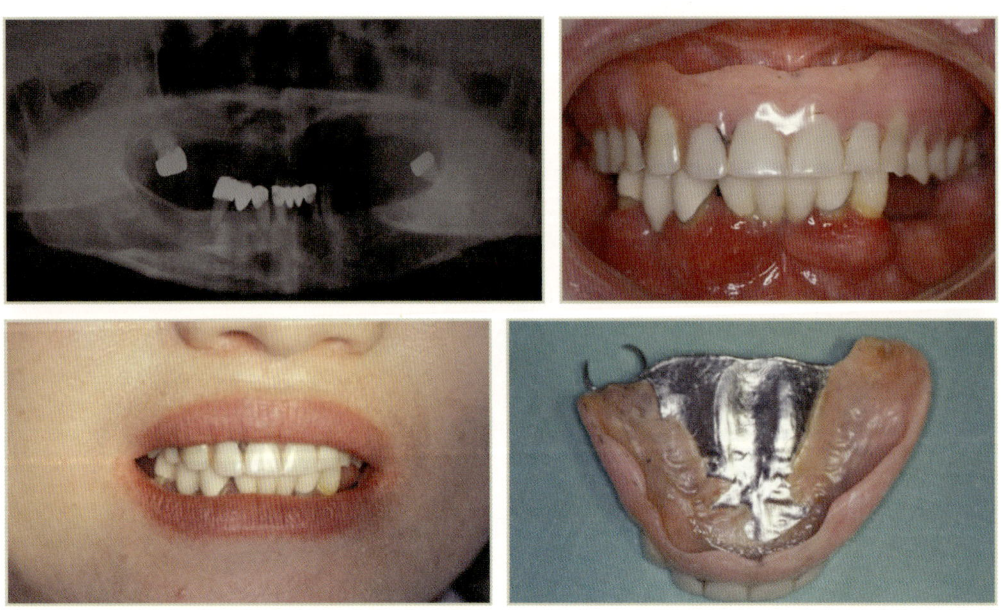

초진 시 환자의 x-ray와 임상사진으로 환자는 내원 당시 임플랜트를 이용한 고정성 보철치료를 원하고 있었다. 전통적인 가철성 보철치료로 환자를 치료한다면 지대치료 사용할 수 있는 치아들이 있어 보이지만, 임플랜트와 비교해 보아 잔존치아들의 수명이 훨씬 짧을 것으로 예상되고, 잔존 자연치를 생존시킬 경우 필요한 임플랜트의 수가 더 증가할 수 있어 잔존치아를 모두 발치하기로 결정하였다.

환자는 상악에는 총의치와 비슷한 국소의치를 사용하고 있었는데, 교합평면이 맞지 않아 보였고, 인공치아들의 마모가 심하게 진행되어 있는 상태였으며, 의치의 마모 또는 잔존치조제의 흡수로 인해 교합고경이 감소된 상태로 판단되었다. 심미적으로 그리고 기능적으로 기존 보철물이 완벽한 상태가 아니라고 판단되면, 즉시의치를 제작하거나, 발치가 된 후 임시의치를 제작하거나 새로 임시 총의치를 제작하여 고정성 보철치료를 위한 환자 평가용으로 또한 임플란트 수술시에 스텐트로 사용할 수 있도록 한다.

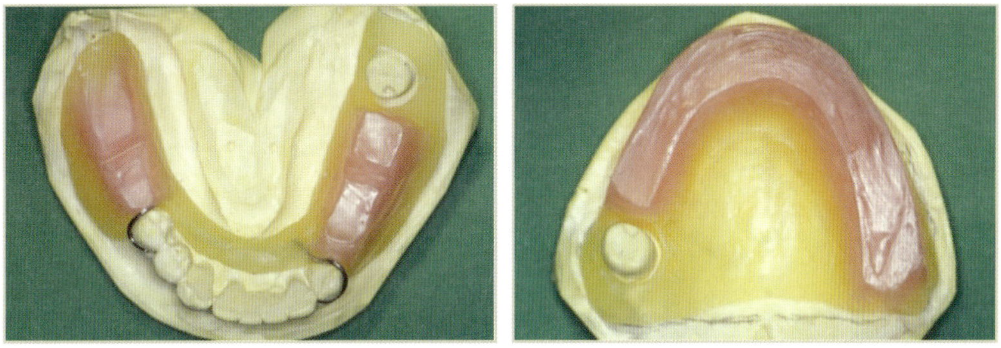

이 환자는 즉시의치를 제작하기로 하였다. 발치 전에 미리 인상을 채득하고, 총의치를 제작하는 방법과 동일하게 최적의 교합고경을 기록한다.

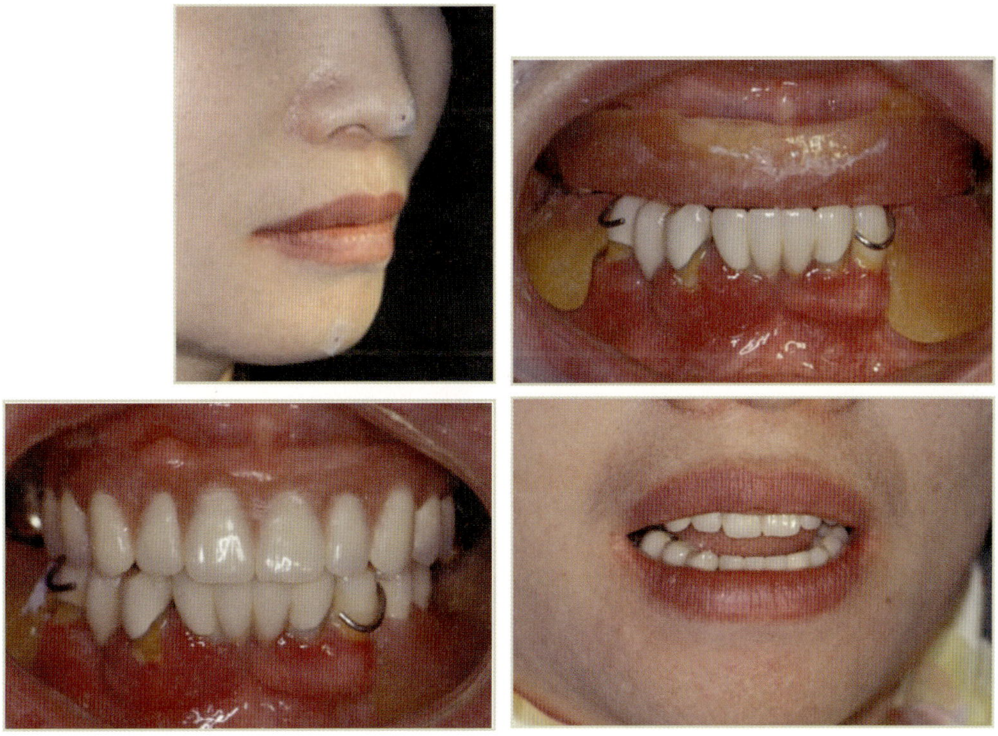

그리고 치아를 배열하여 시적해 보고, 결과를 환자와 상의한다. 이 때 상악 전치부와 소구치부 정도의 플랜지를 삭제한 후 환자가 치아만으로 이루어지는 구순지지에 만족하는 지 평가한다. 만일 환자가 구순 지지를 만족스럽지 않게 평가하고, 치아의 위치를 바꾸는 것에 의해 환자가 원하는 결과를 만들 수 없다면 고정성 보철물로는 치료가 어렵고 가철성 보철물이 적당함을 환자에게 설명해야 한다. 환자와 술자가 모두 만족스러운 심미성을 얻을 수 있고, 골의 양과 질이 임플랜트 식립에 적절하다고 판단되며, 환자가 수술을 받을 수 없는 상태가 아니라면 다음단계로 넘어갈 수 있다.

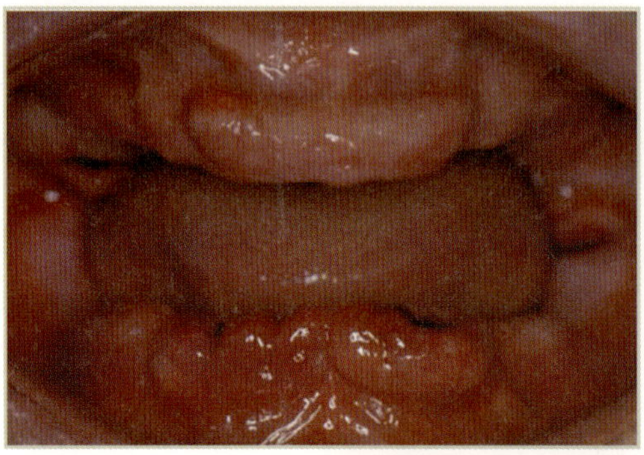

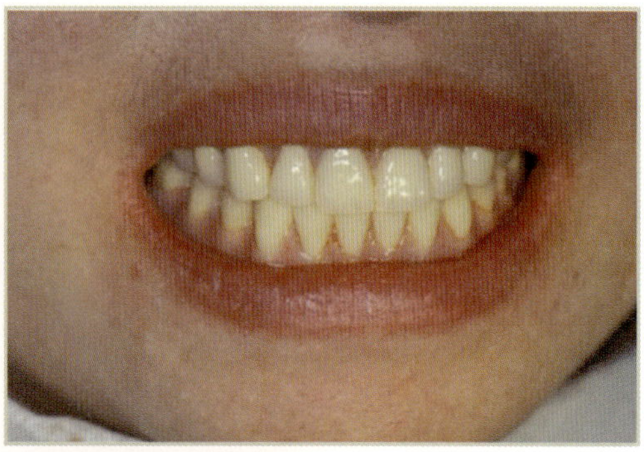

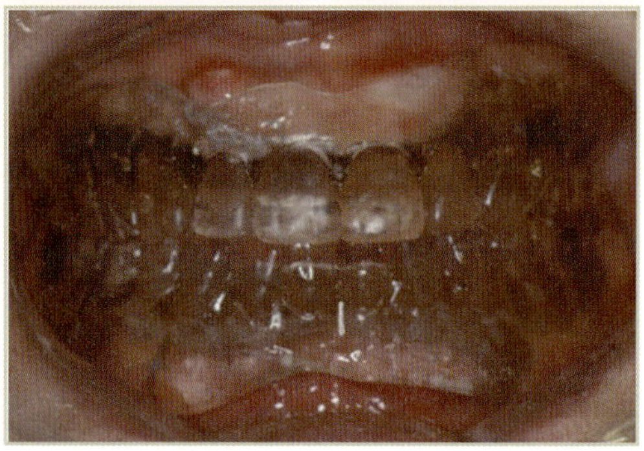

즉시의치가 준비되면 발치하고 즉시의치를 환자에게 위치시킨다. 한편 즉시의치를 복제하여 방사선 및 외과용 스텐트를 제작한다.

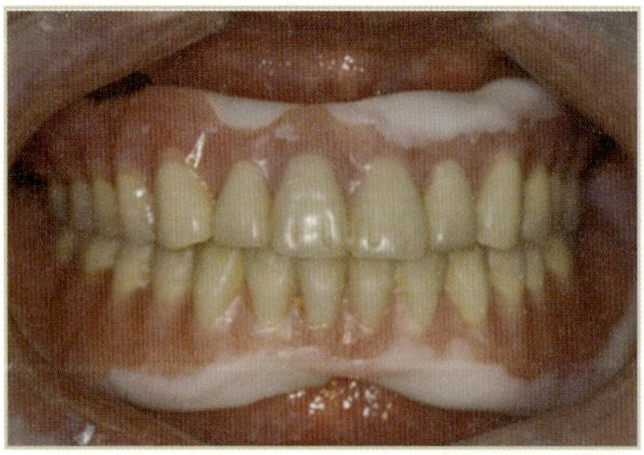

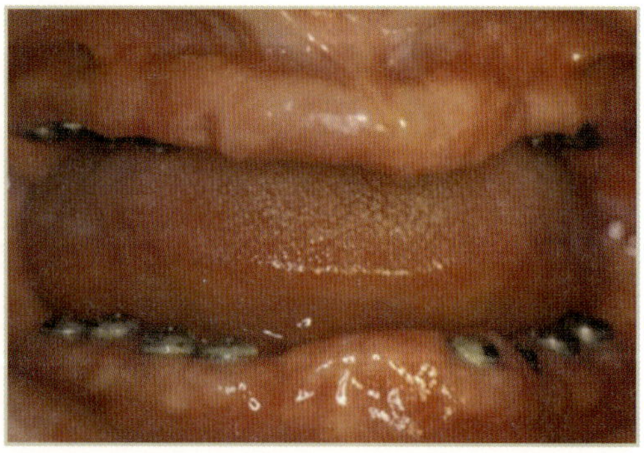

임플랜트를 제작된 스텐트를 참고하여 식립하고 즉시 의치의 내면을 삭제하고 조직양화제를 도포하여 환자가 의치를 계속 사용할 수 있게 한다. 임플랜트를 식립하고 나서 바로 임시보철물을 위치시키는 즉시하중을 가하는 방법도 있지만 판단은 술자의 몫이다.

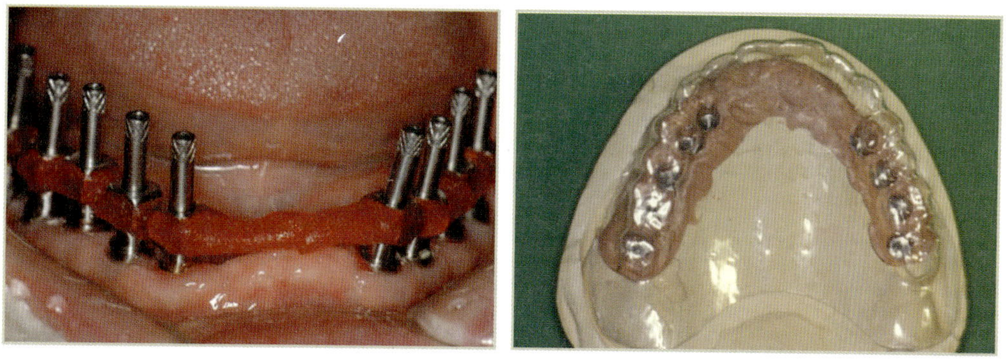

인상을 채득하고, 모형을 제작한다. 이전에 임시의치의 외형을 가지고 있으면 지대치 선택 등 치료계획의 확정시 크게 도움이 된다.

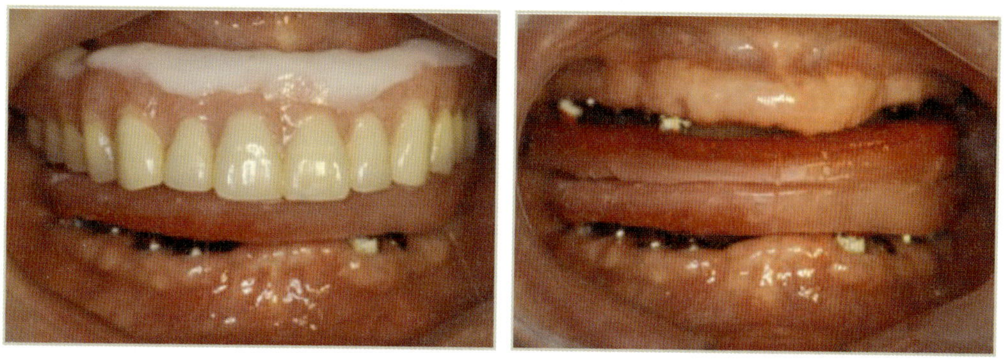

임시 고정성 보철물을 위한 악간관계기록을 채득한다. 이전의 임시의치가 적절하다면 이것을 기준으로 기록하면 치료실에서 시간이 단축된다. 악간관계기록시에는 치료실 시간 단축과 환자의 편의를 위해 교합제를 모든 임플랜트와 연결하지 않고, 3~4개만 사용하는 것이 좋다.

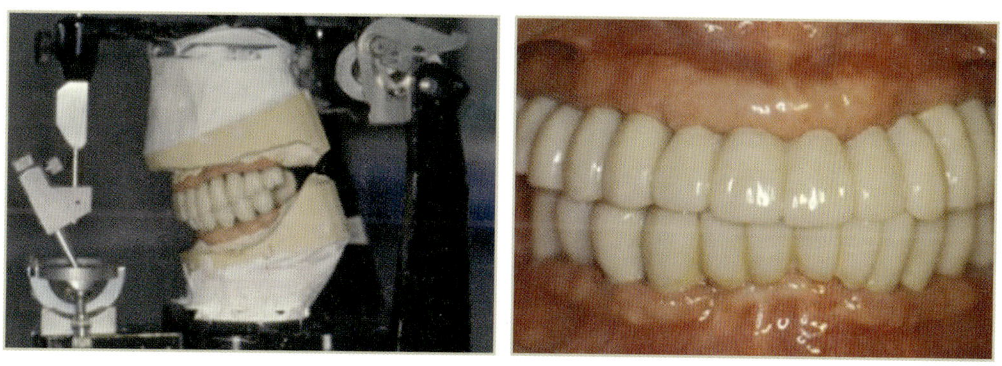

임시 보철물을 완성하고 구강 내에 위치시킨다. 임시보철물은 이와 같이 무치악 환자를 고정성보철물로 치료하는 경우는 비용과 시간이 소요되더라도 보철물에 대한 환자의 예비 평가, 최종보철물을 위한 기준, 향후 최종 보철물 대신 사용될 수 있는 가능성 등 때문에 반드시 제작하는 것이 좋고 전악의 경우 전치부와 양쪽 구치부로 나누어 한 악당 3부분으로 제작하면 적당하다.

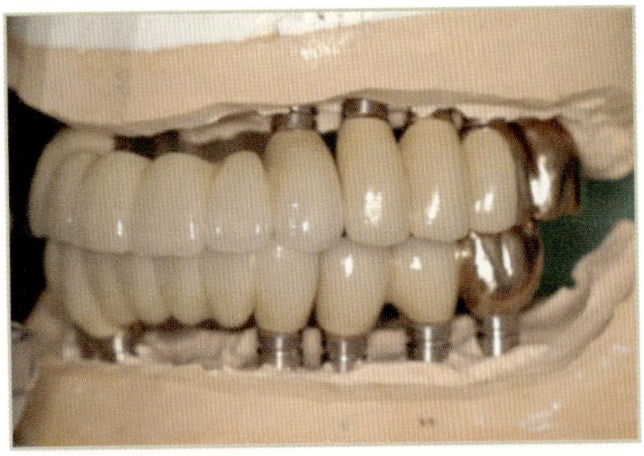

환자가 임시보철물을 사용하고나서 기능에 문제가 없고, 치아의 위치 및 교합평면의 위치 등이 만족스럽다고 판단되면 최종 보철물을 제작한다. 최종 보철물을 제작할 때는 주모형에서 악간관계기록을 위한 블럭을 제작하여 3부분으로 나뉘어진 임시 보철물을 이용하면 간편하게 정확한 악간 기록을 채득할 수 있다.

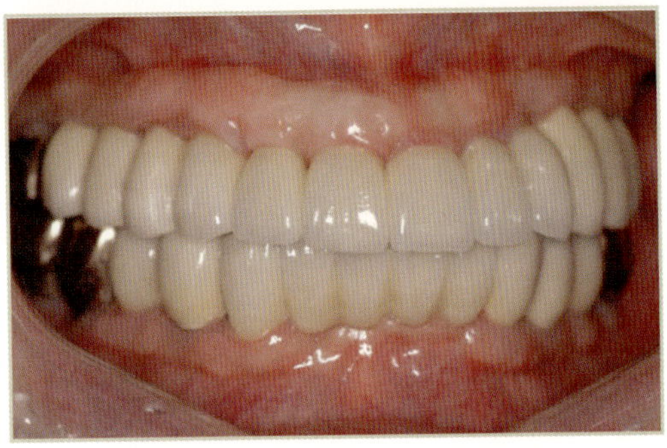

임플랜트의 수가 매우 적을 때를 제외하면, 전치부와 구치부를 나누어 제작하는 것이 치료시와 보철물의 제작, 그리고 향후 있을지 모르는 수리 등 유지과정에서 편하다.

보철치료가 종료된 후에도 정기적 검사가 반드시 필요하다.

참고 문헌

- Adell R, Lekholm U, Rockler B, Branemark PI. A 15 year study of osseo-integrated implants in the treatment of the edentulous jaw. Int J Oral Surg 1981;10:387-416
- Eliasson A, Palmqvist S, Svenson B, Sondell K. Five-year results with fixed complete-arch mandibular prostheses supported by 4 implants. Int J Oral Maxillofac Implants 2000;15:505-510

6. 임플란트와 관련된 합병증

1) 기능시기 중 보철과 연관된 합병증

① 나사(transfer screw 또는 gold screw 또는 healing cap)가 안 들어갈 때는 지대주 나사의 내측 thread의 손상이 원인이고 나사를 교체함으로 해결할 수 있다.

② 지대주와 임플란트를 연결할 때 끝까지 다 들어가지 않을 때는 부족한 피질골의 삭제(bone mill)나 잘못된 지대주의 선택이 원인이고 피질골 삭제(bone milling)나 지대주 교체로 해결할 수 있다.

③ 임플란트 head 주변에 육아조직이 존재할 때는 임플란트 식립시 외상, 임시 보철물에 의한 압박 등이 원인이고 판막 수술, 클로로헥시딘을 통한 세척(disinfection), 조직유도 재생술(guided bone regeneration)을 통해 해결할 수 있다.

④ 나사를 조일 때 환자가 동통을 느낄 때는 보철물이나 지대주가 맞지 않은 것이 원인이고 보철물을 잘라서 합착(solder) 한 후 다시 시적 하는 것으로 해결할 수 있다.

⑤ 기능시 상악 총의치가 더욱 움직임(tilt)은 하악에 위치된 임플란트 지지 의치가 보다 큰 교합력을 만들고 있는 것이 원인이고 상악에도 임플란트를 식립하여 임플란트 지지 보철물을 만드는 것으로 해결할 수 있다.

⑥ 발음하는 데 문제가 있을 때는 치아 배열이 잘못 된 것이 원인이고 임플란트 사이 간격을 줄이거나 고정성 보철물 보다 가철성 보철물을 제작함으로 해결할 수 있다.

⑦ 보철물 나사의 풀림과 파절이 있을 때는 교합적인 문제나 보철물 적합성의 문제가 원인이고 다시 조이고 관찰, 교합조정, 보철물의 적합성을 확인함으로 해결할 수 있다.

⑧ 보철물을 장착(delivery)한 후 느끼는 통증은 임플란트의 골유착이 완전하지 않거나 임플란트 주변 염증 때문이고 임플란트를 제거 하는 것으로 해결할 수 있다.

⑨ 나사의 파절이 되었을 때는 교합적인 문제나 보철물 적합성의 문제 또는 후방 연장이 너무 긴 경우가 원인이고 교합조절과 보철물 design의 변경으로 해결할 수 있다.

⑩ 도재수복물에서 도재가 파절 되었을 때는 교합문제, 이갈이, 이상 기능(parafunction) 등이 원인이고 교합조절후 주기적인 관찰, night guard 장착, 복합레진을 통한 수정으로 해결할 수 있다.

⑪ 임플란트의 파절은 과도한 부하(overload)가 원인이고 트레핀 바를 통한 임플란트 제거를 시행하고 6개월을 기다려서 더 큰 직경의 임플란트를 식립하고, 보철물 design을 변경하는 것으로 해결할 수 있다.

⑫ 임플란트 주변골의 지속적인 손실은 임플란트 주위염(peri-implantitis)이 원인이고 염증제거(debridement), 구강위생 향상, 클로로헥시딘 사용으로 해결할 수 있다.

⑬ 통증을 동반한 임플란트 주변골의 지속적인 손실과 임플란트의 동요도가 있을 때는 과도한 부하(overloading), 불완전한 골유착 등이 원인이고 보철물 design의 변경 및 임플란트 제거를 통해 해결할 수 있다.

2) 연조직과 연관된 심미적인 합병증

① 티타늄 지대주가 잇몸을 통해 비춰보일 때는 얇은 조직이 존재하거나, 임플란트가 치근단(apical) 방향으로 완전히 깊게 식립 되지 못한 것이 원인이고 결합조직 이식술(CT graft)이나 수정된 연조직 절개방법(Modified soft tissue incision technique) 으로 해결할 수 있다.

② 치간 유두의 부족은 하방 골의 지지 부족 또는 적절한 연조직의 두께 부족이 원인이고 교정적 정출(Forced eruption) 또는 연조직, 경조직의 이식(augmentation)으로 해결할 수 있다.

③ 잘못 식립된 임플란트(malpositioned implant)는 수술 도중 잘못 식립 되었거나, 치조골이 부족한 것이 원인이고 임플란트를 제거하거나, 경사 지대주(angled abutment) 또는 맞춤 지대주(customized abutment)를 사용함으로 해결할 수 있다.

참고 문헌

- Park SH, Wang HL. Implant reversible complications: Classification and treatments. Implant Dentistry 2005; 14(3): 211-220.
- Taylor TD. Prosthodontic problems and liminations associated with osseointegration. The Journal of prosthetic dentistry 1998; 79(1): 74-78.
- Wheeler SL. Implant complications in the esthetic zone. J Oral Maxillofac Surg 2007; 65: 93-102.

Chapter **06**

유지관리

목　차

임플란트 환자의 유지 관리에 관한 내용은 정확하게 정립된 이론이나 근거가 없다. 그 이유는 환자의 생활 습관과 구강 위생 능력 차이 때문이다. 또한, 임플란트의 외과적 수술이나 보철 치료와 같이, 술자가 주도하여 진행하는 치료가 아닌, 가정에서 환자 스스로에 의한, 환자 주도적인 치료이며, 환자의 긴밀한 협조가 치료 결과에 가장 큰 영향을 주기 때문이다. 따라서, 환자는 술자의 정기적인 소환에 적극적으로 응해야 하며, 술자가 추천하는 칫솔질 방법과 구강위생 보조용품을 사용해야 한다.

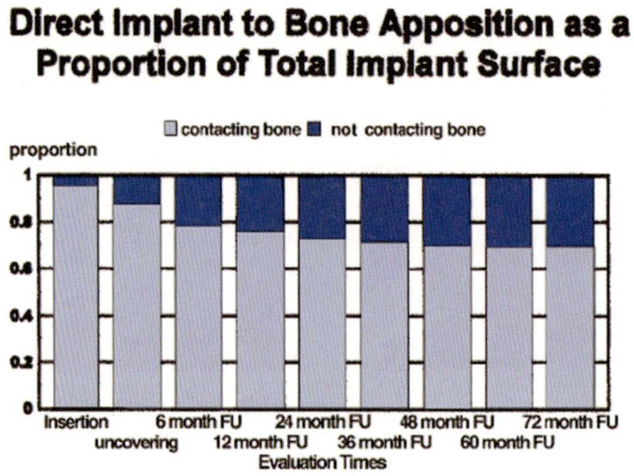

그림 6-1 Manz M. 등에 의하면 상부구조물 장착후 임플란트 주변 골소실은 매년 어느 정도 진행된다고 한다. 환자마다 정도의 차이가 있을 뿐이다. 임플란트 유지관리 치료는 이 속도를 더디게 할 뿐이다. (Ann Periodontol 2000)

1. 임플란트 주변의 질환(Disease of Peri-implant tissue) 정의

임플란트를 둘러싼 조직의 염증성 반응을 모두 일컫는 용어

1) 임플란트 주위 점막염(Peri-implant mucositis)

지지골 소실없이 점막에만 염증이 국한된 경우를 일컫는다.

2) 임플란트 주위염(Peri-implantitis)

지지골 소실을 동반한 진행된 형태의 염증 상태이다.

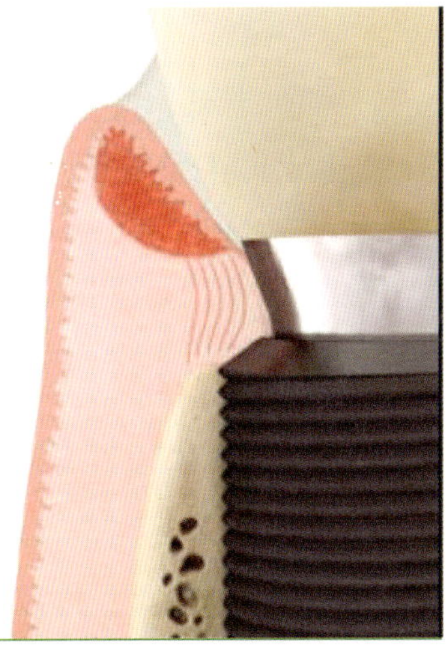

그림 6-2 임플란트 주위 점막염

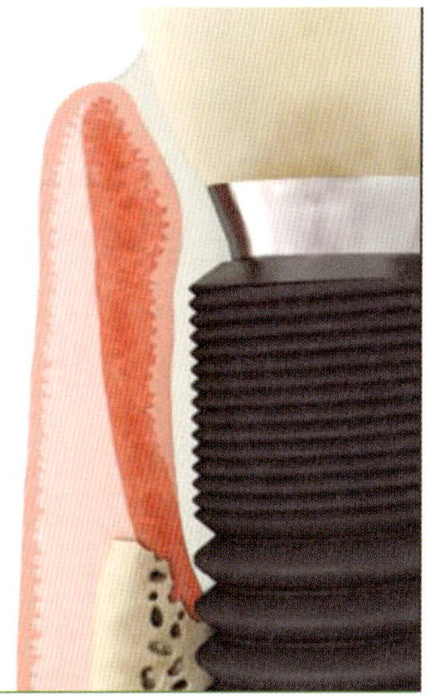

그림 6-3 임플란트 주위염

3) 임플란트 주위 질환의 유병율

Ferreira 등은 2006년 발표한 브라질 국민의 임플란트 주변질환의 유병율 조사결과 임플란트 주위 점막염의 경우 64.6% 였고, 임플란트 주위염의 경우 8.9%였다고 보고하였다. Zitzmann & Berglundh 은 2008년 임플란트 주위 점막염은 80%의 환자에서 나타나며, 총 임플란트의 50%에서 나타난다고 하였다. 또한 임플란트 주위염은 28%의 환자에게서 나타나며 임플란트 수준에서는 12%정도 발생한다고 하였다.

자연치에서 발생하는 치은염과 치주염의 유병율과 비슷하다.

2. 임플란트 환자의 소환주기

환자의 소환시기는 환자의 구강위생능력이나 임플란트의 수술방법및 지대주의 선택, 위치, 보철 방법, 임플란트가 유착된 골의 양(quantity)이나 질(quality) 임플란트 주위 연조직과 경조직의 건강도, 임플란트의 안정성등에 따라 다르다. 첫 1년은 3개월 주기로 유지 관리 하는 것을 권장한다. 그 이후로는 환자의 임플란트와 연관된 위험요소나 구강 위생 능력등을 평가하여 6개월 혹은 1년 주기로 소환하는 것을 권장한다.

일반적으로 당뇨병이나 ectodermal dysplasia, 골다공증등의 전신질환과 관련하여 임플란트 생존율이 떨어진다고 보고되어있으나 (최현숙 등,2004), Bornstein등(2009)은 별 차이가 없다고 하였다. 또한 국내 연구에서도(김영희 등, 이근 등 2009) 별 차이가 없음을 확인하였다.

치주질환 병력이 있었던 환자의 추적 연구에서도 (김지은 등 2003, Baelum et al 2004) 누적 생존율이 별 차이가 없음을 보고 하였다.

그러나 흡연의 경우 비흡연자에 비해 현저하게 임플란트 주위 골소실 양이 더 컸으며, 임플란트 실패율이 13

배 정도 높은 것으로 조사 되었다. (Perez et al 2007)

또한 하악의 고정성 보철물의 경우 젊은 환자들이 나이 든 환자에서 보다 임플란트 주위 골소실이 더 많이 일어난다. (Bryant et al 2003)

3. 임상적 평가

1) 임플란트 주위 치태와 치석의 존재유무 및 양적 평가

치태에 대한 평가는 육안적 소견이나 치면 시약으로 염색하여 관찰할 수 있다. 임플란트 주위 치태는 항상 평가해야 하고 기록하여야 한다. 아래와 같은 2가지 지수를 사용할 수 있다.

Mombelli(몸벨리)의 지수 (numerical scoring of visible marginal plaque amounts)

0=어떠한 치태도 관찰되지 않음

1=임플란트 주위 평활면에 치주탐침을 위치하였을 때 치태가 인정됨

2=육안적으로 관찰되는 치태

3=육안적으로 임플란트 주위에 쌓인 치태와 음식물 잔사

Lindquist (린퀴스트)의 지수 (plaque percentage)

0=육안적으로 관찰되는 치태 없슴

1=국소적인 치태 축적

2=25%이상 전반적인 치태 축적

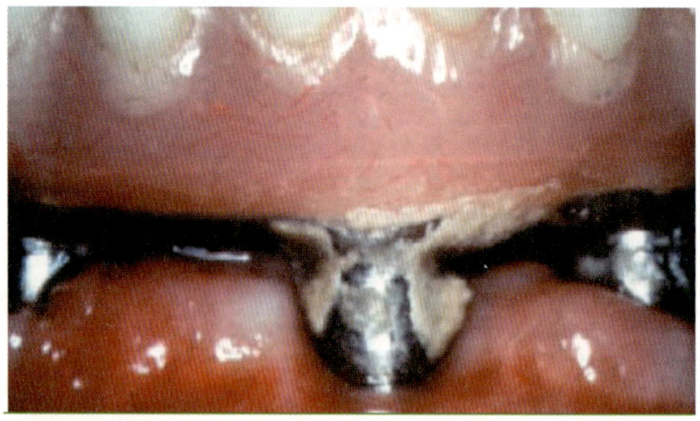

그림 6-4 임플란트 주위 치석과 치태의 부착

2) 임플란트 주위 조직의 관찰

① 발적의 유무
② 부종의 유무
③ 색조의 변화
④ 외형의 변화
⑤ 외연의 연속성 유지

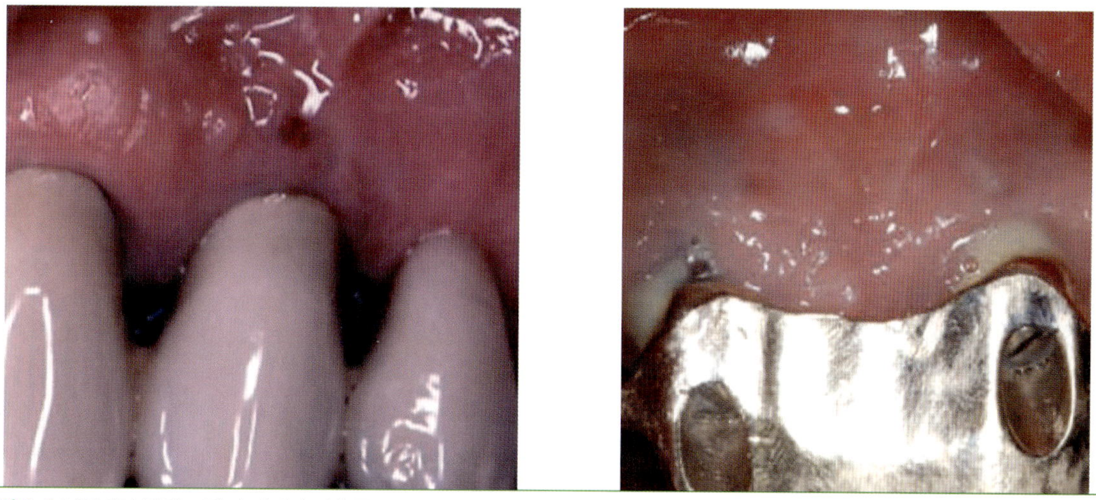

그림 6-5 임플란트 주위 조직의 발적과 삼출물

3) 임플란트와 임플란트 주변골의 방사선학적 평가

임플란트의 성공 기준을 평가하는데 있어 가장 일반적인 방법이다. 방사선학적 평가는 초기 임플란트 주변의 골소실을 평가하는데 있어서도 중요하고도 확실한 방법이라고 할 수 있다. 파노라마방사선영상은 주로 골소실의 전반적인 검사에 사용되어지고, 임플란트 주변골의 소실은 평행촬영술로 촬영한 치근단방사선영상으로 평가해야한다. 임플란트 주위 골소실은 환자의 골질이나 골의 양에 따라 정도가 각각 다르며, 골유도 재생술 또한 사용한 재료나 차폐막의 종류, 환자의 치유능력에 따라 골 소실의 정도가 다르게 나타난다.

4) 교합상태, 임플란트와 상부 구조물의 안정성

임플란트에 가해지는 과부하나 임플란트 장축을 벗어난 교합력은 아래와 같은 사항을 초래할 수 있다.

① 지대주 연결나사의 풀림현상
② 임플란트 실패
③ 임플란트 상부 구조물의 실패

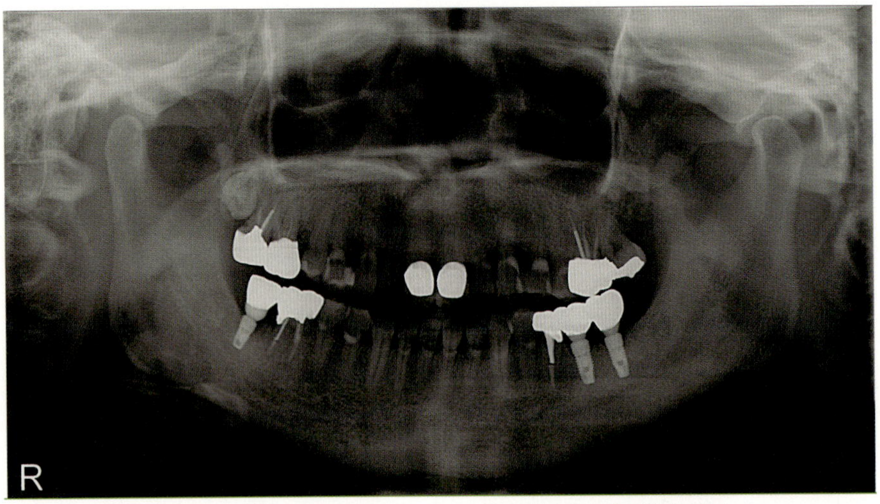

그림 6-6 우측 하악 제2대구치 부위 임플란트 주위 골소실이 관찰되나 확신할 수 없다.

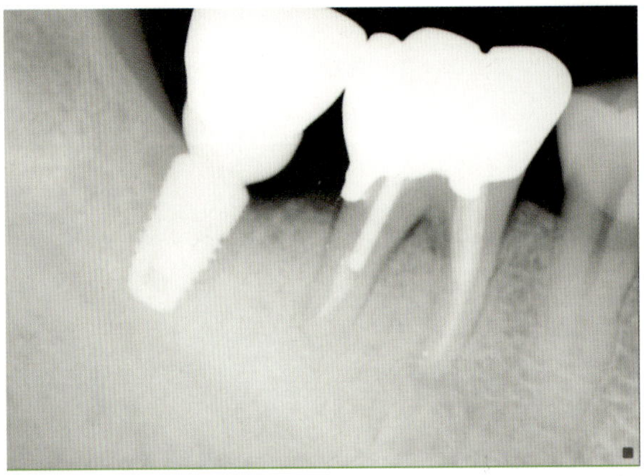

그림 6-7 치근단방사선영상은 평행 촬영술로 촬영해야 한다. 임플란트 근첨부위까지 골소실이 관찰된다.

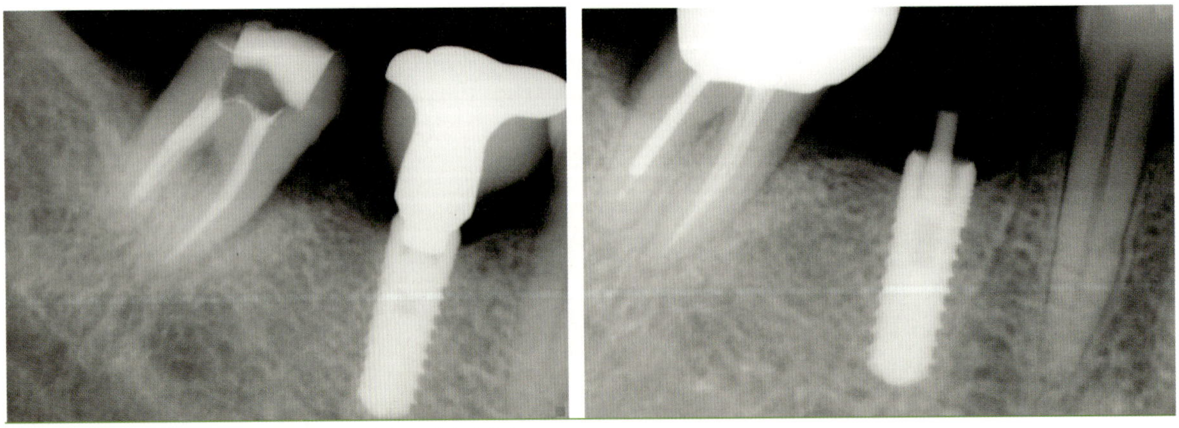

그림 6-8 임플란트 사용중 지대주 나사의 파절로 내원하였다.

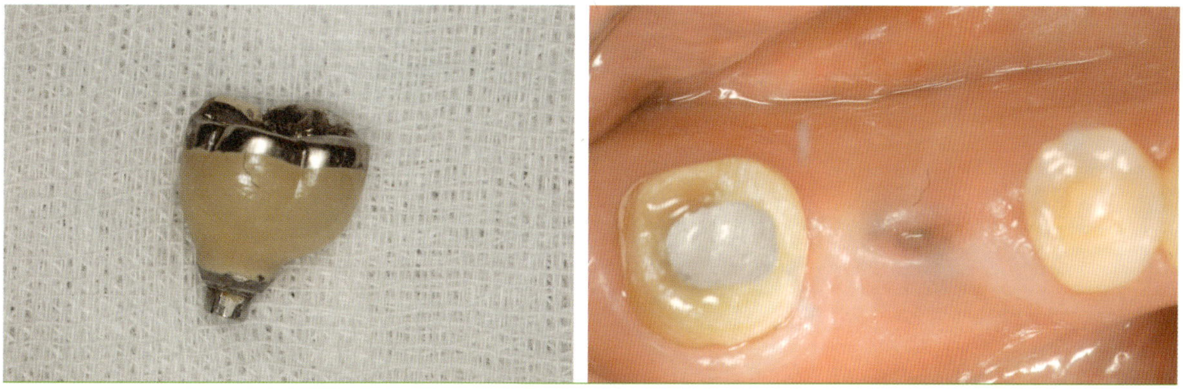

그림 6-9 잇몸이 지대주 나사를 덮고 있고, 환자는 임플란트 상부구조물을 들고 내원하였다.

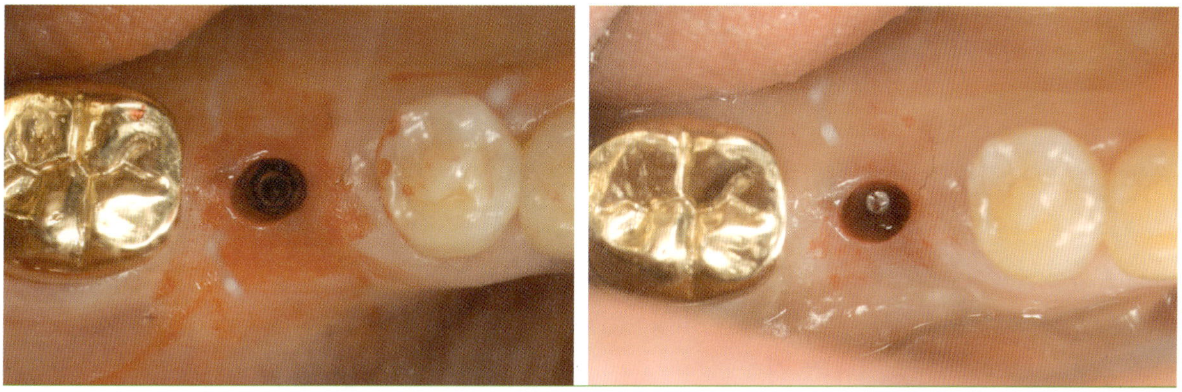

그림 6-10 국소마취하에 punch로 지대주 나사를 노출시킨 다음, 기구를 이용하여 제거하였다.

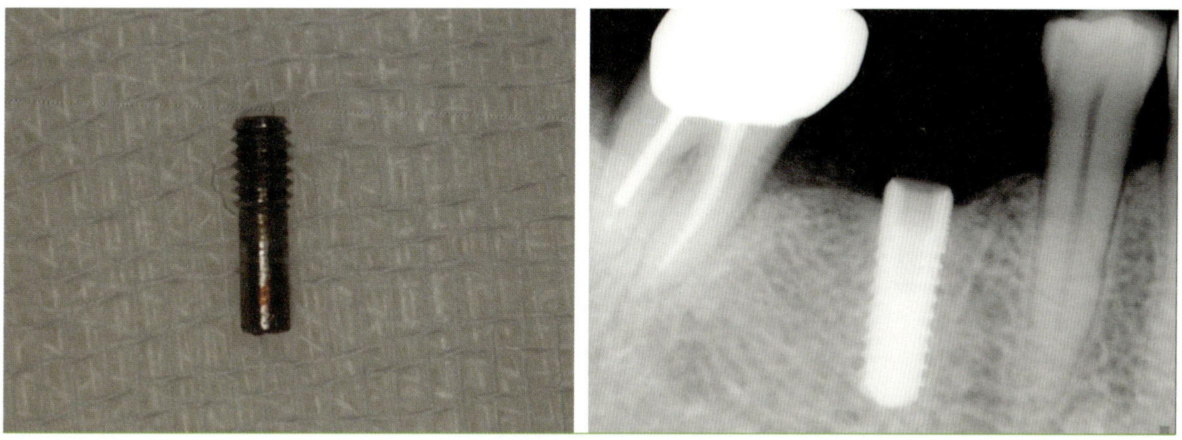

그림 6-11 제거된 부러진 지대주 나사. 방사선 검사를 하여 완전히 제거되었나 확인한다.

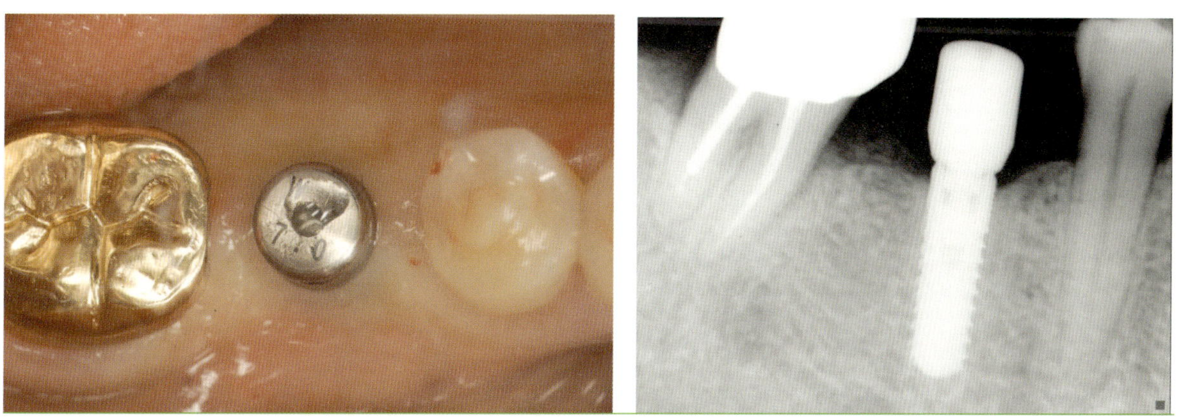

그림 6-12 연조직의 치유를 기다리기 위해 재 인상 채득전에 temporary healing abutment를 장착한다.

임플란트와 맞물리는 대합치의 상태와 조건도 평가해야 한다.

고정성의, 여러 개의, 재장착이 가능한 임플란트 상부 구조물은 주기적으로 제거하여 아래와 같은 사항을 평가한다.

① 동요도

② 치은의 건강상태

③ 구강위생상태

지대주 연결나사의 풀림현상은 임플란트 보철후 나타날 수 있는 문제중 가장 일반적인 현상인데, 미리 예측하기는 불가능하다.

5) 치주낭 탐침 시 삼출액이나 출혈 유무 평가

유지 관리 시 임플란트 주변 치주탐침은 일상적으로 할 수 있는 검사방법이며, 자연치에서 행해지는 것보다 좀 더 작은 힘으로 해야 한다(0.2~0.3N).

탐침 시 출혈 양상을 보이는 경우 임플란트 주변 조직에 염증이 있다는 증거로 봐야하나, 출혈이 있다고 모든 경우에서 염증이 있다는 것은 아니다. 이는 아직 논란 중에 있다.

Gerber (2009)는 0.15N의 힘으로 탐침할 것을 제안하였다. 0.25N이상의 힘으로 탐침할 경우 False BOP를 유발할 수도 있다고 하였다.

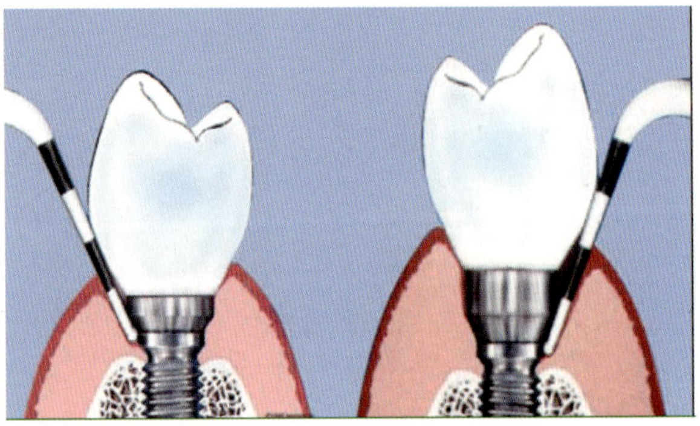

그림 6-13 임플란트 주위 연조직 탐침은 치주낭 탐침시보다. 훨씬 적은 힘으로, 금속보다는 플라스틱 탐침을 사용하며 임플란트 나사에 걸리지 않도록 주의한다.

6) 기능과 환자의 편의성

환자가 기능의 이상이나 통증 불편함 등을 호소한다면 술자는 방사선 검사와 임상검사를 통해 임플란트에 문제가 없는지 확인할 필요가 있다.

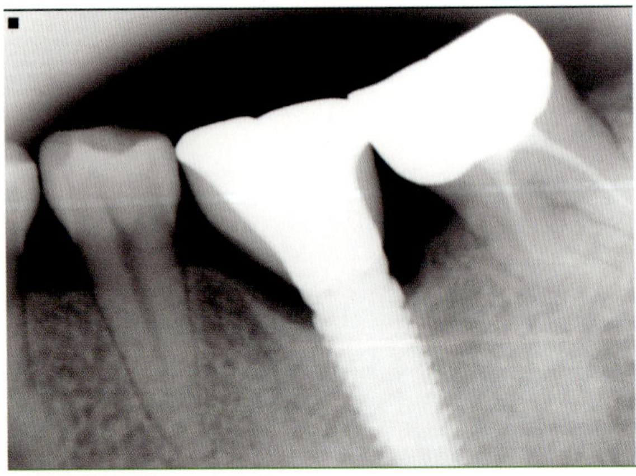

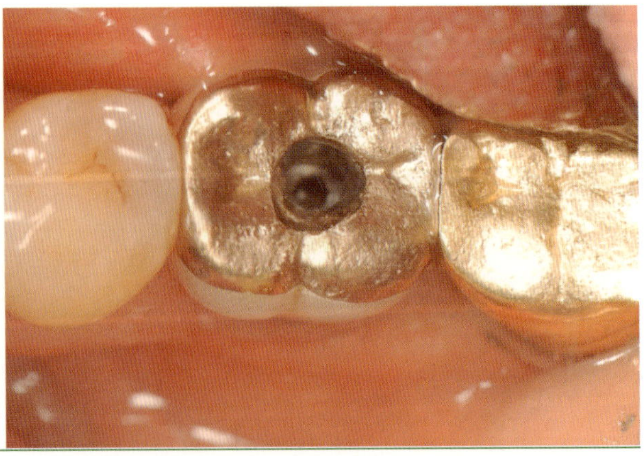

그림 6-14 환자는 일상적인 체크를 위해 내원하였다.

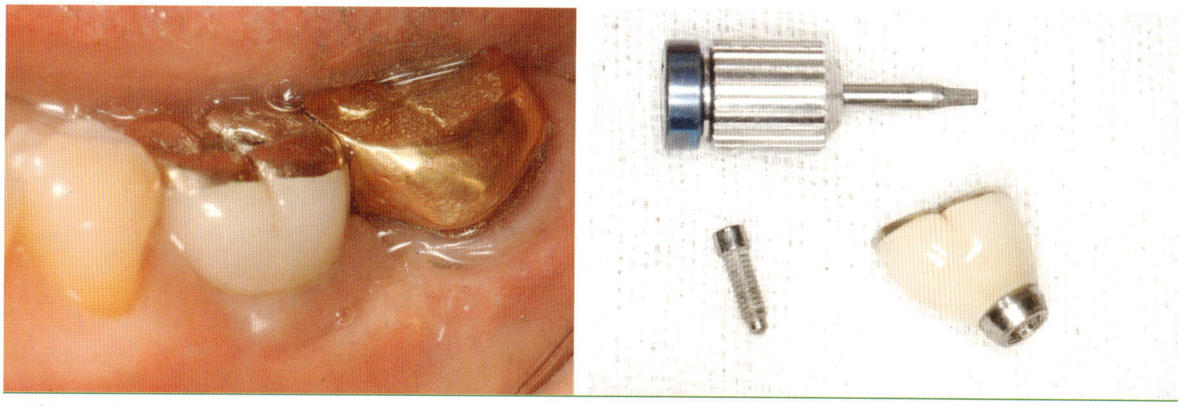

그림 6-15 임플란트 동요도가 관찰되고 주위 잇몸에 미약한 염증이 관찰되었다.

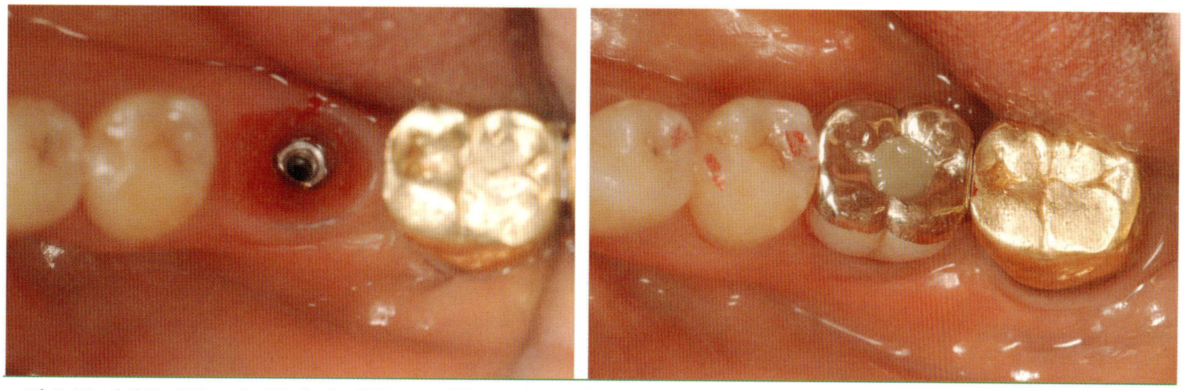

그림 6-16 지대주 나사를 제거한 후에 임플란트 보철물을 세척한 다음 다시 장착하였다. 그후 교합조정을 통해 다시 나사가 풀리는 것을 예방하였다.

7) 구강 위생능력의 강화및 변경을 위한 전반적인 재평가

구강위생능력은 임플란트 수술전부터 강화하여야 한다. 임플란트는 자연치와 다른 형태를 하고 있으므로 개인의 구강 내 상황에 적합한 각종 위생보조용품을 추천하고 사용법을 환자에게 지도하여야 한다. 전동칫솔이 필요한 환자에게 그 유효성에 대한 과학적인 증거는 있으나, 전동칫솔이 종래의 칫솔보다 치태제거라는 점에서 보다 우수하다고 보긴 어렵다.

8) 임플란트 상부 구조물과 하부 구조물의 표면에 쌓인 침착물제거

임플란트 상부 구조물에 부드러운 침착물이 쌓였을 경우에는 표면의 침착물만을 제거한다. 이때, rubber cup이나 brush로 입자가 고운 연마제를 사용하는 것이 권장된다. 석회화 침착물이 부착되었을 경우에는 기계적인 제거를 해야 한다. 이때 plastic scaler나 titanium scaler를 사용하는 것이 권장된다. 이러한 scaler들은 기구조작을 하더라도 임플란트 표면에 변화를 일으키지 않는다는 결과가 보고되어있다.

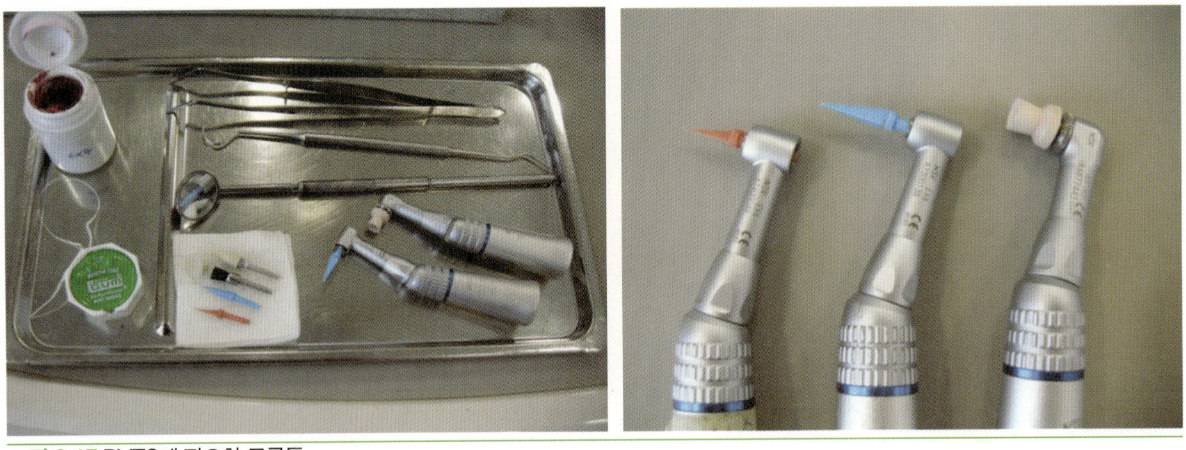

그림 6-17 PMTC에 필요한 도구들

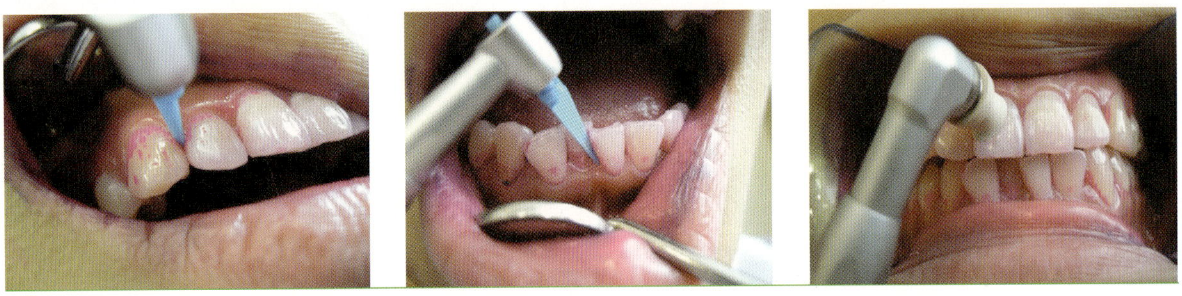

그림 6-18 PMTC 과정

임플란트 상부구조물 접착시 사용하는 접착제가 임플란트 주변의 질환과 81%정도 연관성이 있는 것을 보고하였다. Endoscope를 이용하여 잉여 접착제를 제거한 후에 임플란트 주위염이 74% 사라진 것을 보고하였다. Thomas G. Wilson Jr.(2009)

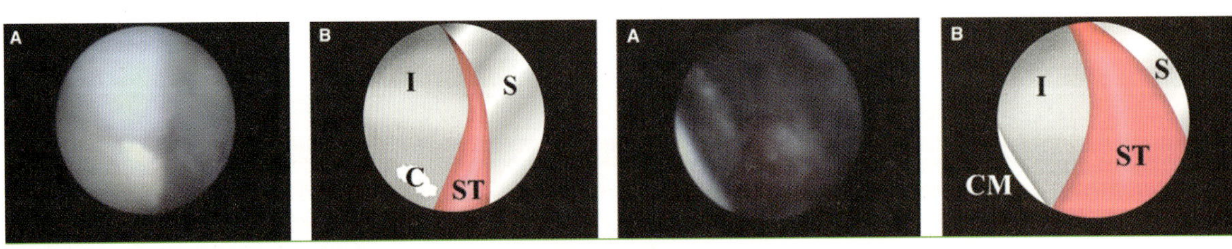

그림 6-19 임플란트 상부구조물 하방에 남아있는 시멘트의 모습과 제거된 모습

9) 항생제의 적절한 사용

항생제는 임플란트 주변에 염증이 관찰될 경우, 환자의 항생제 내성이나 감수성 부작용등을 고려하여 처방한다. 클로르헥시딘이나 리스테린등과 같은 항균제가 함유된 양치는 임플란트 주위 치태의 퇴적이나 염증을 줄여주는 효과가 있으며, 임플란트 표면에 대한 영향을 최소한으로 억제할 수 있으므로 효과적이다.

10) 현재 유지관리를 위한 소환시기가 적절한 간격인지, 소환 주기를 앞당겨야 할지를 재평가

위에 서술한 임상적 평가를 통하여 환자의 구강위생수준이 높은 수준에서 유지되고 아무런 조짐이나 징후가 없다면, 유지관리를 위한 환자의 소환주기를 길게 설정해도 된다. 그렇지 않은 경우 환자의 소환주기를 앞당겨 시행하여야한다.

4. 구강위생교육

임플란트 환자는 치태 관리를 위하여 치과의사나 치과위생사에게 칫솔질 교습을 받아야 하며, 정기적으로 교습을 받아 이를 실천할 수 있도록 한다. 또한, 환자에게 적합한 구강위생 보조용품을 추천하면 꼭 구입하여 매일 혹은 일정한 주기로 사용하여 구강위생을 청결히 유지해야 한다. 그리고 술자는 과도한 흡연이나 지나친 음주등 좋지 않은 생활습관을 바꾸도록 요구할 수 있다.

1) 임플란트 환자의 구강위생 보조용품은 아래와 같다.

① 부드러운 칫솔모　② 치실　③ 치간칫솔
④ end-tufted brush　⑤ tapered rotary brush　⑥ 전동 칫솔
⑦ 구강세척기　⑧ 항균구강세척

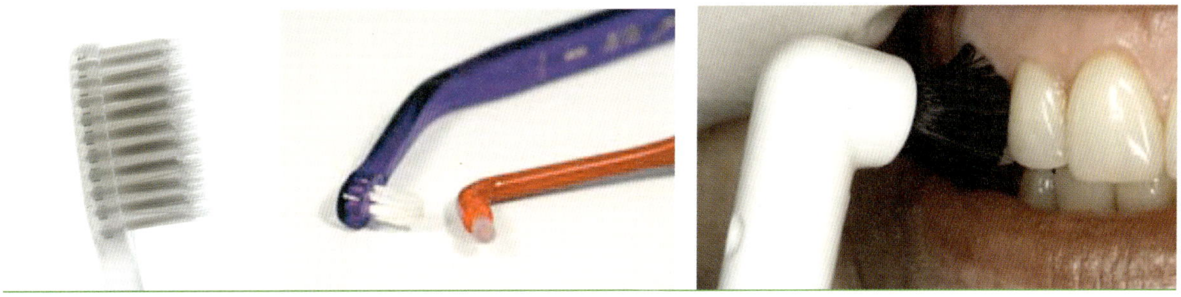

그림 6-20 부드러운 칫솔, end tufted brush, tapered rotary brush.

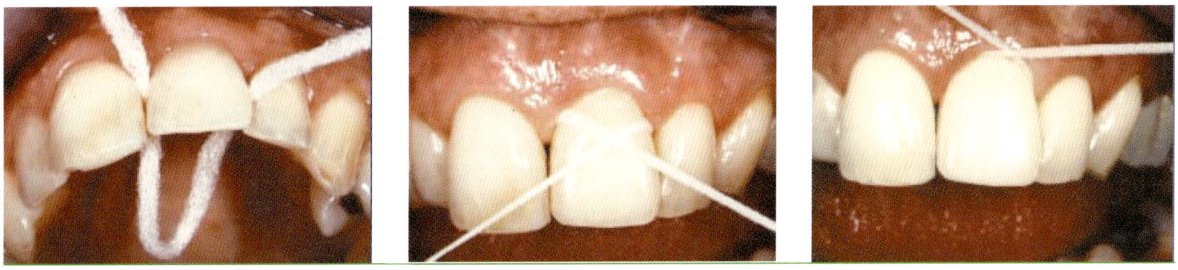

그림 6-21 치실 사용법 치실을 임플란트 주위 연조직 속으로 넣어 치태를 제거한다.

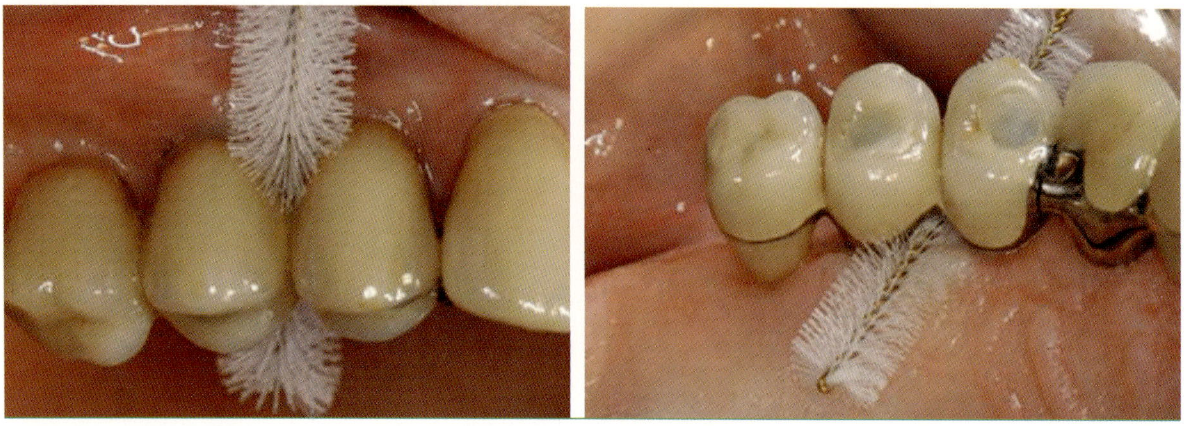

그림 6-22 치간 칫솔 사용법

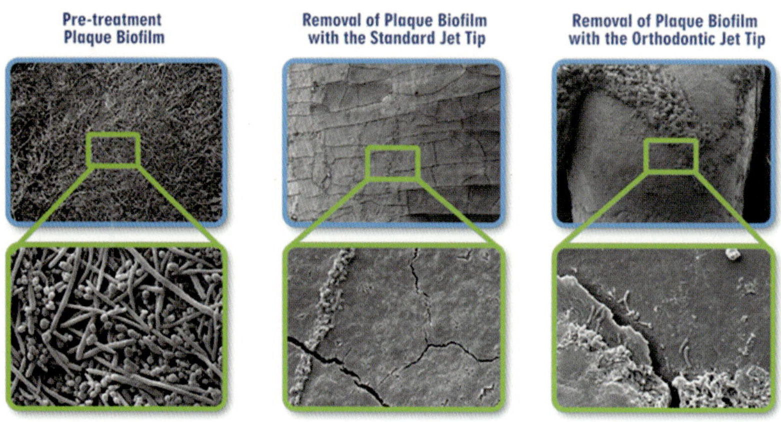

그림 6-23 워터 픽의 바이오 필름 제거 효과 Gorur A (2009) 구강 세척기는 항균제를 담아 사용하기 편하도록 물탱크가 분리된 것을 사용하는 것이 좋다.

2) 구강 위생 교육은 아래와 같은 순서로 시행하며, 정기적으로 반복한다.

① 치태검사
② 구강 위생 교육
③ 칫솔질 교습
④ 구강위생 보조용품 추천

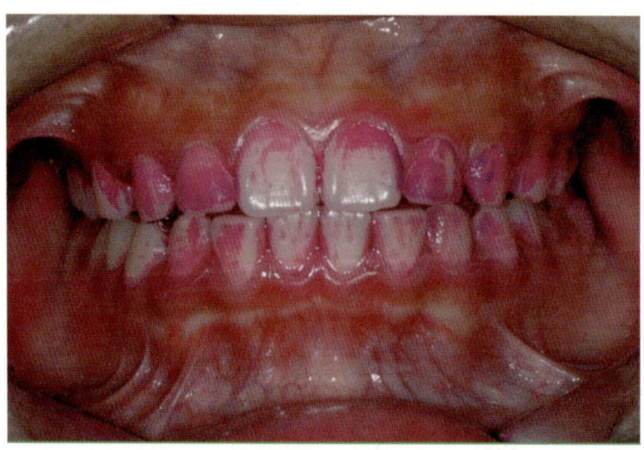

그림 6-24 염색시약으로 치태를 염색한 모습

치태검사는 염색시약을 반드시 사용하며, 구강 위생교육과 칫솔질 교습은 일정한 순서를 정하여 실시하며, 반복교육을 하여, 습관이 되도록 유도한다. 또한, 구강 위생용품 추천은 환자의 실정을 고려하여 적절한 추천이 되도록 한다.

5. 임플란트 유지관리에 있어 치과위생사의 역할

① 임플란트 환자의 확인
② 구강위생 교육
③ 구강위생에 대한 동기부여
④ 환자에 따른 구강위생 과정의 발달의 지속적인 평가와 수정
⑤ 보철물의 구성요소가 완전한가
⑥ 보철물의 부착은 완전한가
⑦ 보철물의 동요도는 없는가
⑧ 보철물의 유지는 잘되고 있는가
⑨ 임플란트 주위 조직의 이상 유무를 치과의사에게 고지
⑩ 임상적으로 적절한 방사선 검사
⑪ 바이오필름및 부드럽거나 단단한 부착물의 제거
⑫ 구강위생 도구의 추천
⑬ 가능한 문세점과 합병증을 고지
⑭ 임플란트 상태의 기록

6. 사용 중인 임플란트에 대한 평가

그룹	관리	임상조건
1) 성공 (optimum health)	정상적인 유지관리	기능시 동통이나 민감성이 없음 동요도 0 초기 수술로부터 방사선학적 골소실이 2mm 미만 탐침 깊이가 5mm 이하 삼출물 나온 적 없음
2) 생존 (satisfactory health)	응력의 감소 위생관리 약속 사이 간격을 짧게함 치은성형술 매년 방사선 검사	동통이 없음 동요도 0 방사선학적 골소실이 2~4mm 삼출물이 나온 적 없음
3) 생존 (compromised health)	응력의 감소 약물치료(항생제,클로헥시딘) 수술및 개정 보철물 및 임플란트의 교환	기능시 동통이 없음 동요도 0 방사선학적 골소실이 4mm 이상 탐침깊이가 7mm 이상 삼출물이 나온 적 있음
4) 실패 (clinical or absolute failure)	임플란트의 제거	다음중의 하나 : 기능시 동통 동요도 방사선학적 골소실이 임플란트 길이의 1/2 이상 조절되지 않는 삼출물 더 이상 구강내에 존재하지 않음

* International congress of oral implantologist, Consensus Conference, Pisa, Italy, 2007

7. 임플란트 주위 병소의 처치

1) 진단

임플란트 주위조직에서 발생되는 염증성 질환은 임플란트 주위 점막염 (Peri-implant mucositis) 과 임플란트 주위염 (Per?implantitis)으로 크게 나눌 수 있다. 임플란트 주위 점막염은 임플란트 주위에 골소실 없이 부종, 출혈, 발적 등과 같은 임상증상을 보이며 임플란트 주위염은 임플란트 주변조직에 염증 증상뿐 아니라 분화구 형태의 골소실을 동반하게 된다. 이런 임플란트 주위 염증성 질환을 탐지하기 위해서는 탐침시 출혈, 화농의 유무, 치주낭 깊이 측정, 방사선사진 상의 골소실, 임플란트 동요도 등을 포함하는 체계적인 검사가 필요하다.

2) 임플란트 주위 골 결손 분류 (Jovanovic et al.)

① 1군 : 중등도의 수평 골 결손. 수직골 결손은 거의 보이지 않음.
임플란트 식립 당시 협측 및 설측에 얇은 골조직이 존재한 경우
초기단계 임플란트 주위 골 파괴

② 2군 : 중등도 또는 중증의 수평 골 소실. 수직골 결손은 미미.
1군 보다 더 진전된 골 결손

③ 3군 : 중증의 환상형 수직 골 결손과 함께 초기에서 중등도의 수평 골 소실을 보임.
식립 당시 근단측 넓은 골 폭경에 비해 치관측 얇은 골 조직의 경우
임플란트 전 둘레에 걸쳐 일정한 폭과 깊이를 갖는 환상의 구 존재

④ 4군 : 중등도의 수평 골 소실과 중증의 환상 수직골 결손, 협측 또는 설측의 골판 소실
식립 당시 얇은 골판의 경우 흔히 발생

3) 치료방법

(1) 노출된 임플란트 표면의 내독소 제거방법

① Air-powder abrasive

거친 표면의 임플란트 시편을 제작 P. gingivalis A.a.균으로 오염, A, a균에서 모든 실험군은 대조군에 비해 유의한 내독소 농도 감소를 보였다. Air-powder abrasive군에서 A.a P.g.균의 내독소 농도가 감소 하였다. (박중희 등 2004)

② Citric acid(pH 1)

Reference	내용
박민서 등 2000	공기 연마와 같이 적용시 1분이 가장 적절하다.
김선봉 등 2001	Long time room air+ Citric acid 1min+ Distilled water 1min
송우석 등 2002	pure titanium machined surface의 경우 차이없다. TPS surface는 30초 부터 표면변화 SLA 표면의 경우 표면의 특성이 그대로 유지 되었다.
김중천 등 2007	HA코팅 임플란트 표면에 미치는 영향 60초 이상 적용하는 것은 바람직하지 않다.

③ Tetracycline HCl 50mg/ml

Reference	내용
김우영 등 2002	Pure titanium machined surface와 SLA surface는 3분 이내로 적용시 시간의 증감에 따른 표면의 변화가 없었으며, TiO2blasted surface를 처리 시 표면변화를 최소로 하는 적용시간은 1분 이하였다
이정민 등 2007	TiO2blast 표면에 처치시 1분 30초 이내 적용 바람직, 그 이상은 표면의 RA값과 거칠기 가파르게 증가
정도민 등 2007	이중산부식 표면에 처리 시 변화 없음
임해수 등 2007	RBM 표면에 처치 시 표면의 변화 일으킴. 부적합
서미란 등 2007	SLA 표면에 처치 시 3분이내 표면의 변화 없음. 적합

④ Chlorohexidine (0.1%,0.2%,1%) Gel.Sol.

Smooth surface 보다 Rough surface 임플란트에서 0.1%보다 0.2% 클로르헥시딘 용액이 흡착농도가 더 높고 미생물 inhibit zone 이 더 넓었다. Kozlovsky A (2006)1%chlorhexidine gel이 임플란트 표면에 세균 집락을 방해하는데 있어 효과적인 방법이다. Paolantonio et al (2008)

⑤ Plastic instrument

공기분말 연마와 구연산 플라스틱 기구의 사용은 거친표면을 갖는 임플란트의 표면 거칠기와 타이타늄 성분에 유해한 변화를 일으키지 않으며 세척과 해독 과정시 안전한 방법 이선구 등(2004)

금속curet은 평활한 표면을 갖는 임플란트의 표면을 변화시키므로 적절하지 않다. 거친 표면을 갖는 임플란트의 표면에 금속curet이나 Air-powder abrasive 를 사용하는 것은 임플란트 표면의 세균이 군락을 이루는 것에 덜 민감하고, 임플란트 표면의 변화를 일으키며 abrasive deposits이 남아있기도 하였다. Duarte (2009)

⑥ Distilled water

임플란트 표면의 내독소 제거를 위한 표면처리후 주로 세척시 이용한다.

⑦ Laser

Reference	내용
김인경 등 2001	CO^2 Laser와 감광제와 함께 사용된 Soft Diode Laser는 임프란트 표면의 형태에 변화를 유발하지 않는다.
김태정 등 2002	Air-powder abrasive 1min + Distilled water 1min 후 과산화수소 주수 하에 CO^2 laser를 처리한 군이 다른 실험군에 비해 대조군과 가장 유사 출력 5W 파장너비 10ms 파장반복율 20Hz 10초간 적용
Azzeh M.2008	Er,Cr:YSGG Laser-Assisted Surgical Treatment에서 G4tip 600mm diameter 1.75 W, 15% water, 30% air,frequency 20 Hz

⑧ LDD(Local Drug Delivery) Renvert S. et al (2008)

SRP Debridement 후 random하게 실험군-local minocycline microspheres(17명, 57 implants) 대조군-chlorhexidine gel(15명, 38 implants) 30, 90, 180, 270, 360일 후 조사 PD, BOP 모두 개선됨 LDD 효과있으나 술식을 계속적으로 반복 해야함.

(2) 임플란트 주위 질환의 치료는 염증 범위와 정도에 따라 항감염성을 증가시키는 일련의 치료과정으로, 단 하나의 과정만 이용해선 안되고 4단계의 과정을 포함해야한다.

♣ Cumulative Interceptive Supportive Therapy (CIST) 누적차단 유지법

① Protocol A (기계적인 치료법)

- 치주낭 깊이가 4mm 이하이고 탐침시 출혈이 있으며 치태, 치석이 존재하는 부위
  - 기계적 소파술, 치태조절, 치면 세마

② Protocol A+B (소독치료법)

- 치주낭 깊이가 4~5mm 탐침시 출혈이 있으며 화농이 있을 수도 없을 수도 있는 부위
  - 기계적 소파술과 치면세마, 항균제 처치 (0.1% 클로르헥시딘겔 3~4주동안 하루 2회)

③ Protocol A+B+C (항생제 치료법)

- 치주낭 깊이가 6mm 이상이고 탐침시 출혈이 있으며 방사선상 골소실이 가끔 관찰되는 부위

-기계적 소파술과 치면세마, 항균제 처치 (0.1% 클로르헥시딘겔 3~4주동안 하루 2회)

-전신적 혹은 국소적 항생제 처치

④ Protocol A+B+C+D (재생 혹은 절제 치료)

• 치주낭 깊이가 6mm 이상이고 탐침시 출혈이 있으며 방사선상 골소실이 나타난 부위

-기계적 소파술과 치면세마, 항균제 처치 (0.1% 클로르헥시딘겔 3~4주동안 하루 2회)

-전신적 혹은 국소적 항생제 처치

-임플란트 주위조직의 감염 조절이 완료된후 재생 혹은 절제 골수술 시행

이를 도표로 정리하면 아래와 같다.

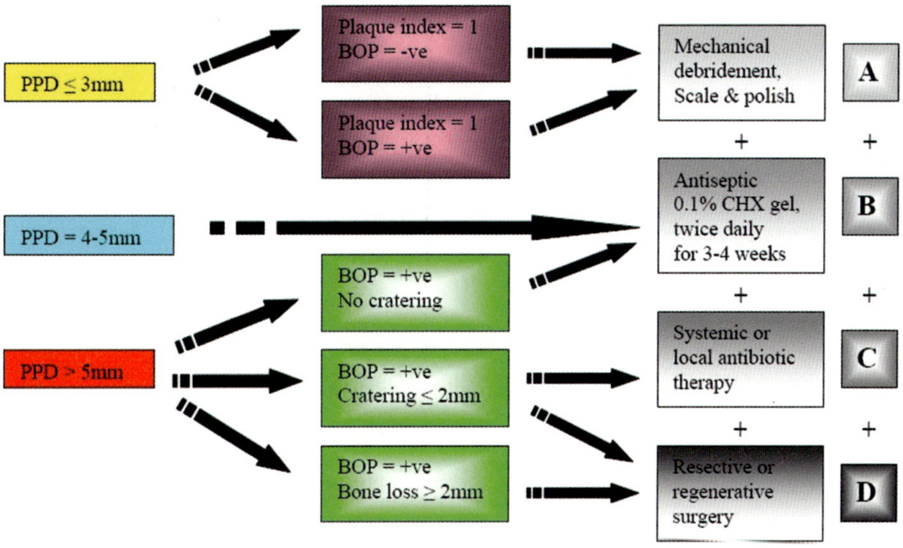

그림 6-25 Cumulative Interceptive Supportive Therapy(CIST) 누적차단 유지법

3) 임플란트 주위 점막염의 치료예

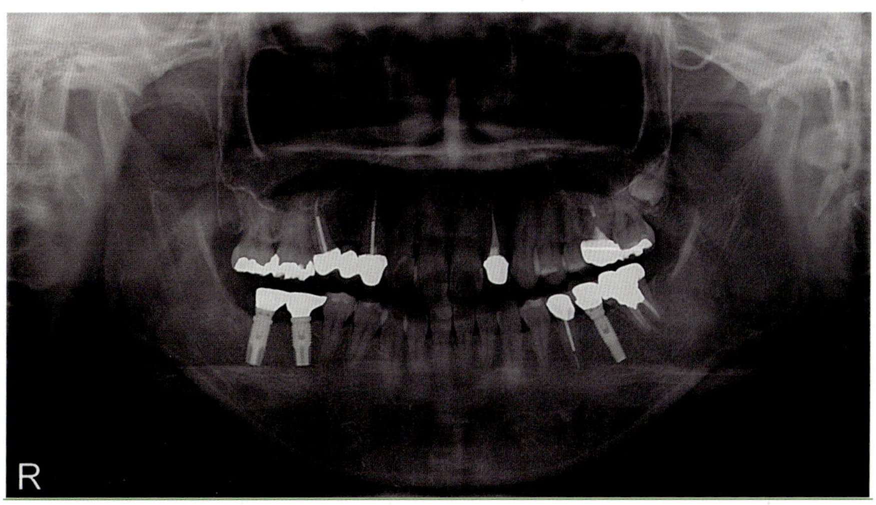

그림 6-26 상부 구조물 장착 후 4년후 정기적인 검진시 파노라마 방사선영상을 촬영하였다.

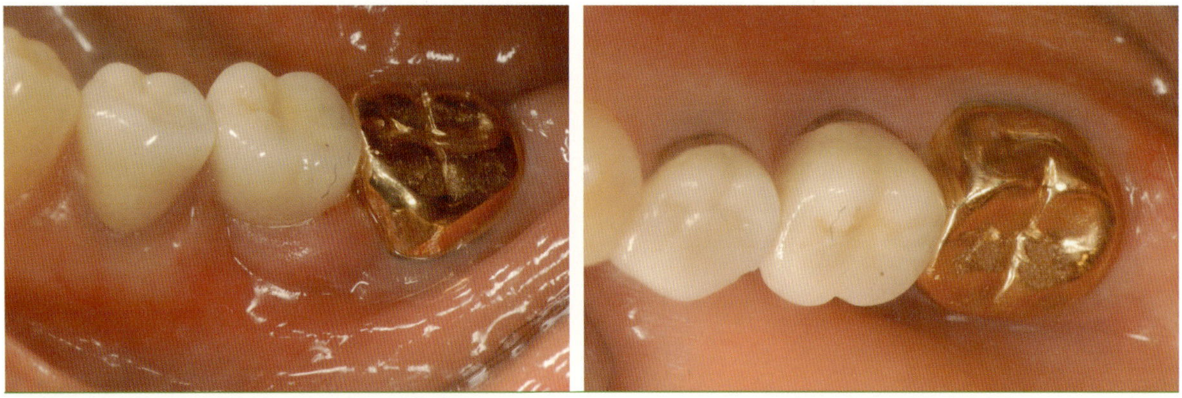

그림 6-27 환자는 #46 임플란트 부위 부종과 불편함을 호소하였다.

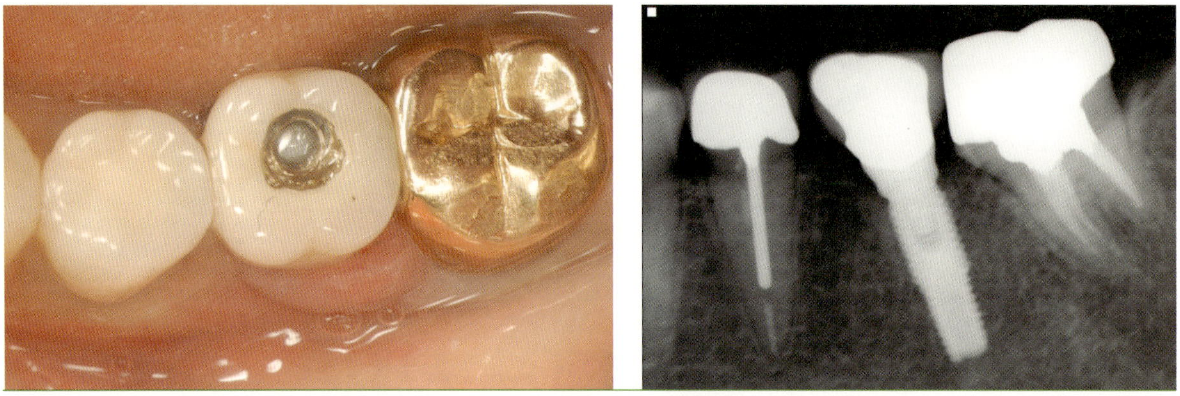

그림 6-28 임플란트 동요도는 없었으나 상부구조물을 제거하기 위해 지대주 나사를 노출하였다. 평행촬영술로 치근단 방사선 영상을 촬영을 하였다.

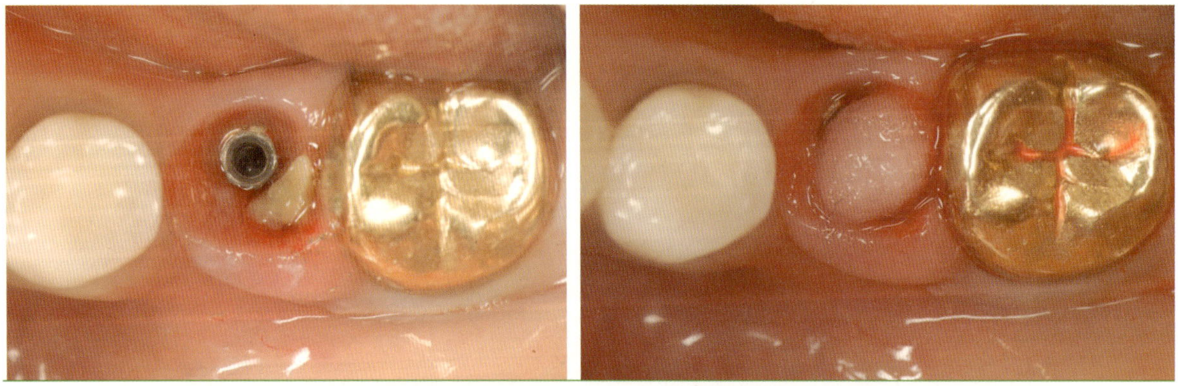

그림 6-29 상부 구조물을 제거하니 음식물 잔사등이 보였다. 제거하고 0.2% 클로르헥시딘 용액을 임플란트 부위에 적용하였다.

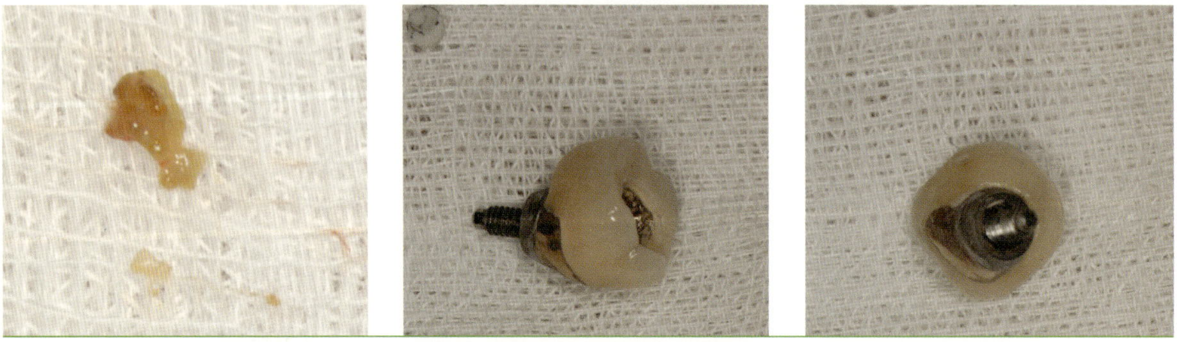

그림 6-30 제거된 음식물 잔사. 지대주 나사의 변형유무를 관찰하고 상부 구조물을 활택하였다.

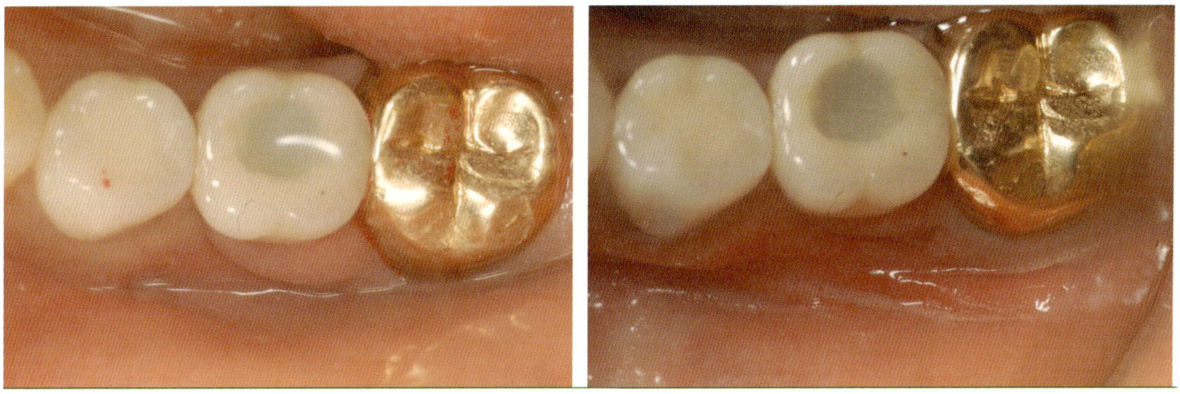

그림 6-31 상부 구조물 재장착과 1주일 후 모습

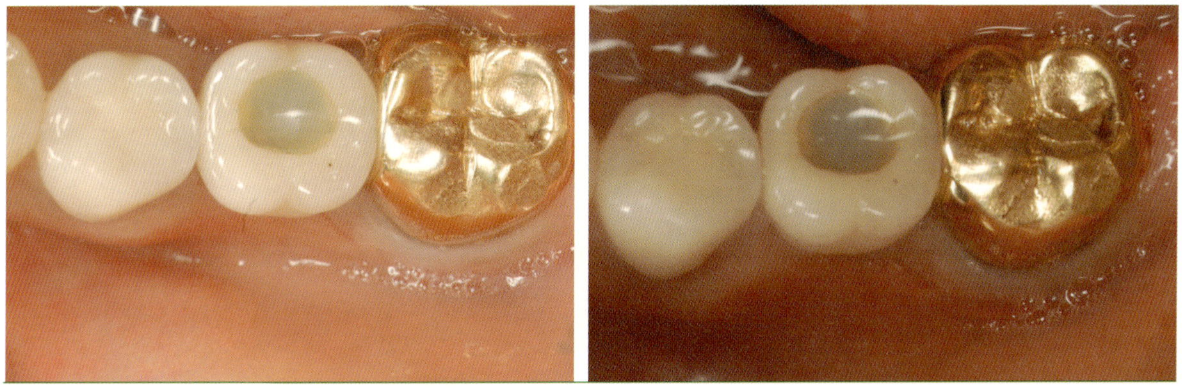

그림 6-32 상부 구조물 재장착 1달 후와 3달 후의 모습

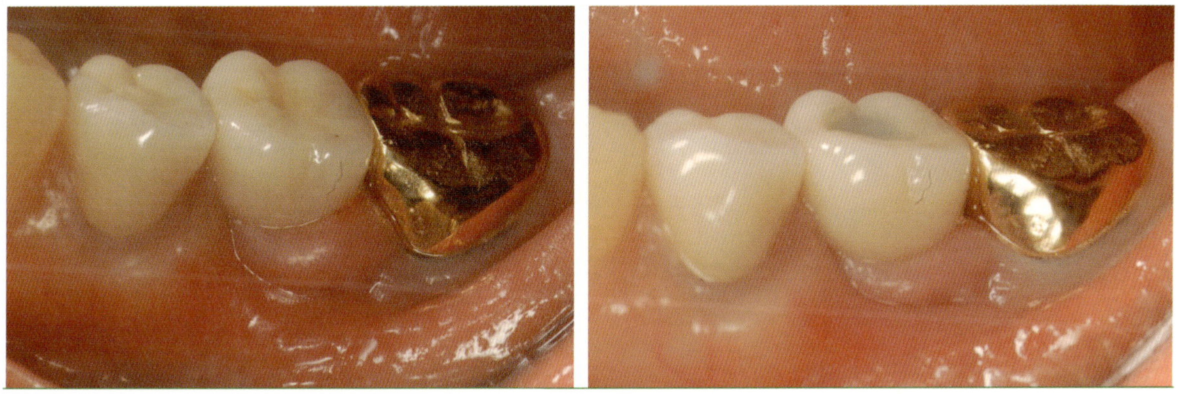

그림 6-33 초진 모습과 상부 구조물 재장착 1주일 후 모습

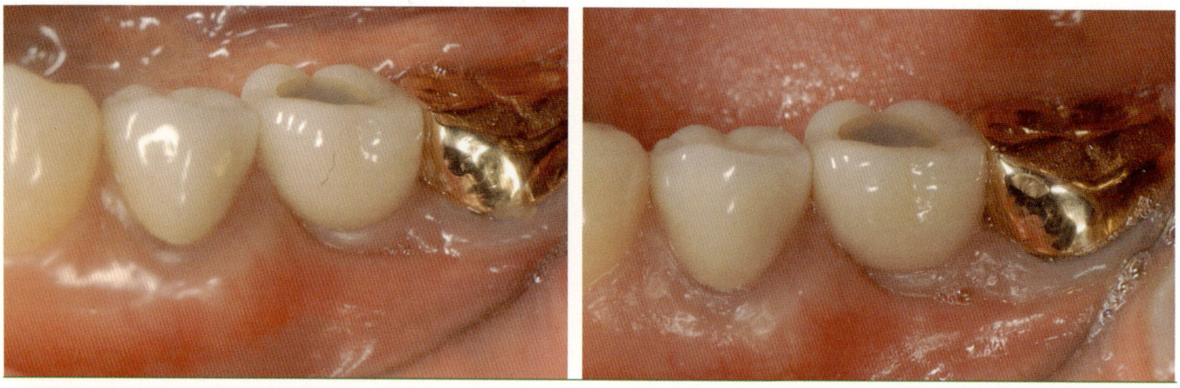

그림 6-34 상부 구조물 재장착 1달후와 3달 후 소견

4) 임플란트 주위염 치료 예 – 삭제형 수술

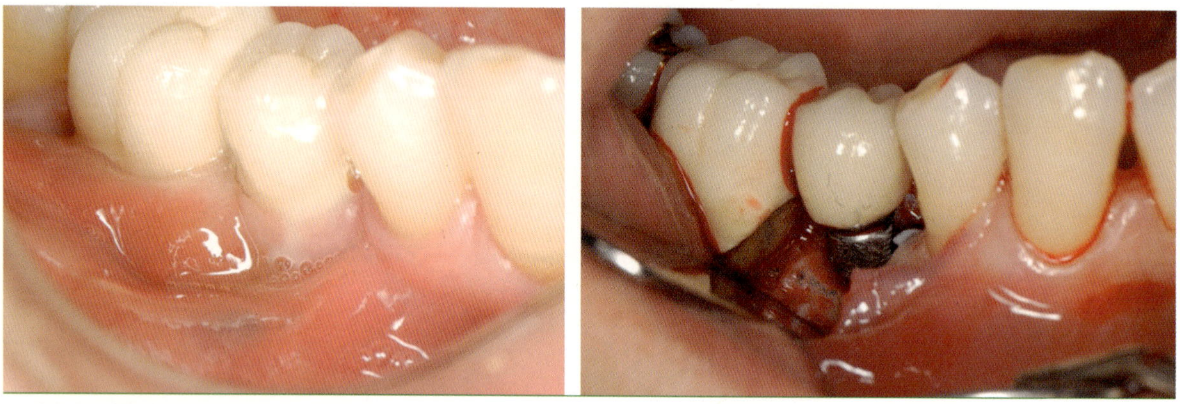

그림 6-35 임플란트 #45 주변 연조직에 농이 배출된다. 임플란트 표면을 노출 시킨 후

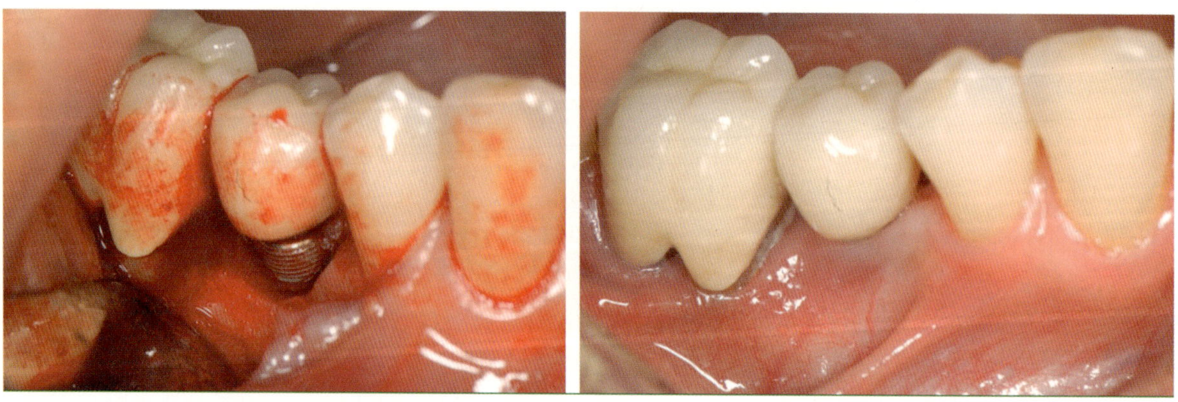

그림 6-36 거친 표면 부위를 입자가 고운 버로 제거 하였다. 치유 후의 모습

5) 임플란트 주위염의 치료예 – 재생형 수술

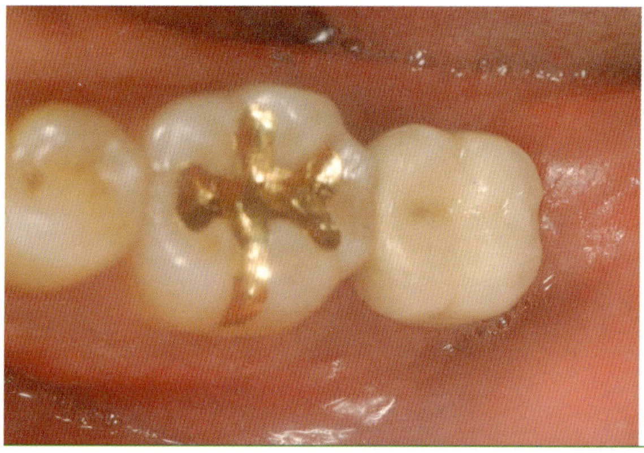

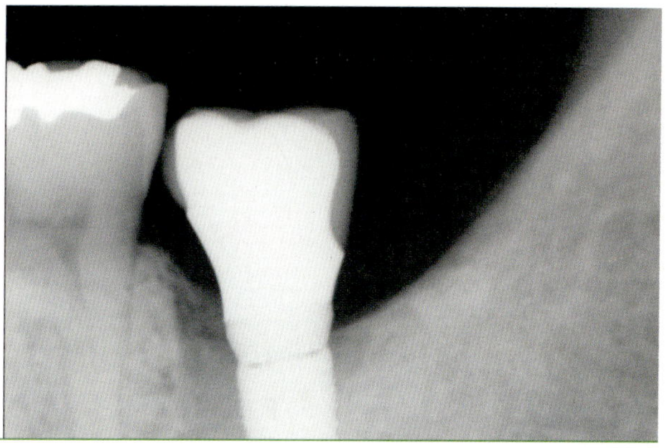

그림 6-37 임플란트 상부 구조물이 장착된 모습

상부 구조물 장착 1년 후 치근단 방사선 영상

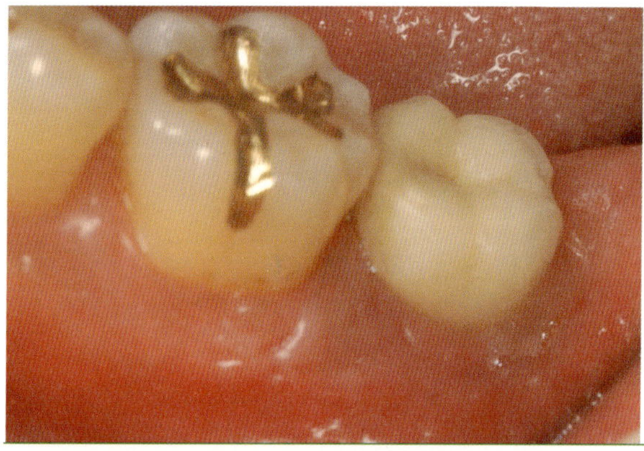

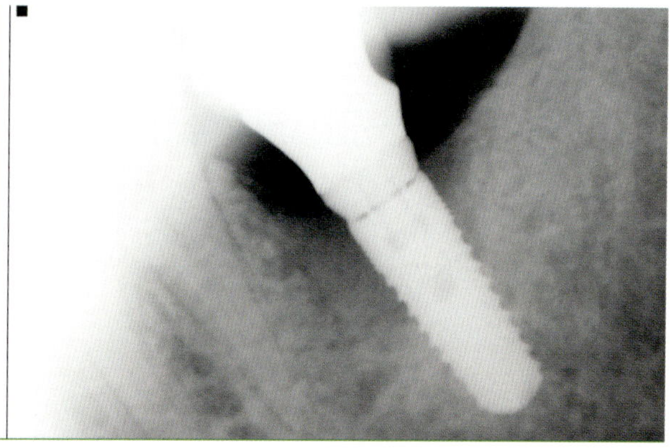

그림 6-38 임플란트 주변의 염증과 삼출물이 존재

상부구조물 장착후 3년 치근단 방사선 영상

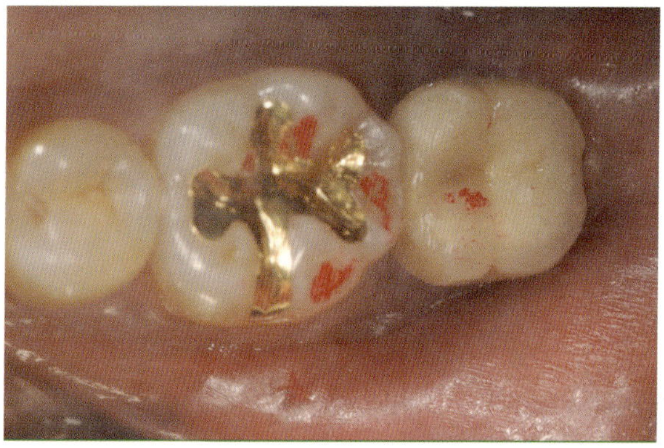

그림 6-39 교합상태를 점검 하였다. 과부하로 여겨진다.

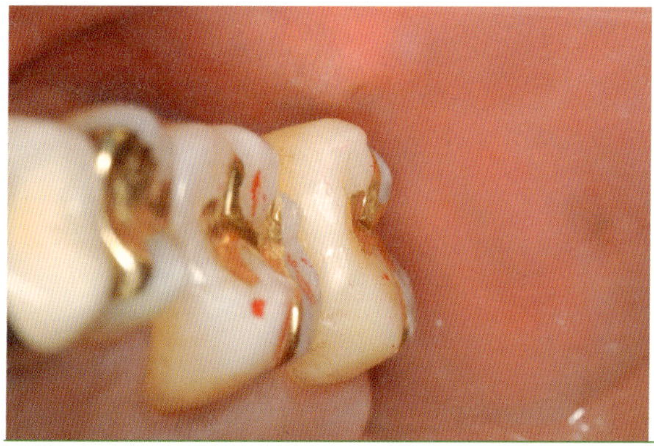

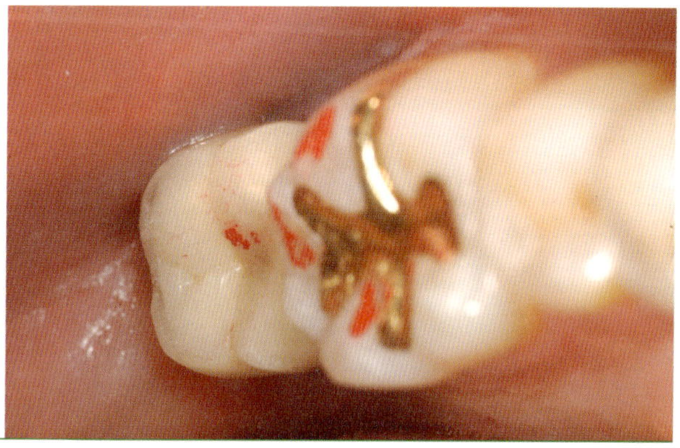

그림 6-40 대합치의 정출과 숙주요인(과로, 음주 및 흡연)도 작용하였다.

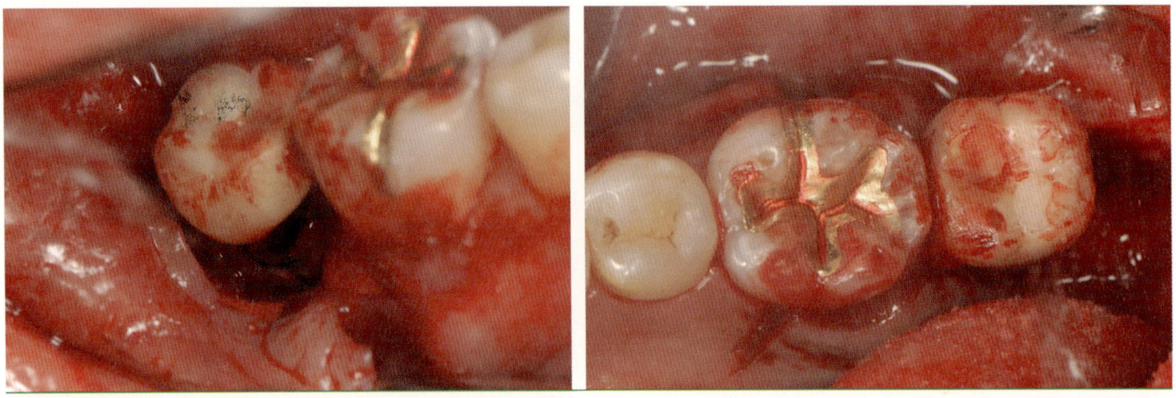

그림 6-41 임플란트 주변의 분화구양 골 결손이 관찰 되었다.

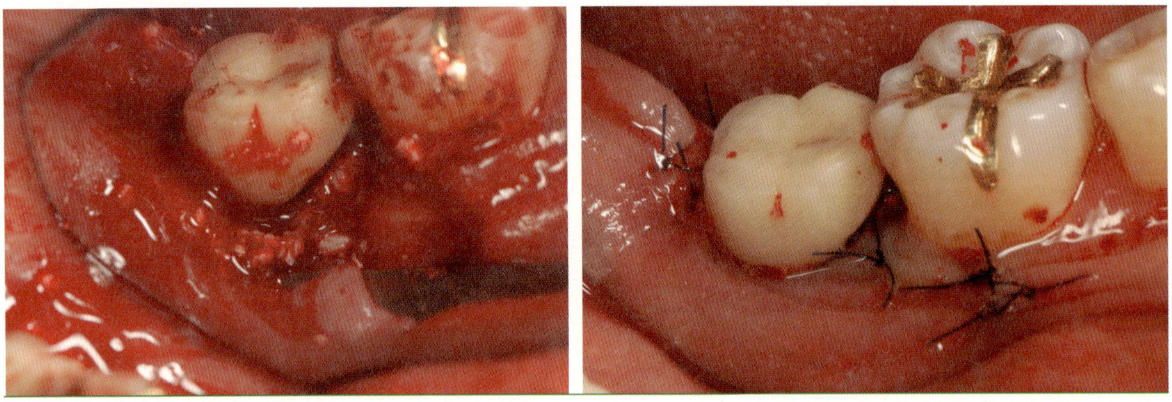

그림 6-42 임플란트 표면의 부착물을 플라스틱 기구로 제거하고 클로르헥시딘 0.2%로 1분간 소독후 골이식을 적용하였다. 골이식은 제한된 경우에만 사용되어져야 한다. 그후 나일론 봉합을 시행하였다.

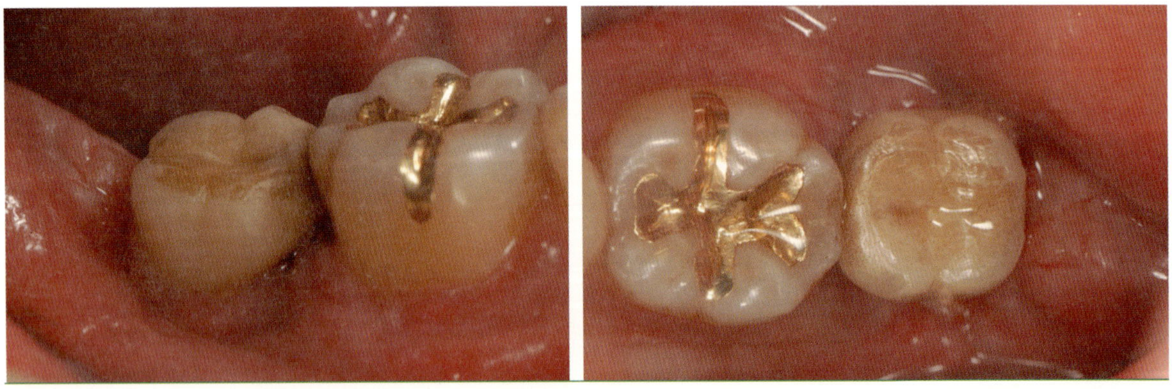

그림 6-43 봉합사 제거후의 모습, 염증은 소실 되었고, 환자도 전보다 편해 졌다고 하였다.

6) 임플란트 파절 시

(1) 파절된 임플란트 제거 전용기구를 사용

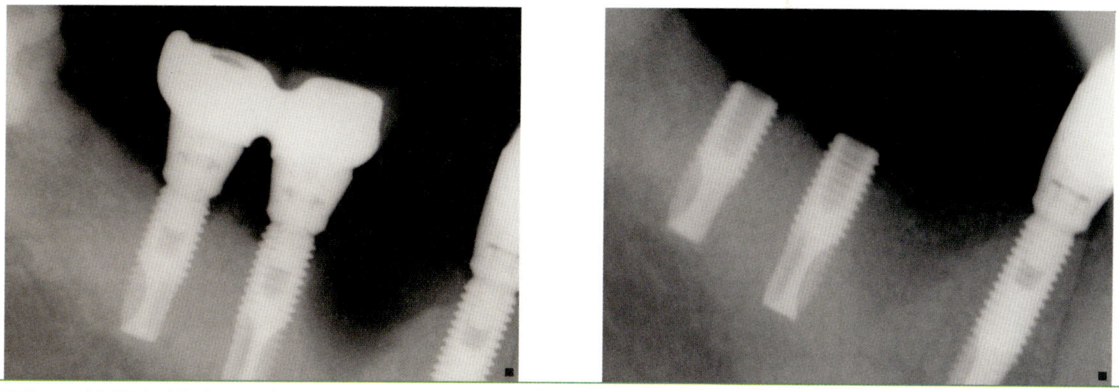

그림 6-44 사용중인 임플란트가 파절되었다.

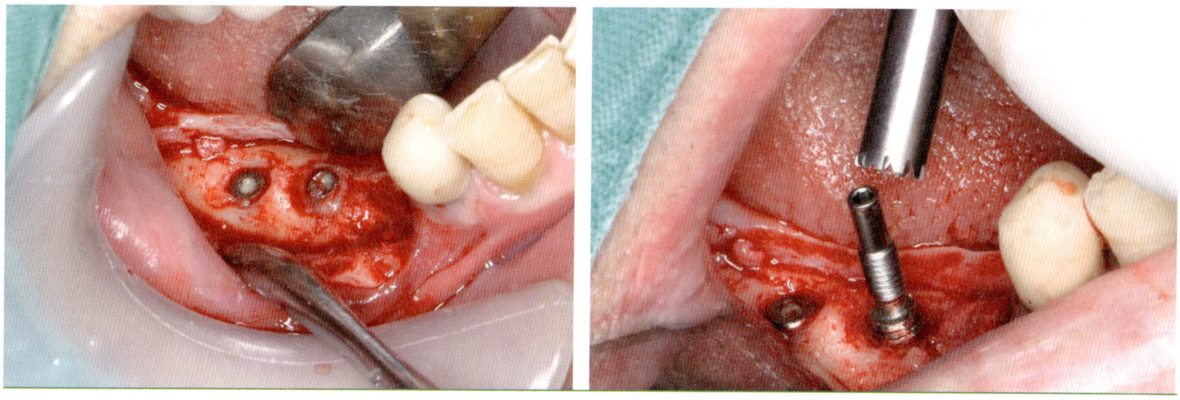

그림 6-45 파절된 임플란트 제거 전용 기구를 사용하여 제거하였다.

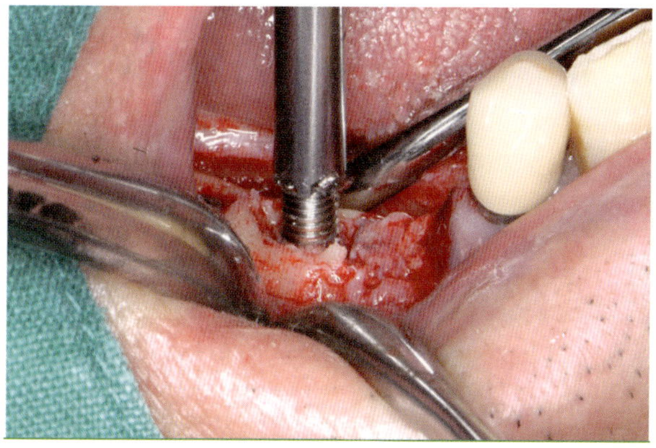

그림 6-46 제거되는 파절된 임플란트

(2) 트레핀 버를 사용

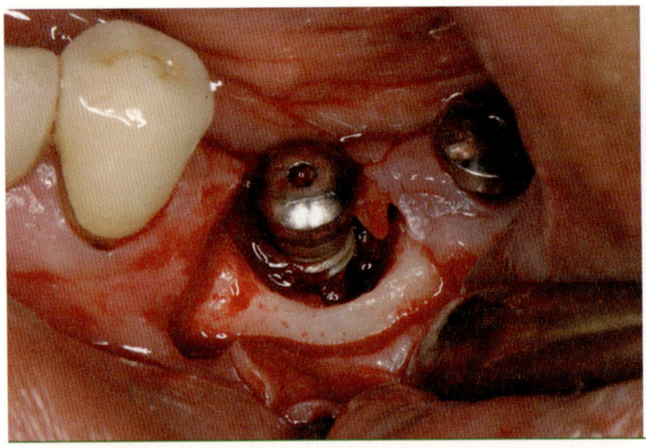

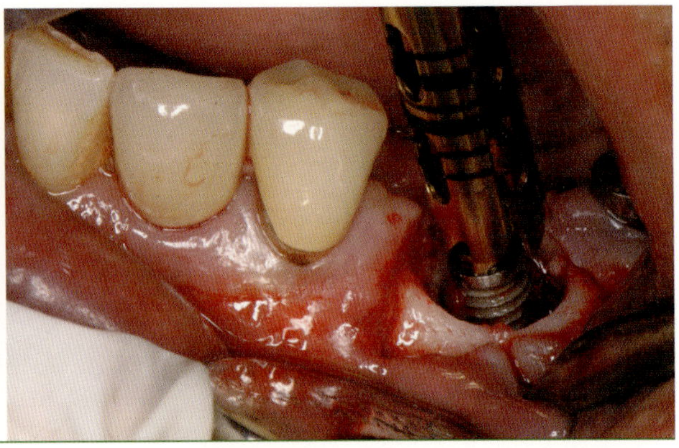

그림 6-47 임플란트 주위 심한 골결손을 보인다. 임플란트 직경보다 넓은 트레핀 버를 이용하여 제거하는 모습

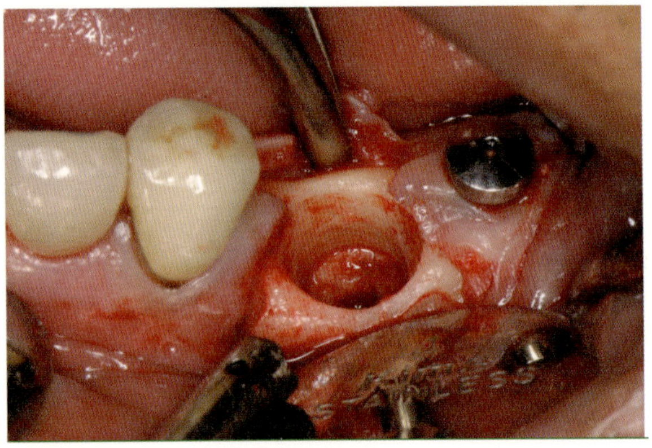

그림 6-48 제거된 후의 임플란트 부위

참고문헌

- Gaber DA. Implant?the name of the game is still maintenance. Compendium 1991 ; 4 : 305-310
- Wolff L, Kim A, Nunn M, Bakdash B, Hinrichs J. Effectiveness of a sonic tooth brush in maintenance of dental implants. A prospective study.
- Carl E. Misch저. 서울대학교 치과대학 보철학교실 역, Misch 치과임플란트 보철학, 지성출판사, 2005.
- Humphrey S. Implant maintenance Dent Clin N Am 2006;50:463-478.
- Levin L. Dealing with dental implant failures J Appl Oral Sci. 2008;16(3):171-175.
- Sison SG. Implant maintenance and the dental hygienist. Access magazine special supplemental issue 2003.
- Zitzmann NU, Berglundh T. Definition and prevalence of peri-implant disease J Clin Periodontology 2008;35(Suppl.8): 286-291.
- Jovanovic SA. Diagnosis and treatment of peri-implant disease. Curr Opin Periodontol 1994;194-204
- Lindhe J, Lang NP, Karring T. Treatment of peri-implantitis lesions. In: Berglundh T, Lang NP, Lindhe J. : Clinical periodontolgy and implant dentistry. 5th edition. Blackwell Munksgaard: 2008:875-881
- Odd Carsten Koldsland, Anne Aamdal Scheie, Anne Merete Aass Prevalence of Peri-Implantitis Related to Severity of the Disease With Different Degrees of Bone Loss J Periodontol 2010;81:231-238.

- Craig Black,Scott Hall, Patrick Headstrom, Tyler Kloster, Garrett Kotlarchik, Alexandra Kulas, Ari Lumbantobing, Kevin Miller, Scott Wills A New Generation of Sonicare Power Toothbrushes-The FlexCare Series Compendium Vol. 28, No. 9 (Suppl 1) 2007 4-9
- Marcelo Aspiras, Nick Elliott, Ron Nelson, John Hix, Matt Johnson, Marko de Jager, PhD, MS In Vitro Evaluation of Interproximal Biofilm Removal with Power Toothbrushes Compendium Vol. 28, No. 9 (Suppl 1) 2007 10 - 14
- Paul Stoodley, Duc Nguyen, Mark Longwell, Laura Nistico, Christiane von Ohle, Nebojsa Milanovich, Marko de Jager Effect of the Sonicare FlexCare Power Toothbrush on Fluoride Delivery Through Streptococcus mutans Biofilms Compendium Vol. 28, No. 9 (Suppl 1) 2007 15 - 22
- Jeffrey Milleman, Mark S. Putt, Dieter Sturm, Aditi Master, Wendy Jenkins, Paul Schmitt, Arthur F. Hefti A Randomized, Crossover Study to Compare Plaque Removal Ability of Sonicare FlexCare and Elite 9000 Compendium Vol. 28, No. 9 (Suppl 1) 2007 23 - 28
- Mathias J.M. Schaeken, Dieter Sturm, Aditi Master, Wendy Jenkins, Paul Schmitt A Randomized, Single-use Study to Compare Plaque Removal Ability of Sonicare FlexCare and Oral-B Triumph Professional Care 9000 Compendium Vol. 28, No. 9 (Suppl 1) 2007 29 - 34
- Jon Holt, Dieter Sturm, Aditi Master, Wendy Jenkins, Paul Schmitt, Arthur F. Hefti, A Randomized, Paralleldesign Study to Compare the Effects of the Sonicare FlexCare and the Oral-B P40 Manual Toothbrush on Plaque and Gingivitis Compendium Vol. 28, No. 9 (Suppl 1) 2007 35 - 41
- Marko de Jager, Ron Nelson, Paul Schmitt, Michael Moore, Mark S. Putt, Karl-Heinz Kunzelmann, Indra Nyamaa, Franklin Garcia-Godoy, Cristina Garcia-Godoy In Vitro Assessment of Toothbrush Wear on Natural and Restorative Materials Compendium Vol. 28, No. 9 (Suppl 1) 2007 42 - 50
- Stefan Lachmann, Evi Kimmerle-Müller, Detlef Axmann, Lutz Scheideler, Heiner Weber Robert Haas Associations between peri-implant crevicular fluid volume, concentrations of crevicular inflammatory mediators, and composite IL-1A -889 and IL-1B 103954 genotype A cross-sectional study on implant recall patients with and without clinical signs of peri-implantitis Clin. Oral Impl. Res. 18, 2007 212-223
- LJA Heitz-Mayfield Diagnosis and management of peri-implant diseases Australian Dental Journal 2008; 53:(1 Suppl): S43-S48
- 양승민, 신승윤, 계승범 지대주 풀림과 조임시 지대주 세척방법에 따른 임플란트 주변 골소실의 양에 대한 평가 대한치주과학회지 37:3;2007 535-542
- Yoon-Young Heo, Seong-Joo Heo, Myung-Woo Chang, Ji-Man Park The Patients' Satisfaction Following Implant Treatment J Korean Acad Prosthodont 2008 :46 ;6 569-576
- Stefan Renvert, Jan Lessem, Gunnar Dahlén, Helena Renvert, Christel Lindahl Mechanical and Repeated Antimicrobial Therapy Using a Local Drug Delivery Systemin theTreatment of Peri-Implantitis: A Randomized Clinical Trial J Periodontol 2008;79:836-844.
- Antonio Bowen Antolín , María Tersa Pascua García , Abdul Nasimi Infections in implantology: From prophylaxis to treatment Med Oral Patol Oral Cir Bucal 2007;12:E323-30.
- Emma Laing, Paul Ashley, Daljit Gill, Farhad Naini An Update on Oral Hygiene Products and Techniques Dent Update 2008; 35: 270-279
- Gorur A, Lyle DM, Schaudinn C, Costerton JW Biofilm removal with a dental water jet. Compend Contin Ed Dent 2009;30(Suppl 1):1-6
- Felo A, Shibly O, Ciancio S, Lauciello F, Ho A Effects of subgingival chlorhexidine irrigation on peri-implant maintenance Am J Dent 1997;10:107-110
- The American Academy of Periodontology Position Paper Dental Implants in Periodontal Therapy J Periodontol 2000;71:1934-1942.
- Koczorowski, Surdacka Evaluation of bone loss at single-stage and two-stage implant abutments of fixed partial dentures Advances in Medical sciencies 2006;51:suppl 1 43-46
- Young-Kyu Shin, Chong-Hyun Han, Seong-joo Heo, Sunjai Kim, Heoung-Jae Chun Radiographic evaluation of marginal bone level around implants with different neck design after 1 year Int J Oral Maxillofac Implants 2006;20:789-794
- A. Hosseinzadeh, O. Savabi, F. Nassiri Average annual crestal bone loss of ITI implants following the first year of loading Journal of Research in Medical Sciences 2006; 11 : 3 146-150

- I.-S. Moon, T. Berglundh,I. Abrahamsson, E. Linder, J. Lindhe The barrier between the keratinized mucosa and the dental implant An experimental study in the dog J Clin Periodontol 1999; 26: 658-663
- Nicola U. Zitzmann, Tord Berglundh Definition and prevalence of periimplant Diseases J Clin Periodontol 2008; 35 (Suppl. 8): 286-291
- 홍지연, 정성원, 엄유정, 채경준, 정의원, 김창성, 최성호, 김종관 중등도 치주염에서 칫솔모 도달이 힘든 부위의 치태 및 치은염 감소에 대한 Sonicare Elite의 효과 대한치주과학회지;36:3 693-703
- Alexander René Schrott, Monik Jimenez, Jae-Woong Hwang, Joseph Fiorellini, Hans-Peter Weber Five-year evaluation of the influence of keratinized mucosa on peri-implant soft-tissue health and stability around implants supporting full-arch mandibular fixed prostheses Clin. Oral Impl. Res. 20, 2009; 1170-1177.
- Annemarie L. De Boever, Marc Quirynen, Wim Coucke, Guy Theuniers, Jan A. De Boever Clinical and radiographic study of implant treatment outcome in periodontally susceptible andnon-susceptible patients: a prospective long-term studyClin. Oral Impl. Res. 20, 2009; 1341-1350.
- Margareta Hultin, Ai Komiyama, Björn Klinge Supportive therapy and the longevity of dental implants: a systematic review of the literature Clin. Oral Impl. Res. 18 (Suppl. 3), 2007; 50-62
- S. D. Ferreira, G. L. M Silva, J. R. Cortelli, J. E. Costa, F. O. Costa Prevalence and risk variables for peri-implant disease in Brazilian subjects J Clin Periodontol 2006; 33: 929-935
- Tord Berglundh, O¨rn Gislason, Ulf Lekholm, Lars Sennerby, Jan Lindhe Histopathological observations of human periimplantitis lesions J Clin Periodontol 2004; 31: 341-347
- Jung-Joo Kim,Dong-Won Lee,Chong-Kwan Kim,Kwang-Ho Park,Ik-Sang MoonEffect of conical configuration of fixture on the maintenance of marginal bone level: preliminary results at 1 year of function Clin. Oral Impl. Res. 21, 2010; 439-444.
- J. A. Gerber, W. C. Tan, T. E. Balmer, G. E. Salvi, N. P. Lang Bleeding on probing and pocket probing depth in relation to probing pressure and mucosal health around oral implants Clin. Oral Impl. Res. 20, 2009; 75-78.
- Pedro M. Trejo, Gina Bonaventura, Ditmar Weng, Raul G. Caffesse, Urs Bragger, Niklaus P. Lang Effect of mechanical and antiseptic therapy on peri-implant mucositis: an experimental study in monkeys Clin. Oral Impl. Res. 17, 2006; 294-304
- Laura Zetu, Hom-Lay Wang Management of inter-dental/inter-implant papilla J Clin Periodontol 2005; 32: 831-839.
- Berglundh, T,. Gotfredsen, K,. Zitzmann, N,. Lang, N.P.& Lindhe, J. Spontaneous Progression of ligature induced periimplantatitis at implants with different surface roughness. An experimental study in dogs. Clinical Oral Implants Research, 2007;18, 655-661
- Fransson, C., Lekholm, U., Jemt, T. & Berglundh T. Prevalence of subjects with progressive loss at implants. Clinical Oral Implants Research 2005;16, 440-446.
- Roos-Jansaker, A.M.., Lindahl, C., Renvert, H. & Renvert, S. Nine-to fourteen-year follow-up of implant treat-ment. Part presence of prei-implant lesions. Journal of Clinical Periodontology 2006;33, 290-295
- 이준휘-홍종락-김창수 임플란트주위골 흡수 및 상악전치부 치조제 형태와의 관계에 대한 방사선학적 연구 J. Kor. Oral Maxillofac. Surg. 2006;32:575-579
- S Chen, I Darby Dental implants: Maintenance, care and treatment of peri-implant infection Australian Dental Journal 2003;48:(4):212-220
- Lisa J.A. Heitz-Mayfield, N.P.Lang Antimicrobial treatment of peri-implant disease Int J Oral Maxillofac Implants 2004;19(suppl):128-139
- Giovanni E. Salvi, N.P.Lang Diagnostic parameters for monitoring peri-implant conditions Int J Oral Maxillofac Implants 2004;19(suppl):116-127
- Soren Schou, Tord Berglundh, N.P. Lang Surgical treatment of peri-implantitis Int J Oral Maxillofac Implants 2004;19(suppl):140-149
- Larry Wolff, Alex Kinn, Martha Nunn, Bashar Bakdash, James Hinrichs Effectiveness of a sonic toothbrush in maintenance of dental implants A prospective study J Clin Periodonlol !998: 25: 821~828
- Liran Levin Dealing With Dental implant Failures J Appl Oral Sci. 2008;16(3):171-175
- Lars Zetterqvist, Sylvan Feldman, Bruce Rotter, Giampaolo Vincenzi,i Jan L. Wennström, Andrea Chierico,i Renée M. Stach, James N. Kenealy A Prospective, Multicenter, Randomized-Controlled 5-Year Study of Hybrid and Fully Etched Implants for the Incidence of Peri-Implantitis J Periodontol 2010;81:493-501.

- Ann-Marie Roos-Jansåker, Helena Renvert, Christel Lindahl, Stefan Renvert Submerged healing following surgical treatment of periimplantitis:a case series J Clin Periodontol 2007; 34: 723-727.
- Michael C. Manz Factors associated with radiographic vertical bone loss around implant placed in a clinical study Ann Periodontol 2000;5:137-151
- 이신희 김옥수 김영준 정현주 Full-mouth disinfection의 단기간의 임상적 효과 대한치주과학회지 2007;37 613-624
- 김영희 엄유정 정의원 김창성 조규성 최성호 조절되는 당뇨환자에게 식립된 치과임플란트 생존율에 대한 후향적연구 대한치주과학회지 2009;39:311-320
- 이근 엄유정 정의원 김창성 최성호 조규성 채중규 골다공증환자에서 임플란트 생존율에 대한 후향적 연구 대한치주과학회지 2009;39:413-423
- 김중천 권영혁 박준봉 허익 정종혁 신승일 구연산이 HA 임플란트 표면구조에 미치는 영향 2007;37:575-584
- 안수용등 Soft tissue responses to differential shapes of the implant abutmenr 대한치주과학회지 2006;36:167-177
- 장문택 단일 임플란트지지 보철물의 휴유증에 관한 체계적 연구 대한치주과학회지 2006;36:925-938
- Manal M. Azzeh Er,Cr:YSGG Laser-Assisted Surgical Treatment of Peri-Implantitis With 1-Year Reentry and 18-Month Follow-Up J Periodontol 2008;79:2000-2005.
- 박웅규 이재관 장범석 엄흥식 유지치주치료의 환자 순응도에 대한 후향적 연구 대한치주과학회지 2009;39:59-70
- 정성우 이재관 엄흥식 장범석 최후방 단일치 임플란트의 생존율에 대한 후향적 연구 대한치주과학회지 2008;38:611-620
- M. ESPOSITO, J. -M. HIRSCH, U. LEKHOLM, P. THOMSEN Failure patterns of four osseointegrated oral implant systems JOURNAL OF MATERIALS SCIENCE: MATERIALS IN MEDICINE 1997;8: 843-847
- A.D. Pye, D.E.A. Lockhart, M.P. Dawson, C.A. Murray, A.J. Smith A review of dental implants and infection Journal of Hospital Infection 2009;72: 104-110
- Manoj Humagain, Dilip G Nayak, Ashita S Uppoor Maintenance of Implant Supported Overdenture: A Case Report J Oral Health Comm Dent 2008;2(3):70-72
- Max A. Listgarten, Chern-Hsiung Lai Comparative microbiological characteristics of failing implants and periodontally diseased teeth J Peirodontol 1999;70:431-437
- Position paper Dental implants in periodontal therapy J Periodontol 2000;71:1934-1942
- Reiner Mengel,T Schroder, L F de-Jacoby Osseointegrated implants in patients treatcd for generalized chronic periodontitis and generalized aggressive periodontitis:3-and 5-year results of a prospective long-term study J PEriodontol 2001;72:977-989
- Vibeke Baelum, Birgit Ellegaard Implant Survival in Periodontally Compromised Patients J Periodontol 2004;75:1404-1412.
- Keith J. Lemmerman, Neal E. Lemmerman Osseointegrated Dental Implants in Private Practice: A Long-Term Case Series Study J Periodontol 2005;76:310-319.
- Jamil Awad Shibli, Elcio Marcantonio, Susana d' Avila, Antonio Carlos Guastaldi, Elcio Marcantonio Jr. Analysis of Failed Commercially Pure Titanium Dental Implants: A Scanning Electron Microscopy and Energy-Dispersive Spectrometer X-Ray Study J Periodontol 2005;76:1092-1099.
- Javier E. Botero, Ana M. González, Ramiro A. Mercado, Gilberto Olave, and Adolfo Contreras Subgingival Microbiota in Peri-Implant Mucosa Lesions and Adjacent Teeth in Partially Edentulous Patients J Periodontol 2005;76:1490-1495.
- Avital Kozlovsky, Zvi Artzi, Ofer Moses,Nurit Kamin-Belsky, and Ronit Bar-Ness Greenstein Interaction of Chlorhexidine With Smooth and Rough Types of Titanium Surfaces J Periodontol 2006;77:1194-1200.
- Dyeus M. Chung, Tae-Ju Oh, Jeffrey L. Shotwell, Carl E. Misch, Hom-Lay Wang Significance of Keratinized Mucosa in Maintenance of Dental Implants With Different Surfaces J Periodontol 2006;77:1410-1420.
- Moshik Tandlich, Jakob Ekstein, Pini Reisman, Lior Shapira Removable Prostheses May EnhanceMarginal Bone Loss Around Dental Implants: A Long-Term Retrospective Analysis J Periodontol 2007;78:2253-2259.
- Arturo Sánchez-Pérez, M.J. Moya-Villaescusa, R.G. Caffesse- Tobacco as a Risk Factor for Survival of Dental Implants J Periodontol 2007;78:351-359.
- Stefan Renvert, Jan Lessem, Gunnar Dahlén, Helena Renvert, Christel Lindahl Mechanical and Repeated Antimicrobial Therapy Using a Local Drug Delivery Systemin theTreatment of Peri-Implantitis:A Randomized Clinical Trial J Periodontol 2008;79:836-844.
- Seung-Mi Jeong, Byung-Ho Choi, Jingxu Li, Feng Xuan The Effect of Thick Mucosa on Peri-Implant Tissues: An Experimental

Study in Dogs J Periodontol 2008;79:2151-2155.

- Michele Paolantonio, Giuseppe Perinetti,- Simonetta D' Ercole, Filippo Graziani, Giovanni Catamo, Gilberto Sammartino, Raffaele Piccolomini Internal Decontamination of Dental Implants: An In Vivo Randomized Microbiologic 6-Month Trial on the Effects of a Chlorhexidine Gel J Periodontol 2008;79:1419-1425.
- Poliana Mendes Duarte, André Figueiredo Reis, Patriciia Moreira de Freitas, Claudia Ota-Tsuzuki Bacterial Adhesion on Smooth and Rough Titanium Surfaces After Treatment With Different Instruments J Periodontol 2009;80:1824-1832.
- Odd Carsten Koldsland, Anne Aamdal Scheie, Anne Merete Aass Prevalence of Peri-Implantitis Related to Severity of the Disease With Different Degrees of Bone Loss J Periodontol2010;81:231-238.
- Adriana Cutrim de Mendoncxa, Vanessa Renata Santos, Joa-o Batista Cesar-Neto, Poliana Mendes Duarte Tumor Necrosis Factor-Alpha Levels After Surgical Anti-Infective Mechanical Therapy for Peri-Implantitis:A 12-Month Follow-Up J Periodontol 2009;80:693-699.
- Poliana Mendes Duarte, Adriana Cutrim de Mendoncxa, Maria Beatriz Braz Maximo, Vanessa Renata Santos, Marta Ferreira Bastos, Francisco Humberto Nociti Jr. Effect of Anti-Infective Mechanical Therapy on Clinical Parameters and Cytokine Levels in Human Peri-Implant Diseases J Periodontol 2009;80:234-243.
- Michael Tesmer, Shannon Wallet, Theofilos Koutouzis, Tord Lundgren Bacterial Colonization of the Dental Implant Fixture-Abutment Interface : An In Vitro Study J Periodontol 2009;80:1991-1997.
- Thomas G. Wilson Jr. The Positive Relationship Between Excess Cement and Peri-Implant Disease: A Prospective Clinical Endoscopic Study J Periodontol 2009;80:1388-1392.
- Fawad Javed, George E. Romanos Impact of Diabetes Mellitus and Glycemic Control on the Osseointegration of Dental Implants : A Systematic Literature Review J Periodontol 2009;80:1719-1730.
- Odd Carsten Koldsland, Anne Aamdal Scheie, Anne Merete Aass Prevalence of Peri-Implantitis Related to Severity of the Disease With Different Degrees of Bone Loss J Periodontol2010;81:231-238.
- ANDREA MOMBELLI Microbiology and antimicrobial therapy of peri-implantitis Periodontology 2000 2002;28: 177-189
- Els De Smet, Daniel van Steenberghe, Marc Quirynen, Ignace Naert The Influence of Plaque and/or Excessive Loading on Marginal Soft and Hard Tissue Reactions Around Brånemark Implants: A Review of Literature and Experience Int J Periodontics Restorative Dent 2001;21:381-393.
- 이정민 허익 권영혁 박준봉 정종혁 허성주 산화 티타늄 블라스팅 임플란트 표면구조에 대한 염산 테트라싸이클린의 영향 대한치주과학회지 2007;37:599-611
- 정도민 박준봉 권영혁 허익 정종혁 염산테트라싸이클린이 이중 산부식 임플란트 표면구조에 미치는 영향 대한치주과학회지 2007;37:265-275
- 임해수 박준봉 권영혁 허익 정종혁 염산테트라싸이클린이 RBM적용 임플란트 표면구조에 미치는 영향의 미세구조 및 표면거칠기 변화에 관한 연구 대한치주과학회지 2007;37:585-597
- 서미란 권영혁 박준봉 허익 정종혁 염산 테트라싸이클린이 SLA 임플란트의 표면 구조에 미치는 영향 대한치주과학회지 2007;37:251-263

Chapter 07

성공의 요건

목 차

1. 임플란트 외과적 술식의 성공 기준

치과 임플란트 이식 의학에 있어서 임플란트 시술의 의의는 정상적인 구강 기능의 회복을 위한 교합의 회복이다. 이 목적을 위하여 2009년 대한치의학회에서 주관한 임플란트 가이드라인 연구 위원회에서 합의된 치과 임플란트의 성공의 기준 및 참고 가이드라인을 다음과 같이 정한다.

다음은 1997년 9월 대한치과이식학회가 서울 국제 임플란트 토론회를 개최하여 각국의 대표자들의 합의에 의해 작성된 임플란트 성공 기준을 근간으로 1986년 토론토 악안면 임플란트 토론회에서 합의된 성공기준과 1993년 유럽 치주학 연구회에서 합의된 성공기준 및 국내외 연구자들의 보고를 참조하여 작성하였다.

① 임상적으로 식립된 임플란트(1회법 또는 2회법)는 지대주를 연결 했을 때에 임플란트 주위 조직이 염증이 없는 건강한 색깔과 질감을 가져야 하며 환자에게 통증이나 어떠한 불쾌감도 없어야 한다.

② 식립된 임플란트는 기능 후 진단영상에서 50% 이상의 골과 긴밀히 접해 있어야 하며 임플란트 주위 골에 어떠한 방사선 투과상도 없어야 한다.

③ 식립된 개개의 임플란트는 기능 후 임상적으로 동요가 없어야 되며 Ostell 및 Periotest의 미세 동요도 측정 시 +2 이하이어야 한다.

④ 임플란트 지대주에 상부 구조물을 장착한 첫 해에는 골흡수가 1mm이내 이어야 하며 그 후 매년 0.2~0.3mm 이하이어야 한다.

⑤ 시술한 임플란트에 대한 평가는 시술한 임플란트 전체의 75%가 조사되어야 하며 상기의 기준을 적용할 때에 시술 5년 경과 후 80~85% 이상이어야 하며 10년 경과 시에는 80% 이상이어야 한다.

2. 외과적 술식의 성공을 위한 골유착(osseointegration)의 정의

(1) 임상적 관점에서의 정의

임플란트와 주변 골조직의 견고한 접촉이 이루어진 상태에서 장기간 유지될 수 있는 것을 의미하며, 오늘날에는 기능적 골유착이라는 말을 사용한다. 즉 임플란트와 주변 골조직사이에 100%의 골유착은 절대로 발생하지 않는다.

(2) 환자측 관점에서의 정의

기능중에 상부 보철물의 유동성이 전혀 없어야 하며, 통증, 염증 및 헐거워짐의 증상이 전혀 없어야 한다.

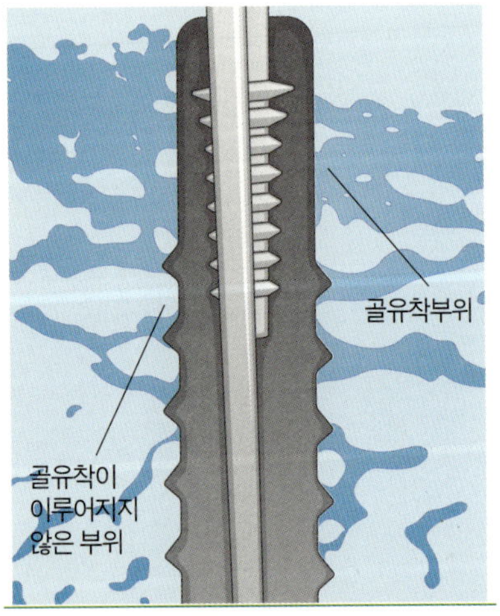

그림 7-1 기능적 골유착 임플란트 표면 전체에 골유착이 형성될 수는 없다.

(3) 현미경적 관점에서의 정의

임플란트와 임플란트에 인접하여 형성된 골조직 사이에는 섬유성 조직의 개입이 없어야 하며 전자현미경적으로는 나노미터(nanometer) 수준에서 긴밀한 접촉을 이루어야 한다.

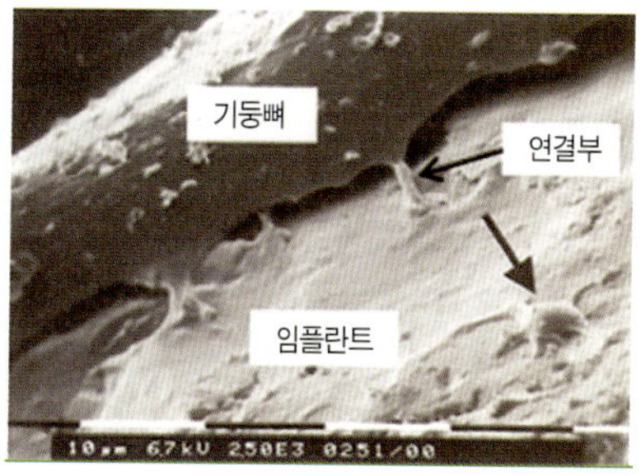

그림 7-2 새로이 형성된 기둥뼈가 주사전자 현미경 상에서 나노간격을 이루고 있으며 골 형성세포가 임플란트 표면과 기둥뼈 사이를 연결하고 있다. 화살표는 임플란트 표면에 부착된 골형성세포

3. 임플란트치료의 실패유형

(1) 골유착에서의 실패

환자의 내인성 요인이든 아니면 술식 및 사용재료에 의한 요인이든 골유착이 발생하지 않아 임플란트가 식립 후 짧은 시간 내에 과도한 동요도를 보이게 된다.

(2) 심미적 실패

심미적 실패의 원인은 다음과 같다.

(a) 임프란트를 부적절한 위치, 깊이 또는 각도로 식립한 경우
(b) 연조직의 처치가 불량한 경우
(c) 골이식의 실패에 의한 임플란트나사선의 노출 또는 비추어지는 현상이 나타난 경우
(d) 상부보철물이 인접치 또는 환자와 어울리지 않는 경우
(e) 임플란트 또는 보철물이 상하악골 간의 관계를 벗어나거나 인접치와의 배열이 어긋난 경우

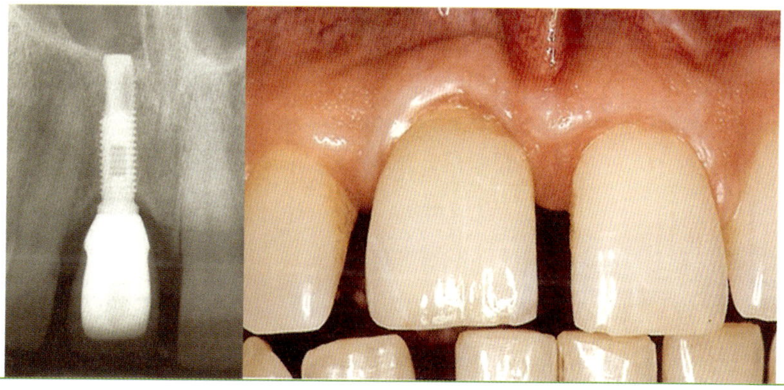

그림 7-3 상악 우측의 중절치 부위에 임플란트를 너무 치근단쪽에 위치함으로서 완성된 보철물에서 치경부가 인접치아와 조화를 이루지 못한다. 골이식을 시행하여 식립하면 이러한 문제를 피할 수 있다.

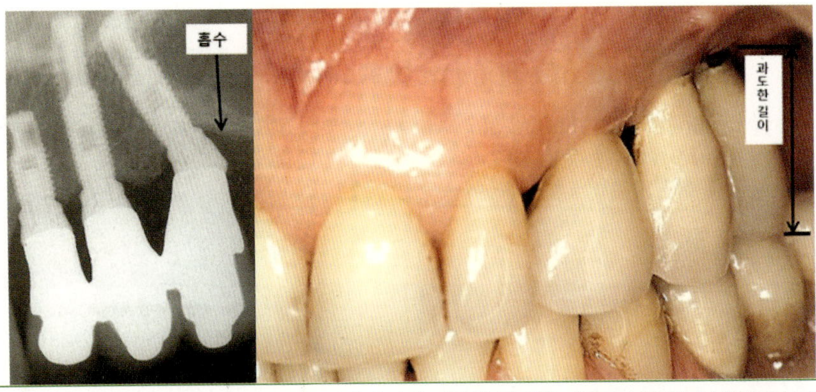

그림 7-4 상악 좌측의 최후방위치에서 상악동을 피하기 위해 과도한 경사를 이루어 식립하여 보철물이 지나치게 길어짐으로서 교합력을 감소시키기 위해 교두의 경사도를 줄이고 교합면의 면적을 줄였지만 임플란트 주변골의 흡수가 나타났다.

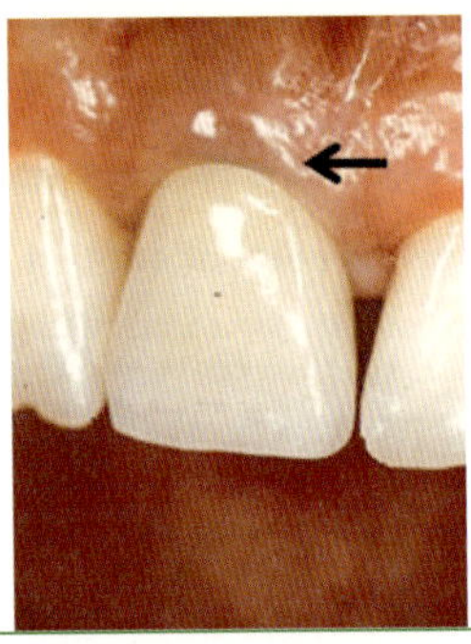

그림 7-5 치경부의 치은이 너무 얇아서 보철물의 금속색상이 비추어 보인다.

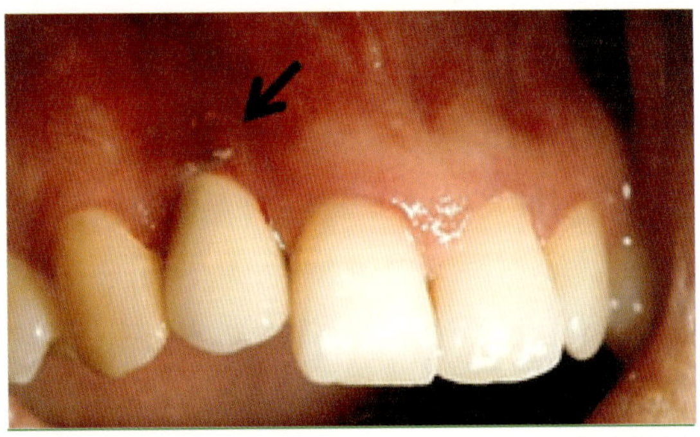

그림 7-6 임프란트 식립 후 2년 후 사진으로 순측에 시행했던 골이식부분이 소실되어 임플란트의 나사선이 비추어 보인다.

(3) 기능적 실패

정상적으로 식립되어 상부 보철물이 완성되었더라도 적절한 저작, 연하 그리고 발음 기능이 부적절하다면 기능적 실패로 간주 할 수 있다.

기능적 실패의 원인은 다음과 같다.

① 부적절한 상부보철물의 설계로인한 부하에 대한 고른 분포가 이루어지지 않은 경우.

② 지나친 저위교합의 경우.

③ 부적절한 수직고경으로 인한 악관절장애가 발생한 경우.

④ 임플란트나 보철물이 지나치게 설측 또는 협측으로 치우쳐 혀의 운동을 방해하는 경우.

⑤ 임플란트나 보철물이 지나치게 협측으로 치우쳐 볼이 자주 씹히는 경우.

(4) 정신적 실패

환자의 내인적 요인으로 인하여 발생하는 것으로 환자의 기대치를 낮추거나 근거를 둔 설득과 환자의 교육이 이루어 져야하며, 필요 시 정신과적 문의를 한다.

4. 임플란트실패의 징후

(1) 반복되는 보철물 또는 지대주 screw의 느슨해짐

(2) 반복되는 보철물의 veneer의 파절(레진 또는 도재)

(3) 보철물 또는 지대부 screw의 파절

(4) 임플란트의 나사산아래로 골흡수가 발생

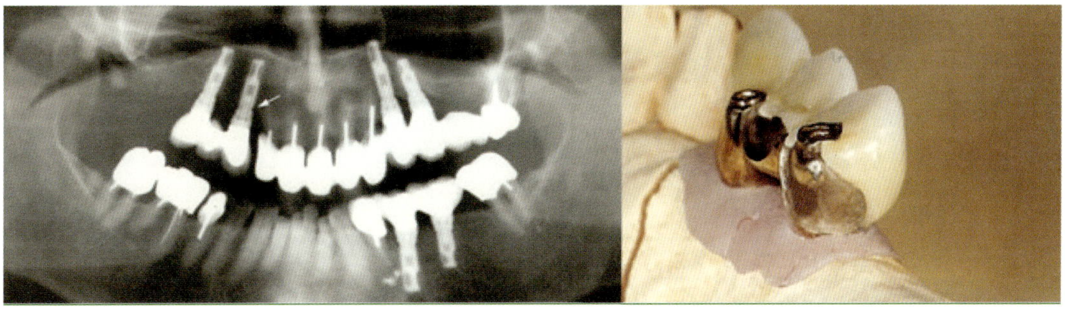

그림 7-7 임플란트가 지나치게 설측으로 식립되어 순측으로 경사진 보철물이 제작되어 마치 cantilever 모양으로 형성되었다. 이로 인한 가중된 교합이 발생하여 골흡수가 나타났다.

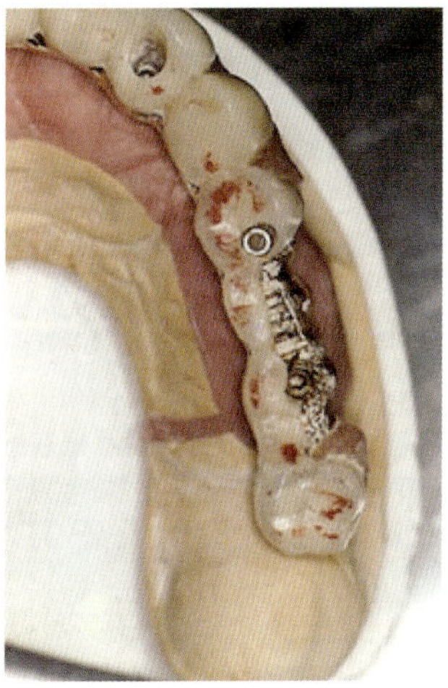

그림 7-8 최후방 보철물의 cantilever 설계와 과도한 협측교두의 교합간섭으로 인하여 도재부분이 파절된 현상이 나타났다.

5. 임플란트 식립을 위한 보조적인 외과 술식의 성공 기준

보조적인 외과 술식은 성공 기준이 따로 있는 것이 아니고 임플란트 식립을 위한 충분한 양의 골을 제공하여 장기적인 임플란트 식립 성공률을 확보하기 위함이다.

다음의 제시되는 술식은 대표적인 보조적인 외과 술식으로서 술식에 따른 임플란트 성공율, 골의 형성 한계, 그리고 합병증 발현율 등을 참고할 수 있다.

참고적으로 골증대를 위한 보조적인 외과 술식은 위험 요인을 내재하고 있기 때문에 일반적인 임플란트 식립을 위한 외과적 술식에서의 성공률 보다 낮은 임플란트 식립의 성공률을 나타낼 수 있다.

1) 골유도재생술(Guided Bone Regeneration; GBR)

골유도재생술식이 성공하였을 경우 임플란트 식립의 성공율은 61.5~97.5% 정도이며 증대 할 수 있는 골양은 1.35~8mm 정도이며 합병증의 발생율은 12.5~45.5%로 보고되었다. 주로 발생되는 합병증은 차폐막의 노출에 따른 감염등 이었다.

2) 골신장 술식(Distraction Osteogenesis)

골신장 술식이 성공하였을 경우 임플란트 식립의 성공율은 90~100% 정도이며 증대할 수 있는 골의 양은 5~15mm정도이며 합병증의 발생율은 10~75.7%로 보고되었다. 발생되는 합병증은 다양한 형태로 나타나며 합병증의 정도도 심각한 수준에 이를 수 있 다.

다음은 골신장 술식에 따른 합병증을 열거하였다.

① 골견인 장치의 파절(fractures of the distractor)
② 견인 시 형성된 골내 공간에서의 감염(infection of the distraction chamber)
③ 이동 되는 골편의 골절(fractures of the transported bone)
④ 기저골의 골절(fracture of the basal bone)
⑤ 이동되어지는 골편 조직의 조기 유합 현상 또는 지연 유합(premature or delayed consolidation)
⑥ 섬유 조직 형성에 의한 골편 조직의 분리(fibrous non-union)
⑦ 이동되는 골편 조직의 다소간의 흡수 현상(slight resorption of the transported bone)
⑧ 신경학적 변화(neurological alteration)
⑨ 이동되는 골편의 원하지 않는 방향으로의 견인(deviation from the correct distraction vector)
⑩ 연조직의 열개(soft tissue dehiscences)

3) 온레이 골이식술(Onlay Bone Graft)

술식 성공 시 임플란트 식립의 성공률은 70~100% 정도(자가골 블록형, 자가골 입자형, 동종골, 이종골)이며 증대 할 수 있는 골양은 0~15mm로서 다양하며 합병증의 발생 비율은 약 4% 정도로 보고되고 있다. 발생되는 합병증으로는 이식된 골조직의 수축과 이식 골조직을 채취한 부위의 감각마비 증상 등이 보고되고 있다.

4) 상악동거상술(Sinus Lifting)

술식의 성공 시 임플란트 식립의 평균적인 성공율은 평균 91.49%이지만 이식되는 골의 종류에 따라 87~98% 정도의 성공율을 나타내며 합병증의 발생율은 20% 정도에 이르며 가장 많이 발생하는 합병증은 상악동염이다. 그 밖의 합병증으로는 상처 치유의 지연, 혈종의 형성, 부골의 형성, 그리고 목소리의 변화가 발생된 경우가 있었다.

그밖에 티타늄을 이용한 술식이나 온레이 방법과 유경하 결체조직 이식술을 혼합한 방법 그리고 골절개와 동시에 형성된 공간에 골을 이식하는 방법 등 다양한 골증대술이 사용되고 있으나 현재까지 축적된 자료가 부족하여 임플란트 식립에 대한 안내적 가이드라인으로서의 충분한 가치가 형성되지 않아 추후 자료가 축적되는대로 추가 할 것이다.

참고 문헌

- 대한치과 이식학회, The Fundmental of Success of Endosseous(Osseointegrated) Implant; 97 SEOUL INTERNATIONAL IMPLANT SYMPOSIUM을 맞이하여 各國 代表者 會議에서 合意;1997年 9月 制定 및 宣布.
- DC. Tong, K. Rioux, M. Drangsholt, OR. Beirne. Int J Oral Maxillofac Implants 1998; 13: 175-182; "A review of survival rates for implants placed in grafted maxillary sinuses using meta analysis".
- J. Piorellini, M. Nevins. Ann Periodontol 2003; 8:321-327 "Localized Ridge Augmentation/Preservation. A systemic review".
- Liran Levin, Daniel Nitzan, Devorah Schwartz-Arad. J periodontol. January 2007. 1-78; 18-21; success of Dental Implants Placed in Intraoral Block Bone Grafts.
- M. Chiapasco, E. Romeo, P. Casentini, L. Rimondini. Cin Oral Imp Res 2004; 15: 82-95; "Alveolar distraction osteogenesis vs. vertical guided bone regeneration for the correction of vertically deficient edentulous ridges: A 1-3-year prospective study on humans".
- M. Del Fabbro, T. Testori, L. Francettin, R. Weinstein. Int J Periodontics Restorative Dent 2004; 24: 565-577. "Systemic review of survival rates for implants placed in the grafted maxillary sinus".
- M. Simion, SA Jovanovic, C. Tinti, SP. Benfenati. Clin Oral Imp Res 2001; 12: 35-45; "Long term evaluation inserted at the time or after vertical ridge augmentation".
- Rocchietta, F. Fontana, M. Simion. J Clin Periodontology 2008; 35(suppl. 8): 203-215; "Clinical outcomes of vertical bone augmentation to enable dental implant placement: a systemic review".
- T. Albrektsson, F. Isidor, N. Lang, T. Karring. 1993. Proceedings of the 1st Eroupean Workshop on Periodontology. London.
- T. Albrektsson, G Zarb, PWorthington, A. Eriksson. J Oral Maxillofac Implants 1986; 1: 11-25. The long term efficacy of currently used dental implants: a review and proposed criteria of success.

Part 03 부록

임플란트 치료 설명서

1) 임플란트 시술의 목적

임플란트를 이용한 보철 치료는 치과용 임플란트를 식립하여 상실된 치아의 기능을 회복하는 치료입니다.

2) 치료계획의 확정 및 이유

임플란트 외에 선택할 수 있는 치료 방법으로는 고정성 보철 치료와 가철성 보철 치료가 있습니다. 이들 기존의 치료에 비해 임플란트 보철 치료의 장점은 인접 치아를 손상시키지 않을 수 있고, 치조골을 더 오래 유지시킬 수 있으며, 견고하게 기능할 수 있다는 점 등 입니다. 임플란트를 이용한 치료는 성공율이 높은 치료이며, 실패 시는 대개, 기존의 보철 치료 방법을 사용할 수 있습니다.

단, 치조골에 임플란트를 식립하는 외과적인 시술이 필수적으로 진행되어야 하며 이 과정으로 인한 합병증이 발생될 수 있습니다.

3) 치료 방법

전반적인 치료는 임플란트를 치조골에 식립하는 수술 과정과 골치유가 일어난 후 보철 과정으로 나뉘어 지며, 수술 회수와 시기, 보철치료 방법은 환자의 상태에 따라 다양합니다.

임플란트 치료는 인체의 반응을 이용한 치료입니다. 따라서 해부학적 및 임플란트의 특성상 더 나은 결과를 위하여 치료 계획의 변경, 부가적인 치료 등이 있을 수 있고 치료 기간도 연장될 수 있습니다.

4) 치료 계획

• 부위:

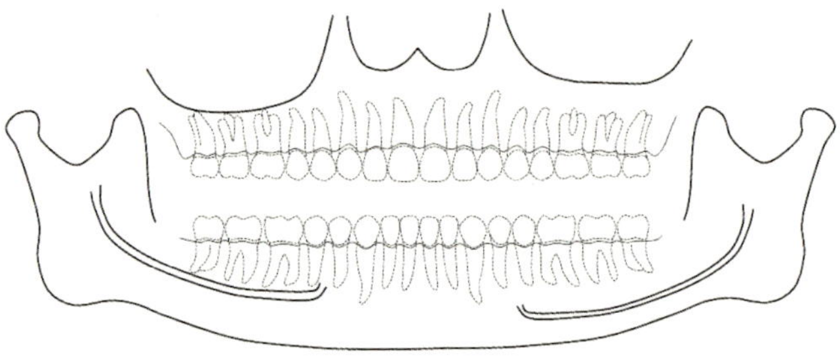

• 내용:

• 변경 부가적인 사항 - 수술 후 기재

• 부위:

• 내용:

---

5) 일반적으로 발생 가능한 합병증

환자의 골질 및 골양에 따라 임플란트 초기 실패가 발생하고 재수술이 필요할 수가 있습니다.

① 환자에 따라 수 일간 요양과 회복이 필요한 불편함과 부종 및 통증, 멍의 발생

② 상악동 천공, 상악동염

③ 신경 손상으로 인한 수술 부위, 혀, 잇몸, 입술, 턱, 볼 등의 저린 느낌과 감각 소실 등이 발생할 수 있고, 이는 일시적 또는 영구적으로 지속 될 수 있음

④ 추가 치료가 필요한 수술 후 감염

⑤ 추가 치료가 필요한 지연성 출혈, 또는 심한 출혈

⑥ 얇은 골의 천공과 치조골 등의 골절

⑦ 임플란트 식립 부위 주변 치아, 치은 또는 치근의 손상

⑧ 근육통, 턱관절 장애

⑨ 이식재의 거부 반응

⑩ 거부 반응, 염증반응으로 인한 임플란트 주위의 골흡수로 인한 임플란트 상실

6) 보철물 장착 후 합병증

① 임플란트의 구조상 보철 치료 후 음식물이 끼는 현상이 나타날 수 있습니다.

② 씹는 힘에 의해서 임플란트 치아 고정 나사가 풀리거나, 상부 보철물이 탈락될 수 있습니다.

③ 상부 보철물의 변형 및 파손이 발생할 수 있습니다.

④ 뺨, 혀 등이 씹히는 증상이 일시적으로 발생할 수 있습니다

⑤ 임플란트는 자연치아에 비하여 저작 효율 및 감각이 떨어질 수 있습니다.

⑥ 임플란트 보철물의 형태와 크기는 자연치와 다릅니다.

7) 임플란트의 사용 기간

평균 사용기간을 수치화 해서 정의할 수 없으며 개인별 편차가 심합니다. 상부 보철물 기능 1년 이내에 특별한 문제가 없고 정기적인 유지 관리 및 구강 위생 관리를 철저히 수행한다면 오랜 기간 사용할 수 있습니다. 환자의 명백한 부주의와 사고에 의한 재시술은 환자 부담으로 합니다.

그렇지 아니한 재시술에 대하여,

① 보철 치료 후 1년 이내에 발생하는 재시술비는 환자가 부담하지 않습니다.

② 보철 치료 후 1년 이후에 발생하는 재시술비는 환자가 100% 부담합니다.

【 부록 1. 임플란트 치료 설명서 및 동의서 】

환자동의서

나는 수술 및 보철 시술비에 대해 설명을 들었으며 부가적인 골이식술, 연조직 이식 수술, 예상치 못한 합병증 처치 비용과 검사 및 재진료는 별도임을 설명 들었습니다.

나는 임플란트 치료의 잠재적 위험, 수술 과정에서 발생하는 부작용 및 합병증 등이 발생할 수 있음을 설명 들었습니다.

나는 자신의 건강에 대하여 알고 있는 모든 것을 담당의에게 알렸습니다(특이체질, 알레르기, 심혈관 질환, 당뇨병 등 내분비 질환, 출혈소인, 신장병, 심장병, 간질환, 폐렴, 악관절 장애, 약물 부작용, 골다공증약과 와파린, 아스피린 등의 항응고제재의 투약 여부).

나는 임플란트 시술 후 흡연, 음주, 과로 등이 잇몸이나 뼈의 치유에 나쁜 영향을 줄 수 있으므로 자제할 것과 치유의 촉진을 위해서 구강 청결을 유지할 것에 동의합니다.

나는 시술 후에 발생할 수 있는 합병증에 대하여 담당의에게 충분히 설명을 들었고, 본 시술로 인해서 불가항력적으로 야기될 수 있는 합병증 또는 환자의 특이체질로 우발적 사고가 일어날 수도 있다는 것을 사전 설명으로 충분히 이해하며 임플란트 치료에 협조할 것을 동의합니다.

설명 및 동의서 배부일 : 년 월 일

서 명 일 : 년 월 일

환자 성명(혹은 보호자 성명) : (서명)

주 소 :

전 화 :

치 과 의 사 성 명 : (서명

진료 순차별 진행 과정

◈ Protocol

(진료 전)

업무 순서 → / 업무 과정 ↓

세부사항	진행사항		
과정	전화	응대	정밀상담
준비 사항	1. 전화메모 • 환자정보 —의뢰자 —병원내원 경로 파악 • 의뢰자와 대화 후 → 진료 기대치 확인후 • 진료팀에게 사전 전달	1. 안내 및 진료절차 설명 2. 진료기록부 작성 • 문진을 통한 주소파악 • 전신질환 및 원하는 진료정보 파악 3. 병원 정보 제공 1) 담당 의사에 대한 정보 제공 2) 진료 과정 설명	1. 구강내 검진 2. 환자와의 대화 3. 환자 유형별 분류 4. 임플란트와 일반 보철 치료의 장 · 단점 설명

◈ Protocol

(임플란트 진료 준비 환자용)

업무 순서 → / 업무 과정 ↓

세부사항	진행사항			
과정	확인전화	환자 내원	임플란트진료	치료 진행 중
담당자	접수		치과의사 및 진료스탭	진료담당자
준비 사항	• 환자 내원 • 약속 확인 • 약속의 중요성 전달 • 용모 점검 (여성:화장품사용 남성: 면도 O) • 사전 투약에 대한 복용 안내	• 사전 투약에 대한 확인 • 전신질환 재확인 • 생활력 징후 재확인	• 수술준비 및 환자준비 • 감염관리 및 수술 • 임플란트 진료	• 치료 진행 단계별로 환자에게 진행사항을 인지시켜 주는 중간상담 • 약속, 치료비수납협조사항 설명 • 치료 진행 상태 및 결과 설명 • 앞으로 예상되는 치료결과 및 기간에 대해 언급 • 환자 협조의 중요성 재확인

【 부록 2. 진료 순차별 진행과정 】

◈ Protocol

(임플란트 진료 마무리 환자용)

→ 업무 순서 / ↓ 업무과정

세부사항	진행사항	
과정	치료 완료	전화
담당자	진료팀(치과의사 및 진료스탭)	접수
준비 사항	• 치료가 끝난 후 환자에게 치료결과에 대한 설명 • 주기적 유지관리 및 검진의 중요성 전달	• 임플란트 진료 후 관리를 위한 약속 진행

◈ 모든 환자에 대한 call system

→ 업무 순서 / ↓ 업무과정

세부사항	진행사항		
과정	Happy call 안내	Alarm call	Care call
준비 사항	• 신환환자의 약속을 잡은 후 happy call	• 진료 약속 기간 2일전에 변동사항이 있는지의 여부에 대하여 점검	• care call: 임플란트 수술 후 나타나는 증상과 현재 상황에 대한 안내

임 플 란 트 진 료 기 록 부

등록번호 : 　　　　　　　　　　　　　　　　　　　　　　　　초진일 : 　　년 　월 　일

성 명		주민등록 번호	-	담당의사			
주 소				연락처 1			
				연락처 2			
피보험자 성 명		증 번 호		조합명칭		조합기호	

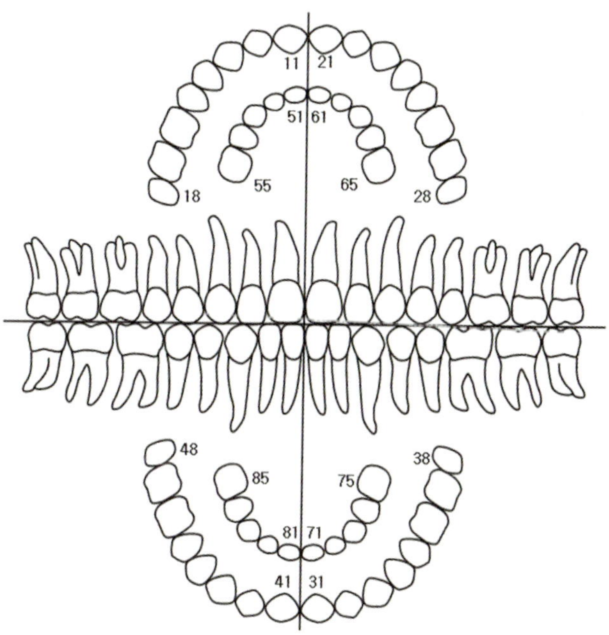

주소 :

현증 및 병력 :

과거의과병력(Past Medical History) :

- ☐후천성면역결핍증 　☐심장질환
- ☐알러지여부 　☐고혈압
- ☐빈혈및혈액질환 　☐황달
- ☐관절염 　☐간염/간경화
- ☐천식 　☐상악동염
- ☐뇌혈관질환 　☐임신여부
- ☐당뇨질환 　☐신경정신질환
- ☐간질 　☐류마티즘
- ☐위장관질환/신장질환 　☐결핵
- ☐약물복용여부 　☐골다공증
- ☐기타질환

과거치과병력(Past Dental History) :

진단 및 구강내외 문제목록(Diagnosis/Problem list) :

대한치과의사협회 추천 임플란트 진료기록부

【 부록 3. 진료기록부(국문) 】

병력번호:

<치료계획(Treatment Planning)>		
임플란트식립체형태	□ 외형육각구조　□ 내부형 육각구조　□ 내부형 마찰구조	
임플란트식립위치		
일차수술일자	일자:　/메모사항:	
이차수술일자	일자:　/메모사항	
골이식술여부	골이식재료:　일자:	
상악동거상술여부	골이식재료:　일자:	
어버트먼트 선택		
연조직이식여부		
임시보철물여부		
최종보철물일자		
마취방법	□국소마취　□진정마취(약물사용:　)　□전신마취	
비고		

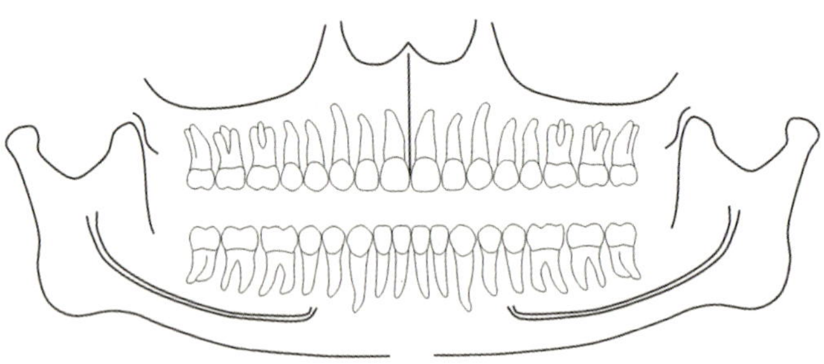

증례현황파악 : □ 하악 □ 상악　□ 단독결손 □ 국소결손 □ 전부결손			
전신질환/약물복용여부	□예　□아니오		
흡연여부	□예　□아니오	금연프로그램유도 □ 예　□ 아니오	
임플란트매식체 상품명			
임플란트수술일자	-　-	담당의 :	
어버트먼트장착일자	-　-	담당의 :	
최종보철물장착일자.	-　-	담당의 :	
임플란트보철형태	□ 고정성　□ 탈착형		
골이식술여부	□ 예　□ 아니오		
차폐막사용여부	□ 예　□ 아니오		
기타요약정보			

대한치과의사협회 추천 임플란트 진료기록부

진료실내 임플란트센타 환자 체크목록

병력번호 : 환자명 : 전화번호(핸드폰) :

항목	일시	내용	비고
1. 임플란트식립위치			
2. 인상채득일자			
3. 전신질환의뢰 여부			
4. 치근단, 파노라마방사선영상			
5. CT			
6. 작업모형제작			
7. 스텐트제작			
8. 초진기록사진촬영			
9. 임플란트매식체(상품명)			
10. 일차수술			
11. 골질(Bone Quality)			
12. 골이식여부(Bone graft)			
13. 약물주사 및 약물복용			
14. 주의사항 고지			
15. 얼음찜질/구강소독제			
16. 수술후 처치			
17. 발사(S-out)			

18. 1차내원	2차내원	3차내원	4사내원	5차내원	6차내원

항목	일시	내용	비고
19. 어버트먼트선택			
20. 보철초진인상채득			
21. 최종인상채득			
22. 임시보철물제작			
23. 최종보철물적합			
24. 보철후 주의사항 고지			

25. 1차내원	2차내원	3차내원	4차내원	5차내원	6차내원

항목	내용
26. 기타사항	
27. 담당치과의사	
28. 담당치위생사	
29. 연락처 및 주소	

대한치과의사협회 추천 임플란트 진료기록부

임플란트 환자를 위한 전신 건강에 대한 문진표

* 다음의 문진표는 환자분의 치과 치료시 주의하거나 참고하기 위하여 관련된 전신 건강에 대한 평가를 위한 것입니다. 다음의 해당란에 O표를 해 주십시오.

질문	예	아니오	
1. 예전에 병원에 입원한 적이 있습니까?			이유:
2. 예전에 수술을 받은 적이 있습니까?			수술부위:
3. 현재 의사에게 치료를 받고 있습니까?			치료내용:
4. 현재 특별한 약을 복용하거나 장기적으로 복용하고 있는 약이 있습니까? 예) 골다공증의 포사맥스, 아스피린 등			약이름(한약포함): 복용기간:
5. 약을 먹고 부작용이 생긴 적이 있습니까? 예) 페니실린, 아스피린, 설파제 등			
6. 주사를 맞고 부작용이 생긴 적이 있습니까?			
7. 치과치료 당시 국소 마취 후에 부작용이 생긴 적이 있습니까?			
8. 자주 가슴이 답답하거나 통증을 느끼십니까?			
9. 심장질환이 있습니까?			
10. 고혈압 또는 저혈압의 진단을 받은 적이 있습니까?			혈압: / mmHg
11. 항혈액응고제를 복용중입니까?			
12. 상처가 났을 때 혹은 치아를 뺐을 때 피가 잘 멈추지 않았습니까?			
13. 간염이나 황달이 있습니까?			
14. 호흡에 어려운 점이 있습니까?			
15. 당뇨병이 있습니까?			혈당치: mm/dl
16. 신장질환이 있습니까?			
17. 빈혈이 있습니까?			
18. 결핵을 앓은 적이 있습니까?			
19. 성병에 걸린 적이 있습니까?			
20. 현재 임신 중 혹은 생리중입니까?			임신개월수: 생리중:
21. 이 외의 건강상 이상이나 상의하고 싶은 내용이 있습니까?			상의내용:
22. 임플란트에 해가 되는 담배를 피우시고 계십니까?			담배갑수:
23. 임플란트에 해가 될 수 있는 술을 드십니까?			주량:
환자의 서명		날짜	

※ 설문에 성심 성의껏 응해 주셔서 감사합니다.

대한치과의사협회 추천 임플란트 진료기록부

병력번호 :

일 자	부 위	치 료 내 용	의사 서명

대한치과의사협회 추천 임플란트 진료기록부

【 부록 3. 진료기록부(국문) 】

임플란트 치료계획요약

년 월 일

병력번호.

이 름

연락처.

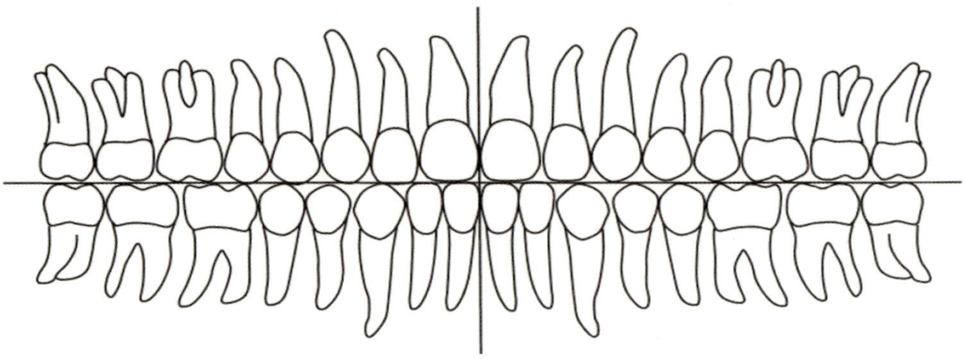

<table>
<tr><td rowspan="5">진 단</td><td colspan="2">• 작업모형제작</td><td rowspan="3">T P D
임 시 틀 니</td><td>• 상악</td></tr>
<tr><td colspan="2">• 스텐트제작</td><td>• 하악</td></tr>
<tr><td rowspan="3">• 방사선
검사</td><td>• CT</td><td>• 소수결손</td></tr>
<tr><td>• 파노라마</td><td>인공치 Pontic</td><td rowspan="2"></td></tr>
<tr><td>• 치근단</td><td>임시임플란트</td></tr>
<tr><td>임 플 란 트</td><td colspan="4">• 진료비안내 및 일자:</td></tr>
<tr><td>뼈 이 식</td><td colspan="4">• 발치와결손부위이식 • 상악동거상 • 골이식술 • 치조골이식술</td></tr>
<tr><td colspan="5"></td></tr>
</table>

수술일정

진료비총액

환 자

상 담 자

진 료 의

IMPLANT CLINICAL RECORD CHART

REGISTRATION #: DATE : Y M D

NAME		ID NUMBER	-	DOCTOR	
ADDRESS				PHONE#	
				PHONE#	

INSURED NAME		INSURANCE NUMBER		INSURER NAME		INSURANCE CODE	

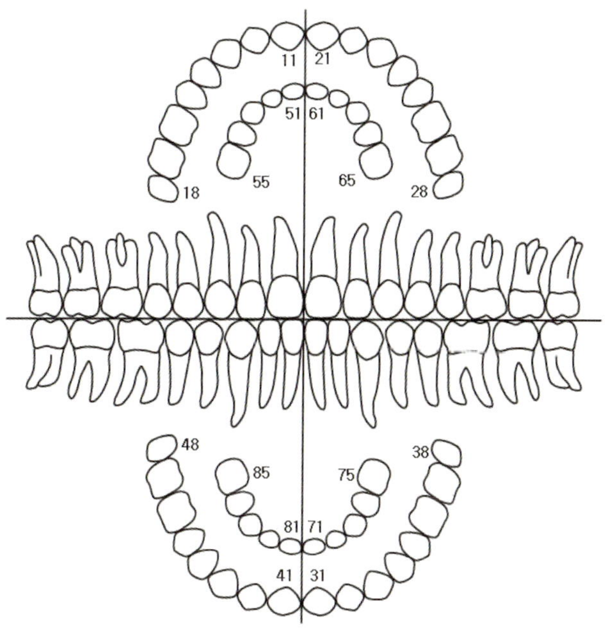

Chief Complain :

Present Illness :

Past Medical History :

AIDS	Heart problem
Allergy	Hypertension
Anemia/Blood disease	Jaundice
Arthritis	Liver disease
Asthma	Mx. Sinusitis
CVA	Pregnancy
Diabetes mellitus	Psychotic problem
Epilepsy	Reumatic problem
GI/Kidney disease	Tb
Medication	
Others	

Past Dental History :

Diagnosis/Problem list :

Implant chart recommended by KDA

Chart No.

< Treatment Planning >		
Implant Fixture Type		
Implant Site		
1st Surgery		
2nd Surgery		
Bone Graft		
Sinus Lifting		
Abutment Selection		
Soft Tissue Graft		
Temporization		
Final Restoration		
Anesthesia	Local / IV Sedation / General Anesthesia	

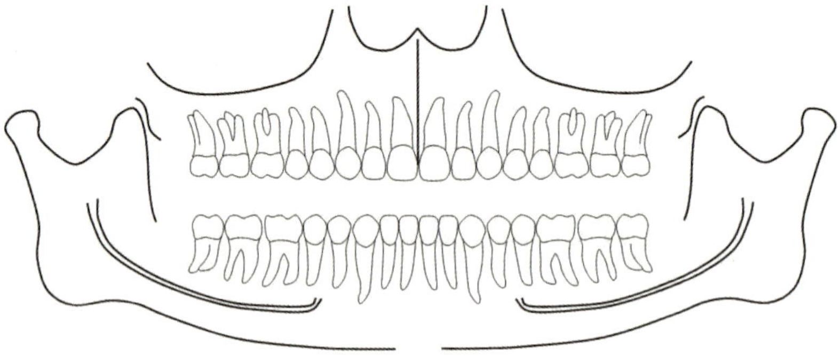

Case:	Mandible	Maxilla	Single	Partial	Total edentulism
Disease/Medication	No	Yes			
Smoking	No	Yes			
Implant system					
Date Implant surgery	- -	Surgeon :			
Date Abutment surgery	- -	Surgeon :			
Date Prosthesia conn.	- -				
Type of Prosthesis	Fixed	Removable			
Bone augmentation pro	No	Yes			
Membrane Used	No	Yes			
Other info					

Implant chart recommended by KDA

Check List of patients for Implant-center

Registration # : Name : Phone(cellular phone) #:

item	date	detail	remark
1. Implant Site			
2. Impression taking			
3. Consultant for implant			
4. Panorama, Periapical			
5. CT			
6. Cast Fabrication			
7. Stent Fabrication			
8. Photo taking(Initial)			
9. Implant Fixture			
10. 1st Surgery			
11. Bone Quality			
12. Bone graft			
13. Injection/medication			
14. Notifying precautions			
15. Ice pack/Chlorhexidine			
16. Dressing			
17. S-out			

18. 1st F/U	2nd F/U	3rd F/U	4th F/U	5th F/U	6th F/U

19. Abutment Selection			
20. Impression(Initial)			
21. Final Impression			
22. Temporization			
23. Final Adaptation			
24. Notifying precautions after prosthesis			

25. 1st F/U	2nd F/U	3rd F/U	4th F/U	5th F/U	6th F/U

26. Remarks	
27. Patient s dentist	
28. Patient s hygienist/nurse	
29. Contact phone number/address	

Implant chart recommended by KDA

Check up list for systemic health of implant patients

Following check list is for evaluation of systemic health to give patients treatments with caution and reference. Put the circle( ) on the Yes or No, and fill in the blank

Check list	Yes	No	
1. Have you ever been hospitalized before?			reason:
2. Have you ever had operation befor?			Operation site:
3. Are you being treated by doctor?			Treatment detail:
4. Are you having medicine specially or over long term? example) Forsamax for osteoporosis, Aspirin, etc			Medicine name Taking period:
5. Have you ever had side effects during medication? example)Penicillin, Aspirin, Sulfas, etc			
6. Have you ever had side effects during injection?			
7. Have you ever had side effects during local anesthesia for dental treatment?			
8. Have you often felt heavy or pain on your chest?			
9. Do you have heart disease?			
10. Have you ever had diagnosis with high or low blood pressure?			Blood pressure: / mmHg
11. Are you having anti-coagulant?			
12. Have you ever kept bleeding with wound or tooth extraction			
13. Do you have hepatitis or juandice?			
14. Do you have any difficulty in your breathing?			
15. Do you have diabetes?			Blood sugar rate: mm/dl
16. Do you have kidney disease?			
17. Do you have anemia?			
18. Have you ever had tuberculosis?			
19. Have you ever had sex related disease?			
20. Are you pregnant or in period?			Delivery month: menstruation:
21. What else comment or question?			remarks:
22. Do you smoke cigarette?			How many /day:
23. Do you drink alcohol?			How often /day:
Patients signature		Date	

Thanks for your answer.

Implant chart recommended by KDA

Chart No.

Y M D

Date	Site	Treatment detail	Signature

【 부록 4. 진료기록부(영문) 】

Implant Treatment Plan

Registration#

Name

Phone#

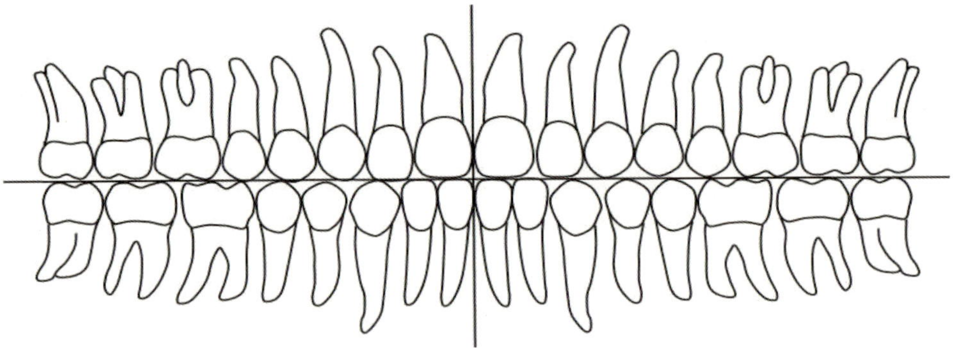

Diagnosis	model		T P D (Temporary Partial Denture)	Upper
	stent			Lower
	X-ray	CT		Partial missing
		Panorama	Pontic	
		Periapical view	Tempory implant	
Implant	Treatment fee & additional fee			
Bone Graft	Socket	Window opening	Bone graft	Both sinus

OP Schedule

Total treatment fee

Patient

Consultor

Doctor

환자사이에 임플란트로 발생될 수 있는 문제점

1) 회원 고충 처리 위원회 접수 및 분쟁 건수

① 2005: 100/37

② 2006: 151/95

③ 2007: 166/60

④ 2008 전반기: 121/54

⑤ 538/246(45.7%)

⑥ 임플란트 분쟁 51/246(20.7%)

2) 임플란트 분쟁 분류(고충위)

① 감각이상: 23(45.1%)

② 시술과정 불만: 7(13.7%)

③ 진료비 미납: 6(11.8%)

④ 시술 실패: 4(7.8%)

⑤ 상악동: 3(5.9%)

⑥ 술 후 통증: 2(3.9%)

⑦ 보철 불만: 2(3.9%)

⑧ 전신질환 연관: 2(3.9%)

⑨ 기타: 2(3.9%)

3) 치과 의료 분쟁(손해배상보험)

① 특히 2005년 이후 급격히 증가하였음

② 2007: 469/8302(5.7%)

③ 최근 3년간 분쟁 건수 증가 속도가 가속화 됨: 소비자 의식의 변화가 반영됨

4) 임플란트 관련 분쟁의 세부 내용

① 감각이상: 235, 58.1%

② 염증/질환: 45, 11.1%

③ 식립 실패: 69, 17.1%

④ 기타: 55, 13.6%

5) 식립 실패 주 원인: 치조골이상, 골이식 실패

(1) 주 진료과실: 하치조신경, 상악동

① 치과 분쟁 중 구강악안면외과 및 임플란트 관련 분쟁이 48%

② 임플란트 관련 비중은 점점 증가하고 지급 보험금도 높음

③ 구강악안면외과 분쟁 중 발치 관련이 80%이상

④ 발치, 임플란트 분쟁의 주요인은 신경손상: 감각이상, 통증, 지각마비 배상보험 보상처리 중 면책: 환자에게 보상금이 지급되지 않는 건

⑤ 이유: 계약 면책, 피보험자 청구포기, 무과실, 자기부담금 이하, 지속적으로 감소, 최근 3년간 평균 33.8%

⑥ 면책 사유 중 무 과실이 54%로 계속 증가(환자의 무리한 요구 증가) 치과 분쟁 건은 지속적으로 증가하고 있으며 최근 3년간 더 빨라짐.

(2) 배상보험 가입자 기준, 연간 5% 이상

6) 분쟁 예방 차팅 고려점

① 사용 재료는 상품의 label 을 차트에 붙이는 것을 권장하며 나사를 조일 때의 토크값을 포함, 중요 보철 형식을 기록한다.

② 교합면 수복재료는 향 후 파절 등의 문제가 발생하였을 때 민감한 사안이므로 교합면을 도재로 구성하였을 때 설명 여부에 대해 기록한다.

③ 수복물 장착 직후의 x-ray를 확보하여 추후 생길 수 있는 자연치 이동 상황에 대비한다. 장착 직후의 x-ray상에서 장착 당시의 뼈 높이, 시멘트 잔존 여부도 확인할 수 있다.

④ 환자의 불만 내용을 그대로 적고 그에 대한 처치 및 예후 변화를 기록한다.

♣ 자연치 이동 및 식편압입에 대한 참고문헌

- 정재훈, 오상천, 동진근. 식편압입의발현에 관한 임상적 연구. 대한치과보철학회지 2000;38(1):50-58.
- Acar A, Alcan T, Erverdi N. Evaluation of the relationship between the anterior component of occlusal force and postretention crowding. Am J Orthod Dentofacial Orthop.2002 Oct;122(4):366-70.
- Southard TE, Behrents RG, Tolley EA. The anterior component of occlusal force. Part 1. Measurement and distribution. Am J Orthod Dentofac Orthop 1989;96:493-500.
- Vardimon AD, Beckmann S, Shpack N, Sarne O, Brosh T.Posterior and anterior components of force during bite loading. J Biomech. 2007;40(4):820-7. Epub 2006 May 12.
- Wei H, Tomotake Y, Nagao K, Ichikawa T. Implant prostheses and adjacent tooth migration: Preliminary retrospective survey using 3-dimensional occlusal analysis. Int J Prosthodont 2008;21:302-304.